ÉLÉMENTS D'UROLOGIE

OU

ANALYSE DES URINES

DES DÉPÔTS ET CALCULS URINAIRES

PAR

A. RABUTEAU

DOCTEUR EN MÉDECINE

LICENCIÉ ÈS SCIENCES PHYSIQUES ET ÈS SCIENCES NATURELLES

LAURÉAT DE L'INSTITUT DE FRANCE (PRIX DE THÉRAPEUTIQUE)

MEMBRE DE LA SOCIÉTÉ DE BIOLOGIE

OUVRAGE CONTENANT 35 GRAVURES INTERCALÉES DANS LE TEXTE

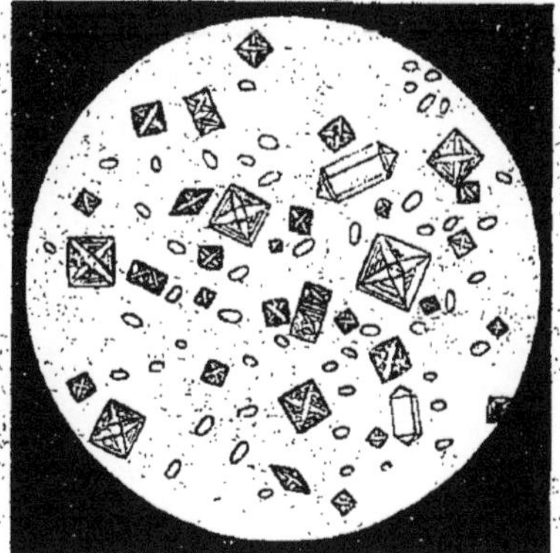

PARIS

LIBRAIRIE LAUWEREYNS

2, RUE CASIMIR-DELAVIGNE, 2

1875

ÉLÉMENTS D'UROLOGIE

OU

ANALYSE DES URINES

DES DÉPOTS ET CALCULS URINAIRES

OUVRAGES DU MÊME AUTEUR

Éléments de thérapeutique et de pharmacologie, par le docteur A. Rabuteau, licencié ès sciences physiques et ès sciences naturelles, lauréat de l'Institut de France (Prix de thérapeutique). *Deuxième édition*, avec gravures sur bois intercalées dans le texte. 1 vol. in-8 de 1173 pages........................ 14 fr.

Éléments de toxicologie et de médecine légale appliquée à l'empoisonnement, par le docteur A. Rabuteau. 1 vol. in-18 de 900 pages, avec 2 planches lithographiées et de très-belles gravures sur bois intercalées dans le texte............... 10 fr.

PARIS. — IMPRIMERIE DE E. MARTINET, RUE MIGNON, 2

ÉLÉMENTS D'UROLOGIE

OU

ANALYSE DES URINES

DES DÉPOTS ET CALCULS URINAIRES

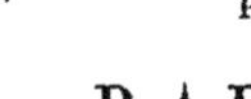

PAR

A. RABUTEAU

DOCTEUR EN MÉDECINE

LICENCIÉ ÈS SCIENCES PHYSIQUES ET ÈS SCIENCES NATURELLES

LAURÉAT DE L'INSTITUT DE FRANCE (PRIX DE THÉRAPEUTIQUE)

MEMBRE DE LA SOCIÉTÉ DE BIOLOGIE

OUVRAGE CONTENANT 35 GRAVURES INTERCALÉES DANS LE TEXTE

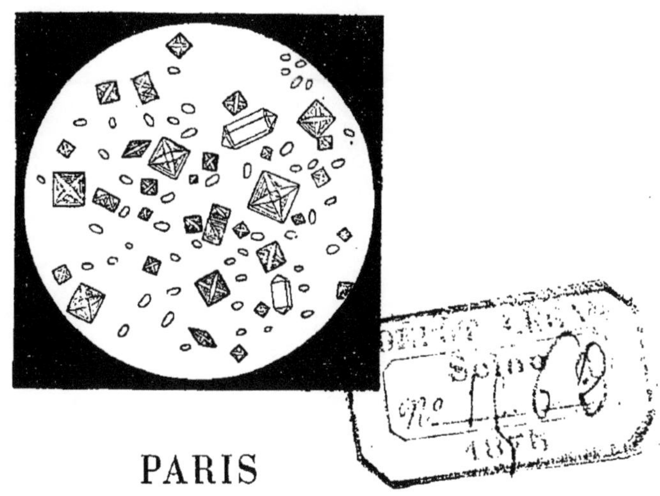

PARIS

LIBRAIRIE LAUWEREYNS

2, RUE CASIMIR-DELAVIGNE, 2

1875

PRÉFACE

De même que la plupart des branches de la médecine, l'*Urologie* a puisé son origine dans l'Antiquité.

Plus tard, au Moyen âge et dans les trois siècles suivants, elle fut l'objet d'écrits aussi nombreux peut-être et aussi peu solides que ceux de l'alchimie. Elle s'agitait cherchant ses propres bases, sans nul souci du discrédit dans lequel ses exagérations la faisaient tomber, mais également sans défaillance, parce qu'elle avait conscience, en quelque sorte, de sa force future. N'était-ce pas de l'urine que l'on retirait le phosphore qui avait été trouvé dans ce liquide en 1669? Plus que jamais l'examen des urines ne devait-il pas apprendre autre chose?

Vers la fin du XVIIIe siècle, elle reçut une impulsion nouvelle de la découverte de l'urée par Rouelle le Jeune et des travaux de Fourcroy et Vauquelin sur cette substance. Appuyée désormais sur des données chimiques précises, et, plus tard, sur des examens microscopiques rigoureux, elle devait peu à peu s'élever au rang de science.

L'Urologie permet aujourd'hui de reconnaître plusieurs affections avec une rapidité et une certitude jadis inconnues. Elle constitue l'un des moyens les plus sûrs de nous éclairer sur le mouvement de la nutrition, sur les modifications passagères que cette fonction peut éprouver sous l'influence de diverses substances, sur les troubles que cette même fonction présente dans une foule d'états morbides. D'ailleurs, un grand nombre de maladies ne sont elles-mêmes que des troubles de la nutrition. Aussi les services que l'Urologie rend au diagnostic et à la thérapeutique sont-ils universellement appréciés. J'ajouterai qu'il est permis d'entrevoir, dans un avenir peu éloigné, de nouvelles ressources qu'elle nous offrira, lorsque nous serons mieux renseignés sur les substances qui ont reçu la dénomination de *matières extractives*.

Cependant cette science, qui avait trouvé sa voie à la suite des découvertes et des travaux des chimistes français que j'ai cités, qui s'était développée plus tard par les recherches de Dumas, de Lecanu, de Becquerel, a été négligée dans la suite. Depuis plusieurs années déjà, il n'avait paru dans notre pays aucun ouvrage spécialement consacré à cette matière. Nous n'avions que quelques traductions de livres publiés à l'Étranger, dont nous nous étions faits les tributaires bénévoles, malgré nos richesses scientifiques.

Il y avait donc une lacune à combler, je dirai même un devoir à remplir.

C'est ce que j'ai essayé de faire en professant d'abord à l'École pratique de la Faculté de médecine de Paris, puis en publiant les leçons qui font l'objet de ces *Éléments d'urologie*.

Je me suis attaché à être clair et bref, sans sacrifier néanmoins aucune notion nécessaire. Le travail m'était facilité d'ailleurs par l'expérience acquise en effectuant de nombreuses analyses d'urines, à cette même École pratique, dans le laboratoire de M. Ch. Robin (1). Ce livre est un résumé non-seulement de la science d'hier, mais de celle d'aujourd'hui, du moins telle que je la conçois, d'après ce que j'ai appris d'autrui et d'après ce qu'il m'a été donné de voir par moi-même.

(1) Je remercie M. le professeur Ch. Robin de l'obligeance qu'il a toujours mise à faciliter mes recherches. Je remercie également ceux de mes Confrères, et en particulier le docteur Reliquet, qui m'ont confié des analyses d'urines pathologiques.

Paris, 24 février 1875.

A. RABUTEAU.

ÉLÉMENTS D'UROLOGIE

OU

ANALYSE DES URINES

Définitions. — L'*urologie* (de οὖρον, urine et λόγος, discours, traité) est la science qui a pour objet général l'étude des urines.

Considérée au point de vue médical, cette science a pour objet spécial l'*analyse qualitative et quantitative des urines et des dépôts urinaires, dans le but d'éclairer le diagnostic et le traitement de divers états morbides.*

Cette définition résume non-seulement l'étude chimique des urines, mais celle des causes qui en font varier la composition.

Afin de faciliter cette étude complexe, j'exposerai d'abord quelques généralités sur l'excrétion urinaire. Je traiterai ensuite : 1° des caractères physico-chimiques des urines ; 2° des principes normaux des urines et de leurs variations quantitatives sous diverses influences physiologiques ou morbides; 3° des principes anormaux ou accidentels des urines, de leur production et de leurs variations. Enfin j'indiquerai les moyens les plus rapides et les plus sûrs pour retrouver, soit les substances médicamenteuses éliminables par les voies urinaires, soit les produits de métamorphoses que ces mêmes substances éprouvent parfois dans l'organisme.

GÉNÉRALITÉS SUR L'EXCRÉTION URINAIRE.

L'urine est un produit d'excrétion, non de sécrétion. — On croyait jadis, et l'on répète encore parfois, que les reins sont des organes glandulaires dont le rôle serait de sécréter l'urine, de la même manière que les glandes proprement dites sécrètent des liquides spéciaux. Mais si l'on se rappelle que les glandes fabriquent des principes immédiats qui n'existent pas dans le sang, ou dont l'existence n'a pu du moins y être démontrée; que, par exemple, les glandes salivaires donnent de la ptyaline, que le pancréas donne de la pancréatine, il faut, pour que les reins soient élevés au rang d'organes glandulaires, qu'ils fabriquent eux-mêmes des principes n'existant pas dans le liquide sanguin. Or, il n'en est rien. L'urée, qui est le principe le plus important de l'urine, se trouve toute formée dans le sang, comme l'ont démontré depuis longtemps les expériences de Dumas et Prévost et d'autres chimistes, et les recherches entreprises naguère par Gréhant (1) pour réfuter l'erreur de certains physiologistes qui avaient prétendu que l'urée se formait dans les reins. Ces organes jouent donc un rôle purement excréteur, ainsi que le professe Ch. Robin. L'urine n'est pas le résultat d'une sécrétion, mais d'une excrétion.

C'est en vain que les partisans de l'opinion ancienne objectent, d'une part, que le sérum qui transsude à travers les vaisseaux contient de l'albumine, tandis que l'urine normale ne renferme pas ce principe et, d'autre part, que l'urine normale est acide, tandis que le sang est alcalin. En effet, ce qui empêche le passage de l'albumine à travers les glomérules de Malpighi et les tubuli du rein, c'est le revêtement épithélial spécial de ces glomérules et tubuli. Lorsque ce revêtement est enlevé ou que les cellules épithéliales se sont altérées, sont devenues granuleuses ou graisseuses, il passe de l'albumine dans les urines, ainsi que je le rappellerai au sujet de l'albuminurie. Mais il ne s'agit plus alors d'un rein normal. Ainsi tombe la première objection. Pour la soutenir, il faudrait admettre qu'un dialyseur, qui ne laisse pas transsuder les matières colloïdes telles que l'albumine, fût une membrane sécrétante. L'objection tirée de l'acidité de l'urine n'a pas plus de valeur. En

(1) Gréhant, *Sur l'excrétion de l'urée* (thèse de la Faculté des sciences de Paris, 1870, et *Journ. d'anat. et de physiol.* de Ch. Robin, 1870, p. 318).

effet, chez les herbivores, l'urine est alcaline, et nous verrons d'ailleurs que le processus d'où résulte l'acidité de l'urine chez les carnivores et les omnivores peut être expliqué et même imité.

Mécanisme de l'excrétion urinaire. — Au sujet de l'acte qui se passe dans les reins, deux théories sont en présence : celle de Bowman et celle de Küss, naguère professeur à l'ancienne Faculté de médecine de Strasbourg. Suivant Bowman, les glomérules de Malpighi n'excrètent que l'eau de l'urine, les autres éléments de ce liquide se séparant du sang dans les canalicules. Suivant Küss, les glomérules laissent transsuder le sérum dont l'albumine serait résorbée dans les tubuli corticaux et dans les canalicules de Henle. D'après la première théorie, les glomérules éliminent de l'eau, et les cellules épithéliales des tubuli jouent un rôle d'excrétion ; d'après la seconde, les glomérules éliminent du sérum, et les cellules épithéliales des tubuli jouent un rôle d'absorption. Mais l'opinion de Küss n'est pas fondée. En effet, de ce que, dans l'albuminurie, les cellules épithéliales des tubuli sont altérées ou enlevées, on ne peut conclure que ces cellules jouent un rôle absorbant ; il faut plutôt admettre qu'elles empêchent l'élimination de l'albumine du sérum à travers les parois des canalicules qui la laissent transsuder quand ils sont dépouillés de leur revêtement épithélial. Ce qui paraît donc admissible aujourd'hui, c'est que les glomérules éliminent l'urine en nature, et que le même rôle est dévolu aux tubuli, notamment aux canalicules de Henle.

De la prétendue influence des saisons sur l'élimination de l'urine à l'état normal. — On admet généralement, et je l'ai admis jadis sur la foi des auteurs, que les urines sont excrétées en plus grande quantité dans les saisons froides que dans les saisons chaudes. Ainsi Becquerel (1) dit expressément que les urines sont plus abondantes l'hiver que l'été, et

(1) *Traité élémentaire d'hygiène privée et publique.*

dans les pays froids que dans les pays chauds. Golding Bird (1) et Beale (2) sont du même avis.

Cette opinion, qui paraissait rationnelle, ne reposait cependant sur aucune expérience directe. Or, des recherches récentes m'ont appris que la première proposition, celle qui est relative à l'influence des saisons, était contraire à la vérité. Ainsi, j'ai acquis la conviction qu'à l'état normal, chez l'homme qui ne boit qu'à sa soif, les urines ne sont pas éliminées en plus grande quantité l'hiver que l'été. Mon assertion repose sur 157 dosages de mes urines effectués dans différentes saisons :

ÉPOQUES	NOMBRE DES DOSAGES DE L'URINE ÉLIMINÉE DANS 24 H.	QUANTITÉS MOYENNES.
1867 Décembre.......	3	945 cent. cubes.
1868 Mai............	13	963 grammes.
— Juin...........	13	1037 —
— Juillet..........	19	877 —
— Octobre.........	10	1025 —
— Novembre.......	10	901 —
— Décembre.......	11	932 —
1869 Janvier.........	21	860 —
— Février.........	8	897 —
— Mars...........	6	880 —
— Avril...........	23	988 cent. cubes.
1870 Mars...........	5	1148 —
— Avril..........	15	1138 —

Le premier et les derniers dosages sont exprimés en centim. cubes, les autres étant exprimés en grammes. Mais il est facile de passer des poids aux volumes en divisant les poids par la densité moyenne que j'ai trouvée être très-rapprochée de 1018, nombre déjà cité par Rayer. Le chiffre le plus bas cor-

(1) *De l'urine et des dépôts urinaires.*

(2) *De l'urine, des dépôts urinaires et des calculs*, par Lionel Beale, traduction de A. Ollivier et G. Bergeron. Paris, 1865.

respond au mois de juillet 1868, alors qu'il faisait très-chaud; mais le nombre 877 se rapproche infiniment du nombre 880 trouvé au mois de mars 1869, mois qui fut très-froid.

En somme : chez *l'individu à l'état normal, soumis à un régime régulier, l'urine n'est pas excrétée en plus grande quantité l'hiver que l'été.*

D'ailleurs, n'est-ce pas ainsi que les choses doivent se passer. Les reins, organes centraux, sont traversés par le sang dont la constitution est, à l'état normal, toujours sensiblement la même, comme le prouvent les analyses chimiques ; ces organes doivent donc avoir un fonctionnement toujours identique. S'il n'en est pas de même chez les buveurs, c'est que ceux-ci, ingérant des liquides en quantité plus que suffisante, forcent leurs reins à fonctionner davantage, et cela d'autant plus que la température est plus froide, la déperdition de l'eau par la surface cutanée étant alors beaucoup moindre.

L'accroissement de l'excrétion urinaire ne s'accompagne pas d'un accroissement des déchets cristalloïdes normaux, mais il favorise l'élimination des principes accidentels toxiques ou autres pouvant être entraînés par l'eau. — Je choisirai, comme exemples, l'élimination de l'urée et des sulfates, ces principes existant, le premier surtout, en quantités considérables dans les urines.

On a dit souvent, et l'on répète encore, que plus la quantité des urines était grande, plus la quantité absolue de l'urée éliminée était considérable. Or, à la suite de recherches nombreuses que j'ai effectuées sur l'élimination de l'urée sous l'influence d'un régime identique quant aux aliments solides, j'ai pu me convaincre que cette opinion n'était point fondée. Je rapporterai à ce sujet l'expérience suivante dans laquelle j'ai dosé l'urée éliminée chaque jour, sous l'influence d'un régime aussi identique que possible, à cela près que j'ai bu, pendant trois jours, 600 à 700 grammes d'eau de plus qu'à l'ordinaire (1).

(1) *Compt. rend. de la Soc. biol.*, 1869, p. 189. — Je n'ai pas retrouvé, dans la quantité des urines éliminées, une augmentation correspondant aux 600 à 700 gram. d'eau qui avaient été ingérés en plus ; ce qui devait être, car les poumons et la peau éliminent une grande quantité d'eau.

Dates.	Urine des 24 heures.	Urée totale.
Du 8 au 9 mars....	850 gr.	19,97 gr.
9 10........	940	20,45
10 11........	925	20,18
11 12........	1200	21,60
12 13........	1415	19,98
13 14........	1254	19,81
14 15........	900	20,21
15 16........	878	20,66
16 17........	782	19,32

J'ai constaté également que la quantité absolue des sulfates naturels éliminés chaque jour, sous l'influence d'un régime aussi identique que possible, n'augmente pas non plus avec la quantité des urines. Je pourrais invoquer les résultats obtenus dans diverses expériences pendant les jours où je suivais un régime à peu près semblable sans prendre aucune substance médicamenteuse (1), mais je me bornerai à citer les relevés suivants :

Dates.	Urines des 24 heures.	Sulfate de baryte obtenu à l'aide des sulfates naturels contenus dans les urines.
Du 24 au 25 octobre 1868...	1020 gr.	6,63 gr.
25 26..............	1370	6,69
26 27..............	950	6,29
21 22 novembre......	960	8,64
22 23..............	1135	8,12
23 24..............	785	7,38
11 décembre............	825	6,50
12 —	1000	7,70
13 —	960	6,72
14 —	1070	7,22
15 —	830	8,25
16 —	855	6,84
17 —	985	6,89
30 au 31 décembre 1869..	1350	7,56
31 1er janvier 1870...	1205	8,25

Il ressort clairement de l'examen de ces chiffres, notamment

(1) Consultez à ce sujet les publications suivantes : *Recherches sur les métamorphoses et le mode d'élimination des sulfites et des hyposulfites* (Soc. de biol., 1868), *Des variations de l'urée sous l'influence du bromure de potassium* (Gaz. hebd. de méd. et de chir.,

de ceux du 26 octobre et du 24 novembre, que l'élimination des sulfates est indépendante de la quantité des urines. Nous verrons au contraire plus tard, lorsque je traiterai de l'histoire des sulfates de l'urine, que la proportion des sels de ce genre varie considérablement avec le genre d'alimentation; mais alors les conditions relatives à la production de ces mêmes sels sont tout à fait changées.

L'urée et les sulfates sont des substances qui existent normalement dans les urines, parce qu'elles proviennent d'aliments azotés et sulfurés qui sont ingérés chaque jour et brûlés dans l'organisme au fur et à mesure qu'ils y sont introduits. Les variations de ces principes dans l'urine dépendent donc, en premier lieu, de l'alimentation; elles dépendent, en second lieu, de certaines influences telles que celles qui résultent de l'injection de substances médicamenteuses ayant la propriété d'activer les oxydations. Toujours est-il que, chez un sujet se trouvant dans les conditions normales, l'eau, ingérée en quantité même considérable, est incapable d'augmenter l'élimination de l'urée et des sulfates éliminés en un jour, comparativement aux jours qui précèdent et à ceux qui suivent. Par conséquent elle n'augmente point la formation de ces matériaux de combustion. Il faut donc rejeter l'opinion de ceux qui pensent que l'eau possède la propriété d'activer la production de l'urée, sans réfléchir qu'ils gratifient l'eau de propriétés phlogogènes, tandis que ce même liquide possède des propriétés contraires.

Mais si l'eau n'a point qualité pour accroître les déchets organiques, elle possède la propriété de favoriser l'élimination des substances étrangères plus ou moins solubles introduites dans l'organisme. C'est ainsi que les chlorates, que les iodures, que les divers alcaloïdes qui ont pénétré par absorption dans la profondeur de l'économie, s'éliminent beaucoup plus vite si l'on ingère une grande quantité d'eau et si, d'une manière

19 mars 1869), *Recherches sur les propriétés physiologiques et le mode d'élimination des sulfovinates introduits dans l'organisme* (Gaz. hebd. de méd. et de chir., 10 juin 1870).

quelconque, on favorise la diurèse. J'ai insisté, dans mes *Éléments de thérapeutique*, sur l'emploi de l'eau à l'intérieur dans diverses intoxications, notamment dans l'intoxication saturnine. J'ai insisté de même, dans mes *Éléments de toxicologie*, sur l'emploi de l'alcool dans diverses empoisonnements, notamment dans ceux qui sont causés par des agents musculaires, tel que le nitre, parce que l'alcool, ingéré à dose modérée, n'est pas seulement une substance qui relève l'organisme déprimé, mais qui active considérablement l'excrétion urinaire, ainsi que je l'ai démontré le premier, en 1870, par des expériences directes (1). Le vin rouge agit moins bien dans ces cas; il est moins diurétique que l'alcool qu'il renferme, sans doute parce qu'il contient du tannin.

C'est par suite de son action dissolvante et éliminatrice que l'eau est utile dans la diathèse urique. L'acide urique, qui est très-peu soluble, et les urates alcalins, qui sont eux-mêmes peu solubles, sont plus facilement entraînés après l'ingestion de l'eau.

De même, au déclin des états morbides fébriles, les urines, qui sont éliminées souvent en abondance, emportent avec elles un excès d'urates et d'acide urique qui s'étaient accumulés dans l'organisme.

(1) *De quelques propriétés nouvelles ou peu connues de l'alcool du vin ou alcool éthylique* (Union méd., 30 juillet 1870, p. 158). — Un auteur français a cru devoir attribuer le bénéfice de mes recherches spéciales à un personnage de la ville de Bonn (Prusse rhénane).

CARACTÈRES PHYSICO-CHIMIQUES DES URINES

Parmi ces caractères, je citerai ceux qui sont relatifs à la *quantité*, l'*aspect* et la *couleur*, la *réaction*, l'*odeur* et la *saveur*, la *mobilité*, la *densité* des urines. Après les avoir passés en revue, je traiterai brièvement d'un caractère nouvellement introduit en urologie, celui de la *chaleur spécifique* des urines, à cause des relations qu'il présente avec leur densité, par conséquent, avec le poids des matières solides qu'elles contiennent.

I. — QUANTITÉ NORMALE DES URINES.

Suivant Rayer, à l'état normal, le minimum de l'urine rendue en vingt-quatre heures serait de 656 grammes, le maximum en serait de 1656 grammes. Lecanu a trouvé que, chez seize personnes d'âges et de sexes différents, les quantités des urines éliminées en vingt-quatre heures avaient été comprises entre 525 à 2271 grammes. Elles varieraient, suivant Beale, de 600 à 1800 grammes; suivant Chambert, de 686 à 1590, chez les sujets de vingt à vingt-cinq ans. Becquerel en évalue la quantité moyenne à 1250 grammes. Vogel estime que la moyenne des urines, chez les personnes adultes se nourrissant bien et buvant beaucoup, s'élève à 1400-1600 centimètres cubes; chez les personnes mangeant et buvant moins, à 1200-1400 centimètres cubes. Ritter admet que la moyenne des urines normales est comprise entre 1600 et 1800 grammes.

A ces données j'ajouterai celles qui résultent de mes observations personnelles. J'ai effectué un grand nombre de fois les analyses d'urines de diverses personnes qui s'étaient mises spontanément en expériences, ou qui avaient bien voulu s'y soumettre par obligeance, dans le but d'étudier l'action de di-

1.

verses substances médicamenteuses sur la nutrition (voy. mes *Éléments de thérapeutique*). Ces expériences étaient divisées en périodes dont les premières n'étaient que préliminaires et servaient à établir la statique de l'organisme, le rendement moyen en urine, en urée et autres principes. On suivait, pendant ce temps, un régime régulier et identique, en buvant toutefois constamment à sa soif, mais sous la condition de n'ingérer ni vin ni autre liquide alcoolique en plus grande quantité un jour que l'autre. Ce sont ces conditions de régularité qui donnent aux résultats un intérêt tout à fait scientifique. Le tableau suivant indique les quantités moyennes d'urine éliminée par diverses personnes adultes pendant un certain nombre de périodes préparatoires aux expériences proprement dites, c'est-à-dire pendant celles où l'on suivait seulement un régime régulier, sans prendre aucune substance médicamenteuse.

Sexe.	Age.	Nationalité.	Quantités moyennes des urines rendues chaque jour.	Nombre des dosages.
Homme...	26 ans..	Turquie d'Asie (Smyrne).	1210 gr.	10
Homme...	27	id.	919	28
Homme...	26	Arménie.	883	21
Homme...	28	Valachie.	1226	15
Homme...	25	France.	1361	8
Femme...	21	France.	855	10
Femme...	22	France.	837	21
Femme...	27	Wurtemberg.	1019	43
			Moyenne : 1039	Total : 156

J'ai cité précédemment (p. 4) les résultats de 157 dosages de mes urines effectués dans ces dernières années, et dans les mêmes circonstances de régularité concernant le régime. La moyenne en a été inférieure à 1000 grammes par jour, laquelle est inférieure elle-même à celle de 1039 qui résulte des 156 dosages des urines provenant de personnes d'age et de sexe différents. Par conséquent, si je me fondais uniquement sur ces résultats, je serais en droit de fixer approximativement à 1020 grammes la moyenne générale des urines éliminées chaque jour par des sujets à l'état de santé.

Mais ici se présente une condition dont il faut tenir compte, et qui est l'une de celles qui rappellent sans cesse au physiologiste combien sa science est difficile. Les personnes dont j'ai dosé les urines étaient jeunes; elles éliminaient une quantité peu considérable d'urine. Pour ma part, avant 1870, j'éliminais également une quantité peu considérable de ce liquide. Depuis, cette quantité a été en augmentant, de sorte qu'aujourd'hui j'en rends une moyenne de 1200 à 1300 centimètres cubes par jour. Chez une femme de trente-cinq ans, dont j'ai mesuré également les urines, la quantité en est de 1100 à 1200 centimètres cubes par jour. D'autre part, j'ai observé, ce que l'on savait déjà, que la quantité des urines est plus considérable chez les hommes de grande taille. C'est pourquoi, en tenant compte de ces diverses circonstances, je suis conduit à admettre un nombre un peu plus faible que celui qui a été indiqué par Becquerel (1250 grammes), savoir que *la quantité moyenne des urines éliminées chaque jour par des personnes en état de santé est de* 1200 *grammes, ou, approximativement, de* 1175 *centimètres cubes.* Toutefois, mes observations démontrent que la moyenne est plus faible chez les personnes jeunes et cependant adultes, qu'elle augmente avec l'âge, de sorte que, par exemple, entre trente-cinq et quarante ans, la quantité des urines est plus considérable qu'entre vingt et trente ans. J'insiste sur cette circonstance physiologique qui n'avait pas encore été signalée.

Ces notions sur la quantité des urines seront complétées lorsque je traiterai de l'eau comme principe constitutif de l'urine, et des variations de la masse de ce liquide dans les limites physiologiques et dans divers états morbides.

II. — ASPECT ET COULEUR DES URINES.

Aspect. — Les urines sont *limpides* ou *troubles*. Elles sont limpides quand, interposées, sous une épaisseur de quelques centimètres, entre l'œil et un objet éclairé, elles laissent voir nettement cet objet; elles sont troubles dans le cas contraire. Dans le premier cas, elles ne laissent point de résidu quand on les filtre; dans le second, elles laissent un résidu de quantité et de qualités variables (leucocytes, cellules épithéliales, phosphates terreux, urates divers, etc.).

Ce dont il faut tenir compte en ceci, c'est l'aspect de l'urine au *moment de l'émission.* Il arrive très-souvent que des urines limpides, qui sont normales, se troublent par le refroidissement. C'est ce qui a lieu lorsqu'elles ont une densité un peu considérable, par exemple une densité comprise entre 1020 et 1025. Mais, lorsqu'on les chauffe, elles redeviennent limpides, à moins qu'elles ne contiennent du carbonate de chaux provenant de bicarbonate de chaux qui se serait décomposé par la chaleur. Les urines très-acides donnent souvent des dépôts d'urate de soude et même d'acide urique, lesquels sont colorés en rouge par la matière rouge (uroérythrine) provenant de l'urochrome qui s'est oxydée. Dans les urines moyennement acides, le trouble est simplement rougeâtre ou blanchâtre après le refroidissement, bien qu'il soit dû également à l'urate de soude. Il est blanchâtre et même parfois tout à fait blanc, dans les urines alcalines : ces dernières laissent déposer des phosphates de chaux, de magnésie; elles laissent déposer en outre du phosphate ammoniaco-magnésien lorsqu'elles sont ammoniacales.

Les urines, mêmes les plus normales, donnent en général, par le repos, deux nuages formés d'une matière légère, blanchâtre, qui est de la *mucosine.* L'un de ces nuages est supérieur, c'est le *nuage* proprement dit, voisin de la mince pellicule qui se forme à la surface de l'urine. L'autre est situé dans la masse de l'urine vers le milieu ou le tiers inférieur; c'est le nuage *inférieur* ou l'*énéorème* (de ἐναιωρέομαι, je reste suspendu).

Couleur. — Les urines présentent, suivant qu'elles sont normales ou pathologiques, des colorations qu'on a rapportées à trois types.

Elles sont *jaunâtres,* ou *rougeâtres,* ou *brunes.*

La coloration jaunâtre est celle des urines normales. Cette coloration est plus ou moins foncée. Ainsi les urines de la nuit sont plus jaunes que les urines qui sont émises après les repas (1); ces dernières sont pâles. Elles sont presque claires comme de l'eau lorsqu'on a ingéré de l'alcool ou du vin blanc.

Considérée au point de vue médical, une urine simplement jaunâtre indique qu'il ne s'agit point d'un état fébrile.

Les urines de couleur rougeâtre (jaune rouge, rouge jaune ou rouge) sont émises lorsqu'il y a un accroissement des oxydations, par conséquent une transformation, dans le sein même de l'organisme, de l'urochrome en uroérythine (voyez ces mots). Dans ces urines, l'urée et l'acide urique se trouvent en plus grande quantité qu'à l'état normal; d'un autre côté, l'acide carbonique est éliminé en plus grande quantité par les voies respiratoires; or cet accroissement de ces produits de combustion, soit intermédiaire, soit complète, est la conséquence, ou plutôt, la cause immédiate de la fièvre dont la cause primordiale nous échappe souvent.

Les urines *brunes*, qu'on appelle encore urines *foncées*, et qui sont rouge brun, brun rouge et même parfois presque noires, sont celles dans lesquelles existent des matières colorantes telles que l'hémoglobine plus ou moins altérée, les pigments biliaires, l'urrhodine ou indirubine, etc.

Je me bornerai à ces données préliminaires relativement à la couleur des urines. Plus tard je reviendrai sur ce même sujet, dans l'étude spéciale des matières colorantes de l'urine.

III. — RÉACTION DES URINES.

L'urine de l'homme est normalement acide. Elle peut être neutre, et même alcaline, d'une manière passagère, sous diverses influences accidentelles, telles que celles qui relèvent de l'alimentation herbacée ou de l'ingestion de substances médicamenteuses possédant une réaction alcaline. — Une urine

(1) Les urines de la nuit, par conséquent celles qui sont émises plus ou moins longtemps après les repas, sont appelées urines *du sang;* celles qui sont émises après les repas sont appelées urines *du chyle*. Ces expressions sont aussi bizarres que peu scientifiques.

neutre ou alcaline, d'une manière persistante, indique un état pathologique.

Chez les carnivores, l'urine est généralement beaucoup plus acide que chez l'homme. L'urine des herbivores est alcaline. Mais, d'après les expériences de Cl. Bernard, si l'on soumet à la diète les herbivores, ces animaux, se consumant eux-mêmes, deviennent en quelque sorte carnivores, et leur urine présente une réaction acide. Une alimentation insuffisante produit le même résultat, d'après les recherches de Chossat. Ces diverses données permettent d'expliquer la réaction fortement acide que présente l'urine des fébricitants.

Cause de l'acidité des urines. — L'eau saturée d'acide urique, substance qui est d'ailleurs très-peu soluble, rougit faiblement le papier bleu de tournesol. Il en est de même d'une solution d'urate acide de soude. L'acidité si considérable des urines normales n'est donc point due entièrement à la présence de l'acide urique ni de l'urate acide de soude. Elle est due au phosphate acide de soude, à une faible quantité d'acide hippurique, et, peut-être, à la présence d'une certaine quantité d'acide chlorhydrique.

En effet, que l'on chauffe de l'eau dans laquelle on a mis du phosphate neutre de soude et de l'acide urique, on constate bientôt que la liqueur est devenue fortement acide. Il s'est produit de l'urate acide de soude, déjà cité, tandis que le phosphate neutre de soude, ayant cédé une molécule de soude, s'est transformé en *phosphate acide*, sel qui existe dans l'urine normale, et dont la réaction est fortement acide.

La présence de l'acide chlorhydrique dans l'urine normale n'a pas encore été l'objet de recherches suivies. Mais tout porte à faire admettre la présence de cet acide. En effet, d'après les recherches de Bence Jones, qui ont été contrôlées et confirmées par celles de W. Roberts, la réaction acide de l'urine diminue lorsque celle du suc gastrique augmente et réciproquement, de sorte qu'il y a une sorte de balancement entre les réactions de ces deux liquides (1). Or l'acide chlorhydrique est

(1) Voyez mes *Éléments de thérapeutique*, 2e édit., les *Comptes*

l'acide normal du suc gastrique, non l'acide lactique, ainsi qu'on le répète encore parfois (1).

Causes de l'alcalinité accidentelle ou pathologique des urines. — Les alcalins, tels que les bicarbonates de potasse et de soude et le sesquicarbonate de soude, ingérés en une fois aux doses de 1 à 3 grammes par un sujet à l'état de santé, rendent les urines moins acides, et même neutres ou faiblement alcalines. Ingérés aux doses de 5 à 6 grammes en une fois, ils les rendent alcalines d'une manière temporaire, pendant cinq à dix heures. Pris à ces mêmes doses en deux fois dans la journée, soit aux moments des repas, soit entre les repas (les résultats sont plus marqués dans cette dernière circonstance), ils rendent neutre ou faiblement alcaline la réaction générale des urines, c'est-à-dire celle de la totalité des urines émises dans les vingt-quatre heures et mélangées ensemble. Aux doses de 6 à 10 grammes, prises en un jour, la réaction générale des urines est franchement alcaline.

Les sels des métaux alcalins à acides organiques, tels que les tartrates, malates, acétates, formiates, fumarates, aconitates, etc., de potasse, de soude [excepté les oxalates (2)], étant brûlés dans l'organisme comme dans un foyer, c'est-à-dire se transformant en carbonates de potasse et de soude qui passent ensuite dans les urines, tous ces composés salins jouent le même rôle que les alcalins; ils rendent les urines alcalines lorsqu'ils ont été pris en quantité suffisante. C'est pourquoi l'ingestion des végétaux et des fruits, lors même

rendus de la Société de biologie, 1874, et les *Comptes rendus des séances de l'Acad. des sc.*, janvier 1875.

(1) La réaction acide de l'urine avait été attribuée par Berzelius à l'acide lactique libre. Mais Liebig, n'ayant pu retrouver aucune trace de cet acide dans les urines, a admis que l'acidité en était due aux acides urique et hippurique. Il m'a été impossible également de trouver de l'acide lactique dans l'urine fraîche. Quant à l'acide hippurique, il ne s'y trouve pas en quantité suffisante pour en expliquer l'acidité.

(2) Rabuteau, *Contribution à l'étude du mode d'élimination et des effets toxiques de l'acide oxalique et des oxalates* (*Comptes rendus de la Société de biologie*, 1874, p. 59).

qu'ils sont acides, amène ce résultat. Ainsi la cure au raisin est une cure alcaline ; en effet, le bitartrate de potasse, qui existe dans le raisin, et qui possède cependant une réaction acide, se transforme dans l'organisme en bicarbonate de potasse dont la réaction est alcaline.

Telles sont les causes ordinaires de l'alcalinité ou, à un degré moindre, de la neutralité des urines. On comprend donc parfaitement que chez l'homme, à la suite d'un repas consistant spécialement en aliments herbacés qui renferment des sels à acides organiques, les urines soient peu acides et parfois neutres ; on comprend également que les urines soient toujours alcalines chez les herbivores tels que le cobaye et le lapin placés dans les conditions ordinaires. Enfin on comprend de même que, chez les omnivores et surtout chez les carnivores qui usent d'aliments riches en matières azotées et phosphorées, les urines soient acides, puisqu'elles contiennent une forte proportion de phosphate acide de soude, d'urate acide de soude et d'acide urique provenant des métamorphoses que ces mêmes matières phosphorées et azotées subissent dans l'organisme.

En résumé la diminution de l'acidité, la neutralité et même l'alcalinité *accidentelles* de l'urine chez l'homme à l'état de santé, proviennent de l'ingestion de substances alcalines, tels que les carbonates alcalins, ou d'aliments contenant des sels à acides organiques transformables en carbonates alcalins.

Mais l'urine peut présenter une réaction alcaline d'une manière *persistante*, même chez des sujets qui ne prennent aucune des substances précitées. Il s'agit alors d'un état pathologique tel que le catarrhe vésical. Pour faire saisir le mécanisme de la production de l'alcalinité dans cette circonstance, je suis obligé de signaler une donnée que je rappellerai plus tard lorsque je traiterai de l'urée.

L'urée est considérée comme une amide (la diamide carbonique), c'est-à-dire qu'elle est rangée dans ce groupe de substances qui représentent des sels ammoniacaux moins de l'eau. Ainsi l'urée, ou diamide carbonique, est du carbonate d'ammoniaque moins deux molécules d'eau :

$$\underbrace{CH^4Az^2O}_{\text{Urée.}} = \underbrace{(AzH^4)^2CO^3}_{\text{Carbonate d'ammoniaque.}} - 2H^2O$$

Or les amides peuvent, dans certaines circonstances, fixer de l'eau et régénérer les sels ammoniacaux qui leur correspondent. C'est pourquoi l'urée, en fixant de l'eau, donne naissance à du carbonate d'ammoniaque, sel dont la réaction est alcaline. Cette transformation ne se fait pas lorsque l'urée est dissoute dans l'eau pure, mais elle s'opère rapidement, surtout en été, sous l'influence d'un ferment, d'une Torulacée, d'après Pasteur. Cette même transformation s'opère rapidement au contact du muco-pus, ou même au contact de quelques gouttes d'une urine déjà altérée. Ainsi, tandis que l'urine tout à fait normale peut se conserver pendant quatre ou cinq jours l'hiver et même pendant l'été dans un vase de verre tout à fait propre, elle s'altère rapidement pendant l'été, du soir au matin, dans un vase malpropre. Or, l'altération en question peut s'opérer chez l'individu vivant, dans le réservoir urinaire. C'est ce qui a lieu chez les sujets atteints de catarrhe de la vessie, surtout chez les vieillards dont le bas-fond de cet organe se vide mal. Au contact du muco-pus, l'urée se transforme en carbonate d'ammoniaque, et l'urine présente une réaction alcaline *lors de son émission*. Je rappellerai à ce sujet la nécessité de ne pratiquer le cathétérisme qu'avec des sondes tout à fait propres, afin de ne pas introduire dans la vessie des germes capables de déterminer la décomposition de l'urée et d'amener, par suite, un catarrhe vésical qui serait ici la conséquence de l'altération de l'urine au lieu d'en être la cause.

SIGNIFICATIONS PATHOLOGIQUES RELATIVES A LA RÉACTION DES URINES.

D'après ce qui précède, la neutralité et même l'alcalinité accidentelle ou temporaire de l'urine constituent des signes dont il n'y a pas lieu de se préoccuper.

Une urine habituellement neutre ou faiblement acide, chez un sujet qui suit un régime azoté ordinaire, est le signe d'une nutrition languissante. Telles sont les urines des sujets atteints de *chloro-anémie*, d'un *affaiblissement du système nerveux*, de *débilitation générale*. Les phénomènes chimiques de la nutrition s'effectuent mal, d'où résulte la formation d'une moindre quantité de déchets organiques tels que l'urée, l'acide urique, les phosphates, etc. On comprend très-bien qu'il en soit ainsi chez les chloro-anémiques, puisque ces malades ont perdu un certain nombre de globules rouges qui sont les agents vecteurs de l'oxygène, par conséquent les agents directs des oxydations. La diminution de l'acidité s'accompagne, notamment dans la chlorose, de la pâleur des urines, laquelle constitue un caractère important dans cet état morbide. L'examen des urines, de même que les autres signes pathologiques, conduit donc à prescrire, dans ce cas, un régime fortifiant et la médication ferrugineuse.

Lorsque l'urine est alcaline *au moment de son émission*, et cela d'une manière persistante, il y a lieu de se demander si le sujet de qui elle provient ne fait pas un usage presque exclusif d'aliments herbacés (ce qui est rare), ou s'il n'ingère pas chaque jour une quantité notable de substances alcalines (bicarbonate de soude, eau de Vichy, etc.). Dans ces cas, l'urine, bien qu'alcaline, n'est nullement ammoniacale. Il en est de même à un degré avancé de la chloro-anémie. — Si l'alcalinité est due à la présence de carbonate d'ammoniaque, on est en droit de conclure que ce sel provient de la décomposition de l'urée dans la vessie, ce qui arrive dans le *catarrhe* de cet organe (1). Du reste l'urine présente alors d'autres caractères : elle est

(1) Le carbonate d'ammoniaque, qui existe dans les urines catarrhales, provient très-certainement de la décomposition de l'urée chez un sujet qui n'a pas ingéré ce sel.

D'ailleurs, même après l'ingestion de 5 grammes de ce sesquicarbonate d'ammoniaque, les urines ne deviennent pas alcalines, d'après des recherches suivies que j'ai entreprises au sujet du mode d'élimination de ce sel (*Gaz. hebd. de méd. et de chir.*, 15 décembre 1871). Déjà Bence Jones avait observé le même fait. Il faut qu'il y ait eu ingestion de doses considérables de sesquicarbonate d'ammoniaque, telles que celles de 10 grammes et plus en un jour, pour que les urines deviennent alcalines.

trouble, mucoso-purulente ; elle contient des phosphates terreux, notamment du phosphate ammoniaco-magnésien dont je traiterai en parlant des phosphates.

DÉTERMINATION DE LA RÉACTION DES URINES.

On trempe, dans les urines fraîches, un petit papier bleu de tournesol. Si les urines sont acides, le papier prend une coloration rouge d'autant plus marquée que l'acidité est plus considérable ; ce qui permet déjà d'évaluer approximativement le degré de cette acidité.

Si les urines sont alcalines, le papier reste bleu. On y trempe alors un papier rouge de tournesol, lequel se colore en bleu. Deux cas se présentent alors : 1° la coloration bleue qu'a prise le papier primitivement rouge est persistante, c'est-à-dire qu'elle existe encore lorsque le papier s'est *desséché ;* dans ce cas, *la réaction alcaline de l'urine est due à un composé alcalin fixe,* tels que les carbonates de potasse ou de soude ; 2° la coloration bleue disparaît par la dessiccation du papier qui redevient rouge : dans ce cas, *la réaction alcaline de l'urine était due à la présence d'un composé alcalin volatil,* tel que l'ammoniaque et le carbonate d'ammoniaque.

Ces données étant acquises, il importe de déterminer, d'une manière exacte, le degré d'acidité ou le degré d'alcalinité.

Pour déterminer le degré d'acidité, on emploie une liqueur de soude titrée obtenue en dissolvant, dans un volume d'eau déterminé, une quantité donnée de soude caustique pure récemment fondue, afin d'en avoir un poids exact. Je me sers habituellement d'une solution de soude contenant 1 centigramme de cet alcali par centimètre cube, c'est-à-dire satisfaisant à cette condition que 100 centimètres de cette même solution soient exactement centralisés par 1gr,225 d'acide sulfurique concentré pur. Dans 100 grammes d'urine additionnée de quelques gouttes de teinture de tournesol et contenue dans un vase de verre à précipité, placée sur un papier blanc, on verse peu à peu, à l'aide d'une burette graduée (fig. 1), la solution de soude, jusqu'à ce que la coloration rouge passe au bleu. Il faut avoir soin d'agiter sans cesse avec une baguette de verre pendant qu'on verse la liqueur alcaline. Une fois la coloration bleue obtenue, on lit sur la burette le nombre de divisions en centimètres cubes et fractions de centimètre cube qui ont été employées.

Il faut, en général, 1gr,5 de soude pour neutraliser l'acidité des urines normales émises en un jour.

Pour déterminer l'alcalinité, on suit un procédé analogue au précédent, en se servant d'une liqueur acide titrée.

IV. — ODEUR ET SAVEUR DES URINES.

Odeur. — L'urine normale récente, non encore refroidie, a une odeur non désagréable, légèrement musquée, qui disparaît peu à peu et se trouve remplacée par une odeur spéciale dite *urineuse*. Cette dernière persiste aussi longtemps que l'urine conserve son acidité (Ch. Robin). Plus tard, lorsque l'urine s'altère, elle devient ammoniacale par suite de la décomposition de l'urée.

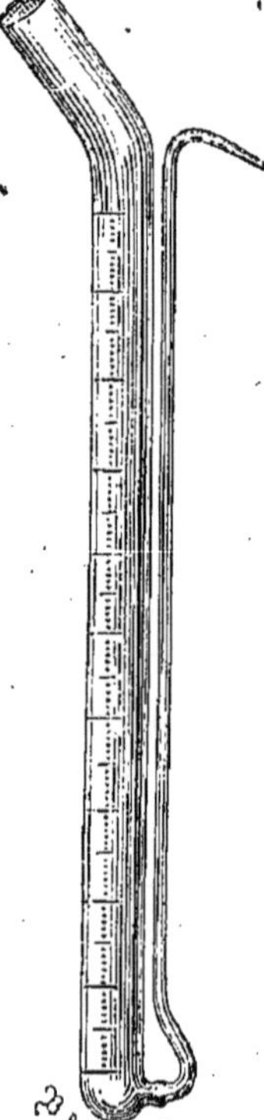

Fig. 1.

La nature des principes volatils qui communiquent aux urines normales leur odeur spéciale est encore indéterminée. Suivant Staedeler, cette odeur serait due à des traces d'alcool phénylique (acide phénique), d'alcool crésylique, d'acides taurylique, damalurique, damolique. Suivant Tudichum, elle serait due à l'uropittine et à l'acide omicholique (voyez ces mots).

Plusieurs substances introduites dans l'organisme peuvent modifier l'odeur de l'urine. Ainsi l'essence de térébenthine communique à ce liquide une odeur de violette. Les essences de copahu, de cubèbe, de genièvre, qui sont isomères avec l'essence de térébenthine, ne communiquent pas aux urines une odeur de violette mais celles qui leur sont propres. Il en est de même du safran, de la valériane. Les asperges leur donnent une odeur particulière désagréable. Ce n'est point à l'asparagine (qui existe non-seulement dans les organes, mais dans plusieurs végétaux : racine de guimauve, bois de réglisse, pomme de terre, grande consoude, etc.) qu'est due cette odeur, d'après des expériences que j'ai commencées à ce sujet, en 1872, et que j'ai reprises naguère (1). Elle n'est point due non plus au malate d'ammoniaque, sel qui pourrait se former dans l'organisme après l'ingestion de l'asparagine (2). En effet, les malates tels que ceux de soude, de potasse, étant introduits dans l'organisme, sont transformés en bicarbonates de potasse et de soude comme la plupart des sels à acides organiques, et le malate d'ammoniaque se comporte comme l'acétate d'ammoniaque, c'est-à-dire qu'il se transforme en carbonate d'ammoniaque, lequel s'élimine à son tour en subissant une métamorphose complexe (voyez *Sels ammoniacaux dans les urines anormales*).

L'odeur de l'urine varie en intensité et en qualité suivant diverses circonstances pathologiques.

Elle est faible dans la *polyurie* ou *diabète insipide;* elle est exaltée dans les maladies inflammatoires, telles que la *pneumonie*, le *rhumatisme articulaire aigu*, etc.

Elle rappelle l'odeur de la souris dans certaines *fièvres graves*. Elle est fétide, gangréneuse dans les cas de *fongus*, de *cancer* de la vessie. Il m'est arrivé une fois d'analyser une urine qui avait une odeur de café. Cette urine était fortement colorée en rouge brun, et contenait beaucoup de globules rouges du sang non détruits. Elle avait été cependant recueillie, m'a-t-on affirmé, dans un bocal de verre fort propre. Je n'ai pu d'ailleurs y déceler la présence de la caféine ni de débris de café.

Saveur. — La saveur de l'urine est salée à cause de la

(1) *Comptes rendus de la Société de biologie*, 1874.

(2) L'asparagine est considérée comme une amide de l'acide malique, c'est-à-dire comme représentant du malate d'ammoniaque moins de l'eau. (Piria). Elle n'est pas une amide de l'acide aspartique.

grande quantité de chlorure de sodium qu'elle contient (12 grammes de ce sel sont éliminés chaque jour, en moyenne, par les voies rénales). Elle est sucrée dans le *diabète sucré*, fade dans le *diabète insipide*, et toutes les fois qu'elle est éliminée accidentellement en grande quantité, comme dans les accès d'*hystérie*.

V. — MOBILITÉ DES URINES.

On dit qu'un liquide est très-*mobile* lorsqu'il perle par l'agitation très-facile à provoquer dans sa masse. Tel est l'éther dont on peut citer comme exemple la mobilité lorsqu'on l'agite dans un flacon.

On dit qu'un liquide est peu mobile (visqueux, oléagineux, etc.), lorsqu'il est difficile de provoquer des mouvements rapides dans sa masse par l'agitation. Tel est, par exemple, l'acide sulfurique, qui est si peu mobile qu'on l'a appelé une huile (huile de vitriol parce qu'on l'obtenait primitivement avec le sulfate de fer ou vitriol vert). En agitant deux flacons renfermant l'un de l'acide sulfurique, l'autre de l'acide chlorhydrique ou bien de l'acide azotique, on reconnaît immédiatement celui qui contient de l'acide sulfurique.

Enfin, un liquide, bien que mobile, peut mousser par l'agitation. Telle est l'eau dans laquelle on a mis un peu de digitaline.

On comprend l'utilité pour le médecin de pouvoir puiser, dans certains cas, des renseignements préliminaires sur la nature de l'urine en l'agitant simplement dans une fiole. Mais nos connaissances sont bornées à ce sujet; elles ne consistent souvent qu'en présomptions.

Une urine normale est toujours très-mobile; elle mousse peu par l'agitation.

Quand une urine est peu mobile, on peut présumer qu'elle est *sucrée* ou *muqueuse*. Toutefois, les mucosités se précipitent le plus souvent en englobant des sédiments divers, tels que des leucocytes, du phosphate ammoniaco-magnésien qui se forme bientôt dans ces circonstances, l'urée se décomposant facilement sous l'influence du mucus.

Lorsqu'une urine mousse beaucoup par l'agitation, elle est presque certainement *albumineuse.*

Les procédés analytiques qui seront exposés plus loin permettront ensuite de reconnaître, soit la présence, soit l'absence du sucre, du mucus, de l'albumine.

VI. — DENSITÉ DES URINES ET ÉVALUATION DU POIDS DES MATIÈRES SOLIDES QU'ELLES CONTIENNENT

Détermination des densités. — Pour obtenir la *densité* ou le *poids spécifique* d'une urine, c'est-à-dire le rapport du poids d'un volume donné de cette urine au poids d'un égal volume d'eau pure, on suit l'un des divers procédés usités en physique, tels que les procédés par les aréomètres de Fahrenheit, de Nicholson, ou celui de la balance hydrostatique. (Voy. mon *Manuel de chimie, de physique et d'histoire naturelle médicales.*)

Outre ces moyens, il en est un qu'on peut employer avec avantage, pourvu qu'on ait une bonne balance et un vase bien gradué. Ce moyen consiste à peser un volume déterminé d'urine, et à diviser le poids par le volume, d'après la relation élémentaire $D = \frac{P}{V}$. Supposons, pour fixer les idées, qu'on ait mesuré exactement 455 centimètres cubes d'une urine, et que ces 455 centimètres cubes pèsent 463^{gr},2, la densité sera 1,01802, ou plus simplement 1,018, en ne tenant pas compte de la cinquième décimale. Si l'on a opéré à la température de 4 degrés centigrades, le résultat est tout à fait exact. Mais on se contente, en général, de déterminer la densité lorsque l'urine s'est refroidie à la température ambiante.

Dans la pratique, on se sert commodément d'un instrument appelé *uromètre*. Cet instrument (fig. 2) ressemble à un densimètre ordinaire. Il est gradué de manière qu'il s'enfonce jusqu'à la division 1000 dans l'eau pure à 4 degrés; à la division 1010 dans un liquide ayant ce nombre 1010 (c'est-à-dire 1,010) pour densité; à 1020, 1030, 1040 dans l'eau ayant ces densités indiquées. Les intervalles sont divisés en dix parties égales, de sorte que les divisions indiquent les densités à un millième près.

Pour opérer, on plonge l'instrument dans l'urine contenue dans une éprouvette qu'on remplit presque jusqu'au bord, afin de rendre plus facile la lecture de la division au point d'émergence de la tige de l'uromètre. La lecture doit être faite au point d'intersection de la surface plane du liquide et de la tige, non au point où s'élève le ménisque concave autour de cette tige.

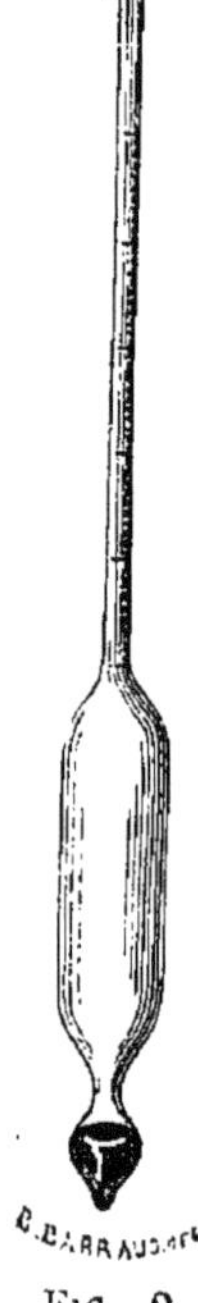

Fig. 2.

Les uromètres sont gradués, en général, à la température de 15 degrés. Il faut, autant que possible, déterminer la densité lorsque l'urine s'est abaissée à cette température. Lorsque la température est élevée, les indications de l'uromètre sont trop faibles. Ainsi, une urine ayant pour densité 1,018 à 15 degrés, peut ne marquer que 1,017 à la température de 18 à 19 degrés, 1,016 à la température de 21 à 22 degrés. On devra donc augmenter d'un millième les indications fournies par l'uromètre autant de fois que la température de l'urine sera de 3 degrés au-dessus de 15 degrés.

Variations de la densité. — *Le poids spécifique moyen des urines est de* 1018. Cette moyenne correspond à celle de 1250 grammes d'urine émise par jour.

On trouve souvent des nombres compris entre 1012 et 1018, ou entre 1018 et 1025 et même 1030, sans que les urines cessent, pour cela, d'être considérées comme normales. En effet, la densité est une fonction de la quantité des urines et du poids des matériaux solides qu'elles contiennent.

Les urines qui ont une densité supérieure à 1025 se troublent presque toujours par le refroidissement, surtout en hiver par conséquent. Ce trouble est dû à l'urate de soude; *il disparaît par la chaleur*, par exemple, lorsqu'on chauffe légèrement une petite quantité de ces urines dans un tube de verre.

Ces urines sont celles des gens qui font bonne chère et qui n'urinent pas considérablement; *ce sont également celles des sujets qui ont la fièvre.*

Dans la polyurie simple, la densité de l'urine est très-faible, par exemple de 1000 à 1002, rarement de 1003. Dans la polyurie avec azoturie, elle est de 1002 à 1010.

Dans le diabète sucré, les urines ont, en général, forte densité. Malgré cette forte densité, elles ne se troublent guère en se refroidissant.

Détermination du poids total des matériaux solides contenus dans l'urine. — La densité d'une urine étant connue, on peut évaluer rapidement, mais seulement d'*une manière approximative*, le poids des matières solides contenues en dissolution dans 1000 grammes de cette urine. Pour cela, il suffit de multiplier par le coefficient 2,2, les chiffres qui viennent après les deux premiers du nombre indiquant la densité : le produit obtenu représente en grammes le poids des matériaux solides.

Soit, par exemple, une urine ayant pour densité 1,018, on multiplie 2,2 par 18, ce qui donne $39^{gr},6$ pour le poids des matières sèches contenues dans 1000 grammes de ce liquide. Soit une urine ayant pour densité 1,0205, le poids des matières solides contenues de cette urine est $2,2 \times 205 = 45^{gr},5$, et pour 1250 grammes d'urine par exemple, il est $\frac{2,2 \times 205 \times 1250}{1000}$. D'une manière générale, en désignant par p le poids des matériaux solides contenus dans une urine, par n le nombre représentant la densité de l'urine, moins les deux premiers chiffres, par P le poids de cette urine, on aura la relation

$$p = \frac{2,2nP}{1000}$$

Si l'on fait $P = 1000$, la relation devient $p = 2,2\ n$.

Les résultats obtenus, en deux minutes, à l'aide de ce procédé rapide, ne peuvent être considérés comme rigoureusement exacts. Mais ils sont suffisants dans la pratique, quand il s'agit d'urines normales ou à peu près normales. En effet, il peut se faire, comme il arrive souvent, que le chiffre trouvé par le calcul soit exact; d'autre part, l'expérience démontre que l'erreur, quand elle existe, ne dépasse guère un cinquantième à un quarantième du poids réel. Mais, lorsqu'il s'agit d'urines anormales, d'urines émises par des albuminuriques, par des sujets atteints de diabète sucré, de diabète insipide, l'erreur peut être considérable.

Pour obtenir directement le poids des matériaux solides contenus dans une urine, on pèse, à l'aide d'une balance de précision, 10 grammes ou 15 grammes de cette urine dans une petite capsule de porcelaine dont le poids est connu d'avance. Puis on introduit cette capsule dans une étuve à eau ou à

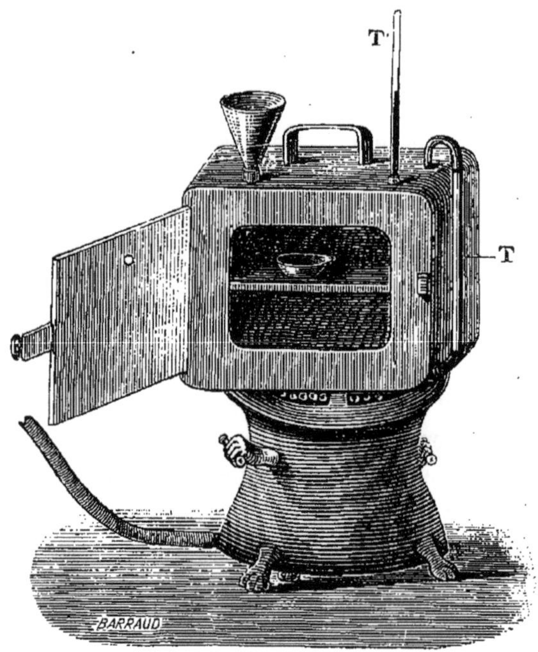

Fig. 3. — Étuve.

huile (fig. 3) que l'on chauffe, soit au gaz, soit au charbon sur un fourneau. Le tube T indique le niveau de l'eau ou de l'huile contenue entre les doubles parois de cette étuve. Le thermomètre T′ indique la température de ces liquides. Il n'est pas nécessaire de consulter le thermomètre quand l'étuve contient de l'eau, à moins qu'on ait ajouté à ce liquide des substances telles que le chlorure de calcium, qui en retardent le point d'ébullition.

Quand l'évaporation de l'urine est complète, ce qui n'a lieu qu'après un temps assez long, la capsule contient un résidu jaunâtre, très-hygrométrique. Avant d'opérer la pesée, on laisse refroidir sous une cloche où l'on a mis de la chaux vive ou de l'acide sulfurique concentré. On est obligé de peser à froid pour éviter l'erreur due au courant d'air qui se produirait autour de la capsule chaude, et fausserait les résultats.

Malgré l'emploi de ces précautions, il existe une cause d'erreur inévitable. Quand on évapore une urine normale, et surtout lorsqu'on la fait bouillir, il s'en dégage de l'ammoniaque, et cependant l'urine reste acide et devient même relativement plus acide qu'auparavant. Voici ce qui se passe, d'après des observations déjà anciennes dues à Lehmann et vérifiées depuis : Le phosphate acide de soude décompose partiellement l'urée en acide carbonique et ammoniaque. Celle-ci forme, avec le phosphate acide de soude, un sel double, le phosphate de soude et d'ammoniaque, sel instable qui se décompose facilement par la chaleur dès la température de 100 degrés. Il en résulte alors un dégagement d'ammoniaque pendant la distillation ou l'évaporation.

Pour éviter cette cause d'erreur, qu'on peut négliger dans la pratique, mais dont on est obligé de tenir compte dans une analyse rigoureuse, puisqu'elle peut être d'un cinquantième et même d'un trentième, il faut opérer la dessiccation à une température peu élevée, et, dans tous les cas, recueillir l'ammoniaque qui se dégage. Je me sers de l'appareil suivant, où l'évaporation se fait à une chaleur modérée et dans le vide (fig. 4).

L'urine est introduite dans un petit ballon B. Ce ballon est mis en communication avec un flacon F par un tube dont l'extrémité plonge dans de l'acide sulfurique contenu dans ce flacon. Enfin, du flacon F, qui est entouré de glace, part un autre tube qui le met en communication avec un second flacon F′ puis avec la trompe à eau PP′, où le vide est fait par l'aspiration que produit un courant d'eau sous forte pression. Le vide ainsi obtenu est plus satisfaisant que celui des machines pneumatiques ordinaires; en effet, le mercure s'élève, dans le manomètre M, à une hauteur de 74 centimètres et même jusqu'à près

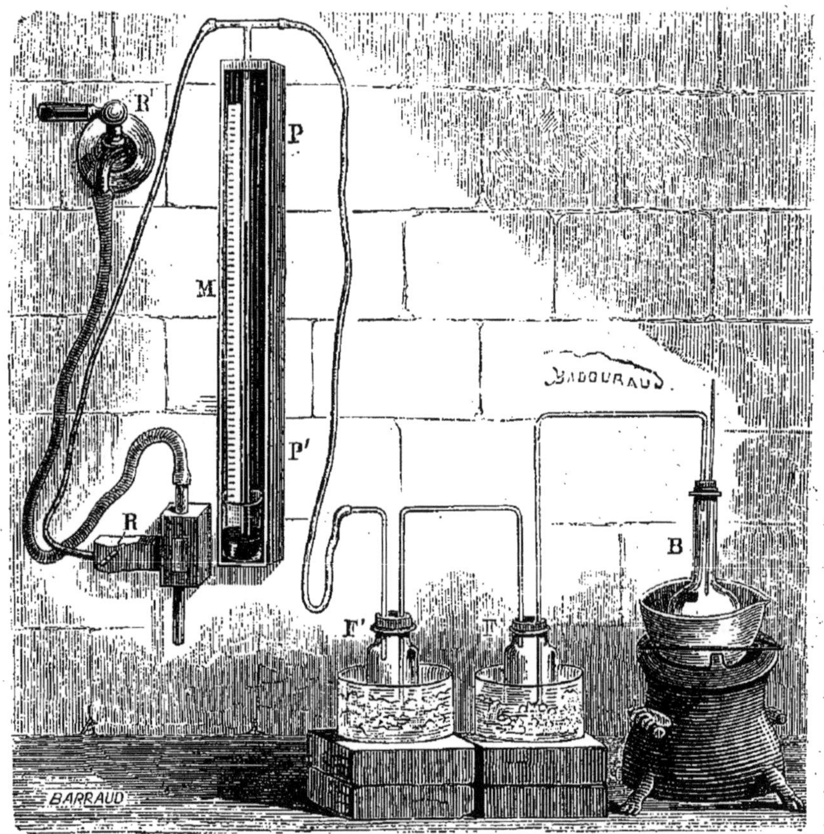

Fig. 4. — Appareil de Rabuteau pour la distillation dans le vide.

de 75 centimètres sous l'influence d'une chute d'eau provenant des conduites de la ville de Paris, où la pression moyenne de l'eau est au moins égale à celle d'une colonne de ce liquide ayant 20 mètres de hauteur. L'évaporation de l'urine et la dessiccation du résidu s'opèrent rapidement sous l'influence du vide et de la chaleur du bain-marie où est placé le ballon B. On démonte l'appareil avec précaution, après avoir cassé la pointe d'un tube effilé qui traverse le bouchon du ballon B : l'air rentre par la pointe et rétablit la pression ordinaire dans l'appareil. On pèse le ballon : la différence obtenue entre une première pesée avant la distillation et la nouvelle pesée représente le poids du résidu. — S'il s'est dégagé de l'ammoniaque, elle a été fixée par l'acide sulfurique contenu dans le flacon F. Il ne reste plus qu'à doser cette ammoniaque par le procédé que j'indiquerai en traitant des sels ammoniacaux des urines anomales. A 1 partie d'ammoniaque correspondent 1,875 d'urée décomposée.

Le poids moyen des matières solides contenues dans les urines d'un jour est de $47^{gr},4$.

VII. — CHALEUR SPÉCIFIQUE DES URINES.

La *capacité pour la chaleur*, ou la *chaleur spécifique* de l'urine, est la quantité de chaleur absorbée par l'unité de poids de ce liquide pour s'élever de 1 degré.

D'après quelques recherches que j'ai faites, et qui sont les premières qui aient été entreprises à ce sujet (1), la chaleur spécifique des urines est plus faible que celle de l'eau. Ainsi la capacité calorifique d'une urine normale, ayant par exemple une densité de 1,0167 serait représentée par le nombre 0,96. On comprend d'ailleurs que la chaleur spécifique en soit moindre que celle de l'eau, puisqu'elle contient des matériaux solides dont la capacité calorifique est en général beaucoup plus faible que celle de ce dernier liquide. J'ai remarqué d'ailleurs que, *plus la densité d'une urine était considérable, plus la chaleur spécifique en était faible, et inversement.*

Il existe donc un rapport, je ne dis pas de proportionnalité, mais de variations dans le même sens, entre les poids des matériaux solides des urines et leurs densités, et un rapport inverse entre leurs densités et leurs chaleurs spécifiques.

Dans mes recherches sur la chaleur spécifique des urines, j'ai suivi la méthode des mélanges.

(1) Rabuteau, *Sur la chaleur spécifique des liquides et tissus animaux vivants*) (*Comptes rendus de la Soc. de Biol.*, 1874).

Soient p, le poids du calorimètre; c, la chaleur spécifique du métal dont il est formé; P, le poids de l'eau froide qu'il contient; t, la température de cette eau et du calorimètre. On verse, dans ce calorimètre, un poids donné Q d'urine (1) à une température T exactement déterminée, celle de 34 degrés par exemple, puis on note la température finale θ du mélange. Pour obtenir la valeur x de la chaleur spécifique de l'urine, on écrit alors l'équation suivante qui exprime que la chaleur gagnée par le calorimètre et l'eau froide, pour s'élever de t à θ, est égale à la chaleur cédée par l'urine pour descendre de T à θ.

$$(pc + P)(\theta - t) = Qx(T - \theta)$$

d'où :

$$x = \frac{(pc + P)(\theta - t)}{Q(T - \theta)}$$

(1) Pour obtenir ce poids, on pèse le calorimètre après que le manuel opératoire est terminé; l'excès du poids nouveau sur $p + P$ représente le poids de l'urine ajoutée à l'eau contenue dans le calorimètre.

ÉTUDE DES PRINCIPES NORMAUX DES URINES

C'est dans l'étude des principes normaux, et des principes anormaux ou accidentels des urines, que se résume spécialement l'urologie. En effet, les données acquises antérieurement ne constituent, pour ainsi dire, que des notions préliminaires. Sans doute, la densité d'une urine permet d'évaluer approximativement le poids des matériaux solides qu'elle contient; mais, lors même que cette évaluation serait tout à fait exacte, il importe toujours de déterminer d'une manière rigoureuse la nature et les quantités de ces matériaux qui sont éliminés, soit normalement, soit accidentellement, sous diverses influences physiologiques, ou dans divers états morbides.

Énumération des principes normaux des urines. — Ces principes immédiats sont répartis en deux groupes. Ce sont : 1° des *substances minérales* ou *inorganiques;* 2° des *substances minérales* ou *organiques*.

Substances inorganiques.	*Substances organiques.*
Eau.	Urée.
Chlorure de sodium.	Acide urique et urates divers.
— de potassium.	Acide hippurique.
Brome (probablement à l'état de bromure de sodium).	Créatinine et créatine.
Sulfates.	Xanthine.
Phosphates de soude, de chaux, de magnésie.	Acides volatils divers (acides carbonique, phénique, etc.).
Fer.	Matières colorantes.
Silice.	
Azotates.	
Sels ammoniacaux?	
Bioxyde d'hydrogène?	

Telle est l'énumération des principes immédiats qu'on peut extraire et séparer les unes des autres, qu'on peut, en un mot, isoler de l'urine normale. Ces principes s'y trouvent, à l'état de santé, dans des proportions connues qui varient peu d'un jour à l'autre chez des individus différents de même taille et de même poids, et les variations qu'ils peuvent éprouver se trouvent comprises dans des limites qu'il est en général facile d'expliquer.

Mais, dans certaines circonstances, ces mêmes principes normaux varient d'une manière considérable. En d'autres termes, il peut se faire qu'une urine, ne contenant cependant que ces principes normaux, soit une urine pathologique ou anomale. Ainsi l'urée et l'acide urique peuvent augmenter considérablement, bien que l'alimentation ne soit pas modifiée, chez un individu atteint d'un accès de fièvre ; ces mêmes principes peuvent augmenter sous l'influence de diverses substances, diminuer sous l'influence d'autres substances toxiques ou médicamenteuses.

SUBSTANCES MINÉRALES
EXISTANT NORMALEMENT DANS LES URINES

I. — EAU.

Origine de l'eau contenue dans les urines. — La majeure partie provient de celle qui fait partie des boissons (eau potable, qui ne doit pas renfermer plus de 1 pour 1000 de matières fixes; vins qui contiennent, en moyenne, 878 pour 1000 d'eau pure). Une autre partie provient des aliments. Ainsi, les herbivores, lors même qu'ils ne boivent pas, éliminent une grande quantité d'eau qui est contenue dans les végétaux frais. Les lapins en rendent, d'après mes recherches, une moyenne de 300 grammes par jour, quantité qui est proportionnellement beaucoup plus forte que celle qui est éliminée par l'homme et par le chien. Enfin, l'eau provient, en faible quantité, des substances hydrocarbonées telles que les matières amylaçées et les matières sucrées, lesquelles donnent lieu sans doute à la formation d'une certaine quantité de graisse, mais s'éliminent finalement à l'état d'eau et d'acide carbonique.

VARIATIONS DE L'EAU DANS LES URINES A L'ÉTAT PHYSIOLOGIQUE ET A L'ÉTAT PATHOLOGIQUE.

Quantité normale. — Cette quantité peut se déduire du volume des urines éliminées à l'état normal.

On sait, en effet (p. 25) qu'en multipliant par 2,2 les chiffres consécutifs aux deux premiers du nombre qui représente la densité d'une urine, on obtient approximativement le poids des matériaux solides contenus dans cette urine; que, par exemple, étant donnée une urine ayant une densité de 1,018, le poids de ces matériaux contenus dans 1000 centimètres cubes de cette même urine est de $18 \times 2,2 = 39^{gr},6$. Si elle a un volume de 1200 centimètres cubes, on trouve que le poids des matériaux solides qu'elle renferme est de $47^{gr},4$.

Il ne reste plus, par conséquent, pour calculer le poids de l'eau contenue dans cette urine, qu'à retrancher $47^{gr},4$ du poids total de l'urine, lequel, d'après la relation $P = VD$, est égal à $1200 \times 1,018$, ou $1221^{gr},6$. Le poids cherché est de $1221^{gr},6 - 47^{gr},4 = 1174^{gr},2$.

En désignant par π le poids de l'eau contenue dans une urine de volume V, de densité D, et par n les chiffres consécutifs aux deux premiers du nombre qui représente cette densité, on a la relation générale.

$$\pi = VD - \frac{2,2\,nV}{1000}.$$

Variations de la quantité des urines sous l'influence de l'eau et de diverses substances. — L'ingestion d'une grande quantité d'eau est, à l'état normal, l'un des plus sûrs moyens d'accroître l'excrétion urinaire.

Mais, pour que cet effet soit notable, il faut, je le répète, que l'eau soit ingérée en assez grande quantité, surtout si la température extérieure est élevée. Je rappellerai, à ce sujet, que l'ingestion de 600 à 700 grammes de ce liquide, en plus que la quantité ordinaire des boissons, ne fait augmenter les urines que de 300 à 400 grammes (p. 6). J'ai constaté des résultats analogues dans d'autres expériences. Ces résultats dépendent évidemment de ce que l'eau s'élimine en grande quantité par la surface cutanée et par la surface pulmonaire.

Les substances, autres que l'eau, qui activent l'excrétion urinaire sont : l'*alcool*, le *nitre*, divers sels neutres tels que les *chlorates alcalins*, les *ferrocyanures alcalins*, etc., diverses substances végétales, telles que la *digitale*, la *scille*, les *asperges*, les infusions de *pariétaire*, de *bourrache*, de *genêt*, de *baies de genièvre*, etc.

L'alcool est la substance la plus diurétique que je connaisse. Ainsi, tandis que l'ingestion de 100 centimètres cubes d'eau, le matin, à sept heures, après avoir uriné, peut ne faire rendre, jusqu'à dix heures, que 105 à 110 centimètres cubes d'urine par exemple, l'ingestion de 100 entimètres cubes de cognac, pris dans les mêmes circonstances, peut faire rendre jusqu'à 800 grammes d'urine pendant les trois heures suivantes. Plus de la moitié de cette quantité est rendue dans la première heure qui suit l'ingestion de l'alcool, ce qui prouve que ce liquide agit rapidement.

Le *nitre* et les sels neutres précités n'impriment pas à l'excrétion urinaire une activité aussi grande qu'on l'a cru. L'urine n'est d'ailleurs excrétée en plus grande quantité que pendant les deux ou trois premières heures qui suivent l'ingestion de ces substances.

La *digitale* augmente l'excrétion urinaire lorsqu'elle est prise à faible dose; elle la diminue lorsqu'elle est prise à dose trop élevée. Dans le premier cas, elle augmente la tension artérielle; dans le second cas, elle la diminue. — La *scille* paraît se comporter comme la digitale.

Je rappellerai, au sujet des *asperges*, que l'odeur qu'elles communiquent aux urines n'est pas due à l'asparagine (p. 21).

Augmentation de la quantité des urines dans divers états morbides. — La quantité des urines est augmentée dans la *glycosurie* ou *diabète sucré;* elle est également augmentée, le plus souvent, dans l'*albuminurie*. Il sera question plus tard de ces deux affections dont la gravité n'est liée, en réalité, qu'à la déperdition de sucre et d'albumine.

Il est un autre état morbide où l'eau est augmentée dans les urines sans que celles-ci contiennent ni sucre, ni albumine. Cette affection est la *polyurie proprement dite*, le *diabète insipide*. Cette polyurie ou diabète insipide comprend deux variétés : l'une, moins grave, dans laquelle l'eau est le seul élément qui ait augmenté, où la densité de l'urine est très-faible, où ni l'urée, ni d'autres principes ne sont éliminés en plus grande quantité qu'à l'état normal; il s'agit alors de la polyurie simple ou essentielle, de l'*hydrurie* (1) (de ὕδωρ, eau, et οὐρεῶ, j'urine), la *polydipsie* simple; l'autre, plus grave, dans laquelle la densité de l'urine est relativement forte, ou du moins dans laquelle le résidu laissé par l'évaporation des urines est considérable, et contient une grande quantité d'urée et même d'autres matières azotées entraînées par l'eau; il s'agit alors de la *polyurie avec azoturie*, que Willis a désignée simplement par l'expression d'azoturie. Mais nous verrons plus tard, dans l'étude de l'urée, que cette substance peut être éliminée en excès, que le poids du résidu fixe laissé par les urines peut être considérable sans que les urines soient elles-mêmes éliminées en grande quantité. Le mot azoturie, employé seul, n'entraîne donc pas nécessairement l'augmentation de l'eau dans les urines, c'est-à-dire la polyurie.

Polyurie simple ou essentielle, ou hydrurie. — Dans cette variété de la polyurie, la densité de l'urine est toujours faible; elle est, par exemple, de 1001 à 1005, le volume des urines s'élevant jusqu'à 5 et 10 litres, et même beaucoup plus, jusqu'à 15 et 20 litres par jour.

Parmi les causes de l'hydrurie, les principales sont : 1° l'*hystérie et divers accidents nerveux;* 2° les *lésions traumatiques de la tête*; 3° les *excès alcooliques*; 4° un *refroidissement subit;* 5° l'*hérédité*.

(1) Hydrurie (Willis), polydiliturie (Falk)

1° Rien n'est plus commun qu'une augmentation temporaire des urines chez la femme à la suite d'accès d'*hystérie*, ou sous l'influence de vives émotions. Mais il arrive parfois que cette augmentation persiste. — Une femme, apprenant la mort de son mari, fut prise d'une polydipsie et d'une polyurie subites. Elle rendait, chaque jour, 5 à 15 litres d'une urine dont la densité variait entre 1001 et 1005 (1).

Il se manifeste une polyurie temporaire à la suite des accès d'*épilepsie*.

2° On a observé assez souvent la polyurie simple à la suite de *lésions traumatiques* de la tête; par exemple, à la suite de coups sur le front, sur les parties latérales de la tête, d'une commotion cérébrale due à une chute sur les pieds (2). On a remarqué en même temps un certain degré de glycosurie, lorsque les coups avaient porté sur l'occiput, ou que la base du crâne avait été intéressée. — L'hydrurie a été observée très-rarement à la suite de lésions produites sur d'autres régions que la tête.

3° Les excès d'alcool sont une cause fréquente de l'hydrurie. On a vu souvent des individus se réveiller d'une orgie alcoolique avec une soif intense, et une augmentation des urines qui a persisté ensuite. Lancereaux (3) a rassemblé, à ce sujet, six observations empruntées à divers praticiens. Les malades rendaient parfois jusqu'à 20 litres d'urine. La densité de ce liquide avait oscillé entre 0 et 1002. Je ne fait point entrer, dans cette série, une septième observation, empruntée à Graves, où le malade était, dit-on, habituellement intempérant, mais avait éprouvé la misère, le froid et la faim, et avait été affaibli par un traitement mercuriel. Il y avait, dans ce cas, polyurie avec azoturie.

4° Le refroidissement subit produit par l'ingestion de boissons froides, le corps étant en sueur, a été parfois la cause de l'hydrurie. Un jeune homme de quatorze ans, ayant bu, dans cette circonstance, de l'eau très-froide, prise à une fontaine,

(1) Lacombe, *De la polydipsie*, thèse de Paris, 1841.

(2) Charcot, *Diabète non sucré, suite d'un coup sur la tête* (*Gaz. hebd. de méd. et de chir.*, 3 février 1860).

(3) Lancereaux, *De la polyurie* (*diabète insipide*), (thèse pour le concours d'agrégation, Paris, 1869).

rendait, par jour, 18 litres d'une urine marquant 0,0 à l'aréomètre de Baumé. Les analyses de Bouchardat et de Quevenne n'y firent trouver aucune trace de sucre. (Lacombe.)

5° L'hérédité joue un rôle important. Lancereaux a rassemblé de même, à ce sujet, plusieurs observations dans lesquelles on voit par exemple des sujets nés de polyuriques boire parfois jusqu'à 30 litres d'eau par jour pendant plusieurs années. Il s'agissait bien d'hydrurie, car la densité des urines était très-faible; d'ailleurs, la vie deviendrait bientôt incompatible avec une déperdition disproportionnée d'azote.

Polyurie avec azoturie. — Dans celle-ci, non-seulement les urines sont éliminées en grande quantité, mais la densité en est proportionnellement considérable, de 1002 à 1010 par exemple, de sorte qu'elle renferme beaucoup d'urée et de matières extractives provenant des principes du plasma qui n'ont pas été utilisés. Cette polyurie avec azoturie peut s'observer d'emblée chez des sujets affaiblis, soumis aux causes qui produiraient l'hydrurie ou polyurie simple chez des sujets naguère en état de santé. On l'observe par exemple chez ceux qui ont souffert de la misère, chez ceux qui ont été affaiblis par une cause quelconque, chez les tuberculeux, etc. D'un autre côté, il peut se faire qu'à l'hydrurie succède l'azoturie par suite de l'affaiblissement que la première variété de polyurie finit par entraîner, bien qu'elle soit compatible avec la vie pendant de nombreuses années, comme on l'a vu chez un homme atteint d'hydrurie depuis l'âge de cinq ans, et qui buvait, à cinquante et un ans, en moyenne 16 litres d'eau par jour.

Le poids des matières solides rendues chaque jour par les urines, dans la polyurie avec azoturie, s'élève fréquemment à 80, 100 et 125 grammes. Bouchardat en aurait trouvé une fois jusqu'à 221 grammes, parmi lesquels il y aurait eu 133 grammes d'urée! Il est donc toujours nécessaire, dans la polyurie, d'effectuer une analyse des urines, afin d'être éclairé sur la gravité et le traitement de l'affection. Il importe, en effet, de diminuer l'urée et la perte exagérée de matériaux du plasma. Les agents qui diminuent l'urée, tels que les arsenicaux, la valériane (Bouchard), ont été employés parfois avec avantage dans cette variété grave de la polyurie. Le tannin et l'acide gallique sont, au contraire, plus utiles que la valériane dans la première variété de la polyurie, c'est-à-dire dans l'hydrurie.

États morbides divers. — On a vu, dans les cas de fractures de vertèbres dorsales, avec *compression de la moelle épinière*, la quantité des urines augmenter. Souvent ce liquide présentait alors une réaction ammoniacale, par suite d'un séjour prolongé dans la vessie qui se trouvait paralysée. D'après des expériences de Krimer (1), l'urine deviendrait claire comme de l'eau de roche, serait très-acide et contiendrait beaucoup de sels, mais peu de matières extractives, soit lorsqu'on a sectionné la moelle épinière au voisinage des vertèbres dorsales et lombaires, soit lorsqu'on l'a détruite à partir de la dernière vertèbre cervicale. Au contraire, après la destruction de la portion cervicale de la moelle épinière et de la moelle allongée, l'excrétion urinaire serait supprimée.

On observe fréquemment une polyurie passagère au moment de la défervescence de diverses maladies aiguës. Cette augmentation critique des urines est salutaire. Mais, d'autres fois, on l'a vue persister, par exemple à la suite d'une fièvre intermittente (Parrot), d'une fièvre rhumatismale (Eade), de la diphthérite (Whittle).

Dans l'*empoisonnement par le curare*, l'urine est excrétée en plus grande abondance; elle est très-claire; de plus, elle contient du sucre (Cl. Bernard), ce qui fait que la densité en est assez élevée.

Diminution de la quantité des urines. — Il est d'abord certains accidents qui ont pour effet de provoquer une diminution plus ou moins grande des urines; ce sont : les *sueurs*, la *diarrhée* et les *vomissements*.

Les autres états morbides principaux dans lesquels on observe le même résultat sont les *états fébriles* et les *hydropisies*.

Nous avons vu précédemment que la période de déferves-

(1) *Journal complém. du Diction. des sc. méd.*, t. XXV, p. 207.

cence des maladies aiguës est souvent accompagnée d'une augmentation des urines. Le contraire a lieu presque constamment au début *des maladies fébriles aiguës* (pneumonie, pleurésie, etc.). A ce moment, les urines acquièrent une forte densité pour un double motif : d'abord, parce qu'elles sont moins abondantes, en second lieu, parce que l'urée et l'acide urique sont alors produits en plus grande quantité, d'après un fait général d'observation sur lequel j'insisterai plus tard. La diminution des urines se continue à la période d'état des maladies fébriles; puis elle cesse et se trouve souvent remplacée par l'augmentation critique déjà signalée au déclin de ces maladies. Si les maladies en question doivent se terminer par la mort, la diminution des urines persiste et devient même parfois de plus en plus accentuée jusqu'au moment fatal, ou bien elle éprouve des alternatives pendant lesquelles il n'y a pas augmentation, mais une diminution relative.

La diminution des urines s'observe dans les *hydropisies* dues soit à une affection cardiaque, soit à une affection des reins. Les substances médicamenteuses sont alors éliminées moins rapidement. Ainsi, pouvons-nous expliquer certains faits sur lesquels Bouchard (1) a appelé naguère l'attention, savoir : que la digitale et l'opium sont moins bien tolérés lorsque l'excrétion urinaire est entravée. Il y a alors rétention des principes actifs de ces substances. Ainsi s'explique également un fait du même ordre signalé antérieurement par Cl. Bernard. On peut faire ingérer sans danger aux animaux des quantités de curare qui les feraient succomber si elles étaient injectées dans le tissu cellulaire sous-cutané. Est-ce à dire que le curare s'altère dans l'estomac? Nullement; l'absorption stomacale se fait moins vite que par le procédé des injections sous-cutanées; le curare ingéré s'élimine peu à peu par les reins, de sorte que l'organisme n'en retient pas une quantité mortelle. En effet, si l'on fait la ligature des artères rénales chez un animal dans l'estomac duquel on a porté le curare, on voit cet animal succomber assez rapidement, en présentant les symptômes de l'intoxication curarique.

(1) *Comptes rendus de la Soc. de biol.*, 1873, p. 254.

II. — CHLORURES.

Les sels de ce genre qui existent dans l'urine sont le *chlorure de sodium* et le *chlorure de potassium* et, sans doute, le *chlorure de magnésium.*

Le *chlorure de sodium* (sel marin, sel gemme) se trouve en assez grande quantité dans l'urine. Le résidu obtenu par l'évaporation de ce liquide en contient près du quart de son poids. Les cristaux qui se forment lorsqu'on évapore, sur une lame de verre, une goutte d'une solution aqueuse saturée de sel marin, se présentent, au microscope, en cubes parfaits ou plus ou moins allongés (fig. 5). Ceux qui se sont déposés au contact de diverses substances étrangères, telles que l'urée, se présentent souvent en tétraèdres, en octaèdres et autres formes se rapportant au système cubique.

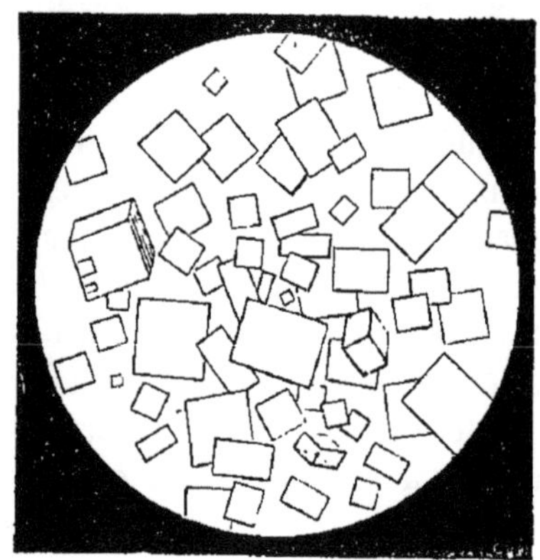

FIG. 5. — Cristaux de chlorure de sodium.

Le *chlorure de potassium* (appelé autrefois sel fébrifuge dl- Sylvius, sel digestif) cristallise tantôt en cubes comme le choe rure de sodium, tantôt en prismes rectangulaires. Les cristaux en sont toujours anhydres. La saveur en est légèrement amère et moins salée que celle de son congénère.

Je n'aurai en vue, dans l'étude des chlorures, que le chlorure de sodium ou sel de cuisine blanc ordinaire. Ce sel est presque complétement pur. Toutefois, le sel gris, dont on fait également usage, contient une faible quantité de *chlorure de magnésium* qui le rend plus déliquescent que le sel blanc et lui donne une saveur un peu différente. Je ne dirai rien du chlorure de potassium, sel qui paraît n'exister qu'en très-faible proportion dans les urines. Ce composé, dont j'ai exposé ailleurs les propriétés physiologiques et les usages thérapeutiques, a été négligé jusqu'ici dans l'étude de l'urologie.

État naturel et origine du chlorure de sodium. — Ce sel existe dans toutes les humeurs et dans tous les tissus de l'économie. On le rencontre partout, aussi bien dans les larmes, qui en contiennent le plus (13 p. 1000), que dans les os et même dans l'émail des dents où il se trouve en minime quantité. Le sang, d'où provient directement celui qui existe dans les urines, en renferme en moyenne 4 pour 1000.

On peut dire que la totalité du sel qui existe dans l'organisme provient de l'alimentation. Ce sel n'y prend point naissance comme les sulfates, les phosphates par exemple, après l'ingestion de matières albuminoïdes riches en soufre et en phosphore. Il ne se forme de toute pièce dans l'organisme qu'après l'ingestion de certains chlorures, tels que le protochlorure de fer qui, après son absorption, se dédouble dans le sang en chlorure de sodium, et en fer qui va contribuer à la régénération des globules rouges dont il fait partie intégrante. Il en est de même après l'ingestion de fer métallique, du carbonate et des oxydes de fer; en effet, ces substances se dissolvent plus ou moins bien dans l'estomac en donnant naissance à du protochlorure de fer sous l'influence de l'acide chlorhydrique du suc gastrique (1). Cet acide provient, par un phénomène dialytique, du chlorure de sodium qui existe dans le sang, et il régénère, après l'absorption du suc gastrique, le sel qui lui avait donné naissance.

(1) Le sesquioxyde de fer donne du protochlorure, non du perchlorure de fer, sous l'influence de l'acide chlorhydrique, *au contact de matières organiques ou organisées*.

VARIATIONS DU CHLORURE DE SODIUM DANS LES URINES A L'ÉTAT NORMAL ET A L'ÉTAT PATHOLOGIQUE.

Quantité normale. — La quantité de chlorure de sodium éliminée en vingt-quatre heures, dans les circonstances ordinaires, serait de 5gr,5 à 7gr,4 (Parkes); de 6 à 18 grammes (Beale); de 14gr,73 (Bischoff). Enfin, suivant Hégar, la quantité de chlore éliminée en moyenne, pendant vingt-quatre heures, serait de 10gr,46, ce qui correspondrait à 17gr,5 de chlorure de sodium.

J'ai cité la limite de 18 grammes indiquée par Beale. Si l'on considère d'autres limites indiquées par des auteurs allemands, on les trouve bien plus fortes. Ainsi Bischoff, analysant ses propres urines, y aurait trouvé 8gr,64 à 24gr,84 de chlorure de sodium.

Ces nombres sont bien différents de ceux qui sont cités par la plupart des auteurs, soit de notre pays, soit d'Angleterre, et ils sont en opposition avec les résultats de mes recherches personnelles. Suivant Ritter, de la Faculté de Nancy, l'adulte élimine chaque jour 5 à 8 grammes de chlore, qui, estimés à l'état de chlorure de sodium, correspondent de 8gr,38 à 13gr,4 de ce sel. Ch. Robin (1) admet que l'on élimine chaque jour, en moyenne, 10 grammes de chlorure de sodium. Cette dernière moyenne de 10 grammes est très-fréquemment adoptée ; néanmoins je considère celle de 12 grammes comme plus exacte. Elle résulte de divers dosages que j'ai effectués par les procédés que je rapporterai plus loin. Il est évident que les auteurs allemands précités ont cité des moyennes exagérées, qu'ils ont commis quelque erreur dans leurs dosages malgré l'assurance qu'ils avaient dans leur manière d'opérer. En effet, ces auteurs ont employé le procédé de Liebig, lequel est sujet à des erreurs nombreuses, et ne vaut pas mieux que celui qui a été imaginé par ce même chimiste pour doser l'urée (2).

(1) Robin, *Traité des humeurs*, 2e édition. Paris, 1874.

(2) Le principe sur lequel repose le procédé de Liebig pour le dosage des chlorures est fondé sur ce fait, qu'une dissolution d'azotate de bioxyde de mercure, versée dans une solution de sel marin,

En somme, l'adulte élimine en moyenne 12 grammes de chlorure de sodium chaque jour par les urines.

Variations à l'état physiologique. — La moyenne précitée varie d'abord suivant que l'alimentation est plus ou moins salée. Cela se comprend. Elle varie ensuite suivant la quantité des urines éliminées en un temps donné.

Lorsque les urines sont augmentées, on trouve que le poids absolu des chlorures contenus dans ces urines a également augmenté. Toutefois l'excès des chlorures éliminés par les reins n'est pas aussi considérable qu'on pourrait le croire. En effet, le liquide sanguin tend, à l'état normal, à conserver relativement au chlorure de sodium une composition constante, quelle que soit la quantité de ce sel qui ait été ingérée. C'est ce qui résulte d'une expérience de Lehmann (1) qui, ayant analysé son sang une première fois, puis après avoir pris des aliments fort salés, et, une troisième fois, après avoir pris 2 onces de sel et bu beaucoup d'eau, trouva, dans son sang et dans ces trois circonstances, 4,138, 4,148 et 4,181 de chlorure de sodium pour 1000. Le sang paraît donc ne retenir, malgré l'absorption d'une plus grande quantité de chlorure de sodium, que celle qui s'y trouve normalement. Or, il semble en être à peu près de même lorsque l'on prend des aliments très-peu salés ou non salés; le chlorure de sodium, qui existe naturellement dans le sang, comme s'il en faisait partie inté-

contenant en même temps de l'urée, ne produit pas de précipité persistant d'urée et d'oxyde de mercure avant que tout le sel marin ne se soit décomposé. De là un moyen de dosage, par les volumes, à l'aide d'une solution titrée d'azotate mercurique. Que ce moyen soit facile lorsqu'il s'agit de doser les chlorures alcalins dissous dans l'eau pure avec de l'urée, c'est ce que l'on admet; mais, quand il s'agit de l'urine, il est défectueux et presque impraticable. Il faut d'abord éliminer les phosphates au moyen de la solution de baryte; si le liquide séparé des phosphates est alcalin, il faut le neutraliser avec précaution; si l'urine est albumineuse, il faut éliminer l'albumine, etc., etc. Pour ces motifs, nous rejetons le procédé de Liebig, dont les défauts ont été démontrés par les résultats obtenus par ceux-là même qui l'ont préconisé.

(1) Lehmann, *Lehrbuch der physiologischen Chemie.*

grante, tend à y demeurer, à l'inverse des substances étrangères telles que les iodures, le sulfate de quinine, etc., qui s'éliminent complétement en un temps variable. Sans doute, chez un animal nourri avec des aliments dépouillés de sel, et chez l'homme à qui on a supprimé cet aliment minéral, le sang contient moins de chlorures que dans les circonstances ordinaires; il s'appauvrit, sous ce rapport, mais il paraît qu'il en conserve, malgré tout et toujours, une forte proportion.

D'après ce qui précède, on comprend que le chlorure de sodium soit éliminé en plus grande quantité après les repas, et, par conséquent, en moindre quantité la nuit que le jour.

Variations dans les maladies. — Le chlorure de sodium est éliminé en moindre quantité dans les *états fébriles;* il est éliminé en plus grande quantité dans certaines *maladies chroniques*, et surtout lorsqu'il survient une abondante diurèse chez des sujets affectés d'*hydropisie.*

Affections fébriles. — Pneumonie. — Il est trois faits remarquables que l'on observe presque constamment au début des maladies fébriles et pendant le cours de ces maladies : 1° la diminution des urines, déjà signalée antérieurement; 2° la diminution des chlorures; 3° l'augmentation de l'urée et de l'acide urique. Les urines sont alors plus denses et plus colorées, parce qu'elles contiennent moins d'eau et qu'elles renferment une plus forte proportion d'urée, d'urates et d'uroérythrine. Elles seraient beaucoup plus denses si le chlorure de sodium ne venait à diminuer.

On pourrait objecter que la diminution des chlorures dans les urines fût due au défaut d'alimentation chez des malades qui sont alors soumis à la diète, et dont l'appétit a d'ailleurs disparu. L'objection est spécieuse, et j'ai souvent eu l'occasion de la présenter dans des cas analogues à ceux-ci, où l'on avait fait des analyses sans tenir compte ni de l'alimentation, ni de la quantité d'urines éliminées en un jour, les résultats étant rapportés à 1000 parties d'urine au lieu d'être rapportés à la totalité de ce liquide. Or, en tenant compte de ces conditions, on trouve néanmoins que le chlorure de sodium diminue dans les urines des sujets atteints d'affections fébriles. Lorsque ces malades prennent quelque aliment salé, l'élimination du sel n'en est pas moins ralentie, de sorte qu'il y a rétention de cette substance dans l'organisme. Il arrive même parfois que les urines, préalablement acidulées par l'acide azotique, ne donnent, avec l'azotate d'argent, presque pas de précipité de chlorure d'argent. Puis, lorsque la fièvre s'apaise, les chlorures reparaissent dans les urines ; la proportion en est parfois plus considérable qu'à l'état normal, lors même que l'alimentation est peu salée.

C'est surtout dans la *pneumonie* que l'on a constaté la diminution du chlorure de sodium dans l'urine et la rétention de ce sel dans le sang. Ce fait a été signalé d'abord par Redtenbacher (de Vienne) (1), puis il a été étudié par Beale (2), par Bergeron (3), et, plus récemment, par Hœppfner (4) et par Fouilhoux (5). Suivant les observations de Redtenbacher, confirmées par celles de ses successeurs, la quantité de chlorure de sodium diminue peu à peu dans l'urine, à mesure que l'inflammation fait des progrès. Il arrive même souvent, à la période d'hépatisation, que les urines ne contiennent plus aucune trace. Lors même qu'on fait prendre du sel aux malades, la décroissance de cette substance dans l'urine est toujours progressive à mesure que la maladie se développe Au contraire, pendant ce temps, les crachats renferment beaucoup plus de chlorure de sodium, et le sang est plus riche en ce sel. Plus tard, lorsque le malade entre en convalescence, le chlorure de sodium apparaît aussitôt dans l'urine, et la proportion en est souvent exagérée.

Ces données présentent un intérêt considérable. Si elles continuent d'être vérifiées, surtout par des recherches faites avec

(1) *Sitzungsberichte der kaiserl. Akad. der Wiss. zu Wien*, 1850.

(2) Beale, *The Lancet*, 1852, p. 594. Consultez également le *Traité des urines* de Beale, traduction française, 1865.

(3) Bergeron, thèse de Paris, 1866.

(4) Hœppfner, *De l'urine dans quelques maladies fébriles*, thèse de Paris, 1872.

(5) Fouilhoux, *Essai sur les variations de l'urée*, thèse de Paris, 1874.

la rigueur qu'exige la science actuelle, elles viendront jeter un grand jour sur le mécanisme de la production de la fièvre dans la pneumonie. En effet, j'ai démontré, dans des recherches précises, que le chlorure de sodium ingéré en excès augmente l'urée, le pouls et la température (1). Avec 10 grammes de sel marin absorbé en plus chaque jour, comparativement à d'autres jours où le sel était pris en faible quantité, l'élimination de l'urée a été accrue de 20 pour 100. L'augmentation de la température, prise exactement, a été d'un demi-degré. S'il en a été ainsi dans une expérience physiologique par suite de l'ingestion d'une quantité peu exagérée de chlorure de sodium qui s'éliminait d'ailleurs chaque jour, on comprend l'intensité des effets qui doivent résulter d'une accumulation du chlorure de sodium dans la pneumonie. Il faut donc éviter de donner des boissons salées aux sujets atteints de cette maladie. Les médicaments tempérants, les boissons renfermant de la groseille, du jus de citron, sont au contraire à recommander, puisqu'il est reconnu que les carbonates alcalins qui prennent naissance dans le sang, après l'ingestion des végétaux et des fruits acides, diminuent l'urée. J'ai attribué naguère les bons effets de l'alcool dans la pneumonie spécialement à la diminution de l'urée, c'est-à-dire à l'action modératrice que les alcooliques exercent sur la nutrition (voy. mes *Éléments de thérapeutique*); j'incline aujourd'hui à penser que l'alcool, par son action diurétique qui est si puissante, augmente sans doute l'élimination du chlorure de sodium chez les sujets atteints de pneumonie ; qu'il contribue ainsi, par une action directe sur la nutrition et par une action indirecte, à diminuer la fièvre. Il s'agit d'ailleurs d'une hypothèse facile à vérifier.

Le chlorure de sodium est éliminé en moindre quantité par les urines chez les sujets affectés de *maladies chroniques*. Ce résultat ne dépend sans doute que de l'alimentation. Chez ces malades, l'appétit fait souvent défaut, le sel est par conséquent ingéré en faible quantité.

Les urines des sujets atteints de *vomissements*, de *diarrhées*

(1) *Union médicale*, 29 juillet 1871.

abondantes, de *sueurs profuses*, contiennent moins de chlorures qu'à l'état normal. En effet, le sel est éliminé partiellement par d'autres voies. On sait d'ailleurs que les sueurs sont salées.

Lorsqu'il survient des exsudations séreuses abondantes avec diminution de l'urine, les chlorures diminuent également dans ce liquide. C'est ce qu'on observe dans les *hydropisies*. Mais, lorsque la diurèse a lieu soit spontanément, soit sous l'influence de divers agents tels que la digitale, la scille, les urines contiennent alors une grande quantité de chlorure de sodium. Le sel, qui est éliminé en plus, est celui qui se trouvait dans les exsudations. Une augmentation du chlore est donc un bon signe dans l'hydropisie.

Le chlorure de sodium est, généralement, éliminé en plus grande quantité dans le *diabète insipide*.

RECHERCHE ET DOSAGE DES CHLORURES.

On reconnait facilement dans l'eau pure la présence d'un chlorure soluble, en y versant une solution d'azotate d'argent. Il se forme alors un précipité de chlorure d'argent, blanc, caillebotté, insoluble dans l'acide nitrique, soluble instantanément dans l'ammoniaque. On dose également le chlore avec la plus grande facilité en recueillant le précipité, le lavant, le desséchant et le pesant après l'avoir fondu. A 100 de chlorure d'argent correspondent 24,73867 de chlore et 40,76655 de chlorure de sodium.

Lorsqu'on verse une solution d'azotate d'argent dans l'urine neutre ou très-peu acide, on obtient un précipité mixte de chlorure, de phosphate (1) et d'urate d'argent, précipité dans lequel se trouvent également des matières colorantes de l'urine. Si l'urine était très-acide, si, par exemple, on y avait ajouté de l'acide azotique, les phosphates ne seraient pas précipités, et l'acide urique resterait en dissolution sous l'influence de l'acide azotique. On pourrait donc recueillir le précipité de chlorure d'argent et le peser comme précédemment. Du poids de ce sel, on déduirait le poids du chlore contenu dans l'urine.

(1) Les chlorures sont précipités d'abord, les phosphates ensuite.

Mais ce procédé *par les pesées* n'est pas rigoureusement exact, attendu que le précipité obtenu n'est pas toujours formé uniquement de chlorure d'argent. D'un autre côté, il n'est guère applicable dans le cas d'urines albumineuses, à moins qu'on n'ait enlevé préalablement l'albumine en la coagulant par la chaleur ou par l'acide nitrique, et filtrant ensuite. On peut lui donner une grande rigueur en le modifiant de l'une des manières suivantes :

1° Le précipité qui s'est déposé de l'urine additionnée de nitrate d'argent et acidulée par l'acide nitrique, est traité par l'eau bouillante additionnée de potasse et d'un peu de sucre. Le chlorure d'argent se décompose en donnant du chlorure de potassium et de l'argent métallique. On dose alors le chlore contenu dans le chlorure en ajoutant à la solution de ce sel un excès d'acide nitrique, et précipitant de nouveau par l'azotate d'argent.

2° On évapore un poids donné d'urine, 20 grammes par xemple, avec un peu de potasse ou de soude pure, et l'on chauffe au rouge le résidu pour détruire les matières organiques. Ce résidu est ensuite dissous dans l'eau distillée. On ajoute alors à la liqueur filtrée, qui est claire comme de l'eau de roche, un excès d'acide azotique, puis on y dose le chlore à l'état de chlorure d'argent.

Dosage par la méthode des volumes. — Lorsqu'on verse peu à peu une solution d'argent dans de l'eau salée et colorée en jaune par une petite quantité de chromate neutre de potasse, on observe un précipité blanc de chlorure d'argent et une coloration rougeâtre qui disparaît par l'agitation du liquide; puis, lorsque tout le chlorure de sodium a été décomposé, on voit apparaître, après addition nouvelle de la solution d'argent, une coloration rouge *persistante* due au chromate d'argent qui s'est formé en dernier lieu. Pour que cette dernière coloration se produise, il faut que les liqueurs ne contiennent pas d'acide azotique libre, car le chromate d'argent est très-soluble dans cet acide.

C'est sur ces réactions qu'est fondé un procédé rapide et très-exact du dosage du chlore par la méthode des volumes.

Je dirai d'abord comment on opère encore généralement, puis comment j'ai rendu plus rapide l'emploi de cette même méthode

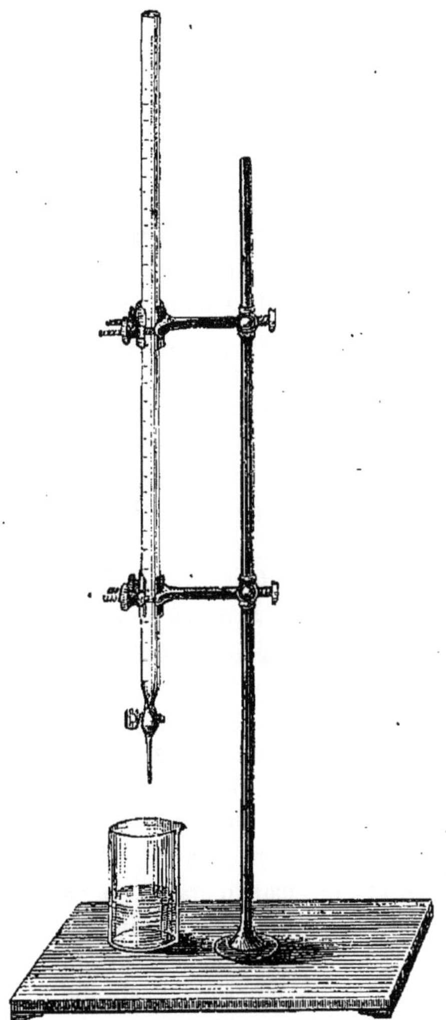

Fig. 6. — Burette de Mohr.

appliquée au dosage du chlore des chlorures contenus dans l'urine.

La liqueur claire obtenue en traitant par l'eau distillée le résidu alcalin provenant de l'évaporation et de la calcination avec la potasse, est additionnée d'acide azotique en léger excès, puis neutralisée complétement avec le carbonate de chaux en poudre. On filtre, on recueille la liqueur dans un verre à précipité, et l'on y ajoute quelques gouttes d'une solution saturée de chromate neutre de potasse. On fait tomber ensuite goutte à goutte, dans cette liqueur, à l'aide de la burette de Mohr (fig. 6), une solution titrée de nitrate d'argent. On obtient un précipité blanc et rouge, formé à la fois de chlorure d'argent et de chromate d'argent. On agite sans cesse avec une baguette de verre, en même temps qu'on fait tomber la solution titrée. La couleur rouge disparaît au fur et à mesure de son apparition, tant que tout le chlore n'est pas précipité à l'état de chlorure d'argent. Mais, aussitôt que la précipitation des chlorures est complète, le précipité rouge de chromate d'argent persiste. On s'arrête à ce moment et on lit, sur le tube gradué, le nombre de divisions de la liqueur titrée qui a été employée. De ce nombre on conclut la quantité de chlore, si l'on a déterminé exactement le titre de la solution argentique.

Emploi de l'acide acétique dans le dosage des chlorures contenus dans une liqueur alcaline. — La solution alcaline obtenue en traitant par l'eau distillée le résidu calciné de l'évaporation des urines par la potasse, doit être neutralisée exactement, si l'on se sert de l'acide azotique. En effet, un excès de cet acide dissolvant le chromate d'argent, le point sensible ne pourrait être obtenu. Cette neutralisation exige du temps et des tâtonnements. J'ai cherché alors parmi les acides vulgaires, s'il n'en existerait pas un qui, ajouté même en excès, ne dissoudrait pas le chromate d'argent, et j'ai trouvé que l'acide acétique satisfaisait à cette condition. Dès lors il n'était plus nécessaire de s'inquiéter si la liqueur était acide. La liqueur alcaline contenant les chlorures, est additionnée d'acide acétique jusqu'à ce que le mélange ait une réaction légèrement acide, puis on opère, comme précédemment, avec la liqueur titrée contenue dans la burette graduée (1).

(1) Rabuteau, *Recherches sur le dosage des chlorures et l'élimination du chlorate de soude* (*Mémoires de la Société de biologie*, 1874, et *Gaz. méd. de Paris*, 1874, n° 46).

Préparation de la liqueur d'argent titrée. — Comme le chlore se trouve dans les urines presque totalement à l'état de chlorure de sodium, on prépare une solution d'argent telle que 1 centimètre cube de cette solution soit précipité exactement par 1 centigramme de chlorure de sodium. Pour cela, on dissout dans une certaine quantité d'eau distillée, 29gr,075 d'azotate d'argent fondu pur, et l'on ajoute ensuite de l'eau distillée jusqu'à ce que le volume de la solution occupe exactement 1 litre. Ces 29gr,075 d'azotate d'argent sont précipités exactement par 10 grammes de chlorure de sodium; par conséquent, chaque centimètre cube de la solution qui occupe un litre peut être précipité par 1 centigramme de chlorure de sodium. On trouve, par le calcul, que 1 centigramme de chlorure de sodium correspond à 0gr,6239 d'acide chlorhydrique et à 0gr,60684 de chlore. La même solution peut donc servir à doser le chlore total. Il suffit, pour cela, de multiplier par 0,60684 le nombre de centimètres cubes de la liqueur titrée qu'il a fallu employer.

III. — BROME NORMAL.

A côté du chlore qui existe en grande quantité dans l'urine, spécialement à l'état de chlorure de sodium, se trouve le *brome* qui existe constamment dans l'urine, mais en quantité infinitésimale, probablement à l'état de bromure de sodium (1).

L'origine de ce brome normal est facile à expliquer. Les eaux des mers contiennent des bromures de sodium et de magnésium. Au fond de ces eaux se sont déposées des couches calcaires et argileuses qui constituent la majeure partie du sol. Or, de même que le sol renferme des chlorures, de même renferme-t-il des traces de bromures. C'est pourquoi l'eau qui coule sur le sol en contient des traces. Du sol, les bromures peuvent passer dans les plantes. De fait, le vin renferme des traces d'un bromure indéterminé. Enfin le sel marin, lorsqu'il n'a pas été complètement purifié, retient des traces de bromures de sodium et de magnésium.

Recherche du brome. — Rien n'est plus facile que de reconnaître

(1) Rabuteau, *Recherches sur l'élimination des bromures. — De la présence du brome normal dans l'organisme* (*Gaz. hebd. de méd. et de chir.*, 11 septembre 1868).

la présence d'un bromure en solution dans l'eau pure. Il suffit, pour cela, de verser un peu de la solution aqueuse dans un tube de verre, puis un peu de sulfure de carbone, et enfin de l'acide nitrique renfermant des vapeurs nitreuses : le brome est aussitôt mis en liberté. On agite alors le tube vivement, puis on laisse reposer. Le sulfure de carbone, qui possède la propriété de dissoudre le brome, tombe au fond du tube, coloré en jaune orangé ou en rouge intense suivant la quantité de brome qu'il a pu dissoudre. On peut ainsi déceler la présence de 1/30 000 de brome contenu primitivement à l'état de bromure dans l'eau pure, ou simplement dans l'eau ordinaire.

Mais il n'en est pas de même lorsqu'un bromure, tel que le bromure de potassium, se trouve dans l'urine. On opère en vain comme il vient d'être dit; on n'obtient rien, à moins que cette urine ne renferme au moins 1 à 2 grammes de bromure de potassium. J'opère alors de la manière suivante pour reconnaître la présence de traces infinitésimales d'un bromure dans une urine quelconque.

Je prends 300 grammes d'urine (il faut toujours opérer sur une grande quantité), je l'évapore à siccité dans une capsule de porcelaine avec 1 à 2 grammes de potasse ou de soude pure, puis je chauffe le résidu au rouge. Je traite ensuite ce résidu par l'eau distillée et je filtre. J'obtiens ainsi une liqueur claire comme de l'eau de roche dans laquelle il est facile de déceler la présence du brome par le procédé indiqué précédemment, c'est-à-dire en ajoutant du sulfure de carbone et de l'acide nitrique contenant des vapeurs nitreuses.

J'ai fait plus de deux cents évaporations d'urines de toutes provenances, de personnes vivant à Paris et d'autres personnes vivant en province, ainsi que des urines de divers chiens. Or, toutes les fois que j'ai opéré sur 250 à 300 grammes de ces urines (à moins qu'il n'y eût polyurie), j'ai trouvé constamment du brome.

L'évaluation du brome normal est très-difficile à cause de la minime quantité de ce métalloïde qui existe en combinaison dans l'urine. En comparant les diverses colorations communiquées au sulfure de carbone par des quantités déterminées de brome, j'ai pu évaluer à 1 ou 2 milligrammes la proportion de ce métalloïde qui est éliminée chaque jour par les urines.

IV. — PHOSPHATES

(DE SOUDE, DE CHAUX, DE MAGNÉSIE).

Les urines normales contiennent : 1° du *phosphate acide de soude* auquel on attribue l'acidité de l'urine; 2° du *phosphate de chaux*; 3° du *phosphate de magnésie.*

La présence du phosphate acide de soude dans les urines a été expliquée (page 14). Nous avons vu, en effet, que le phosphate neutre de soude se trouvant dans un liquide en contact avec l'acide urique, se dédouble en phosphate acide ou monosodique, et en urate acide de soude.

Les phosphates tribasiques et les phosphates neutres ou bibasiques de chaux et de magnésie, étant insolubles dans l'eau, ne peuvent exister dans une urine normale acide. Les phosphates neutres de ces bases se précipitent des urines alcalines. Il n'y a que leurs phosphates acides qui existent naturellement dans les urines normales parce qu'ils sont solubles.

Origine des phosphates. — Les phosphates alcalins et le phosphate de chaux contenus dans le sol passent dans les végétaux où ils se localisent spécialement dans les graines. Les cendres des semences, de celles des Légumineuses et des Graminées par exemple, sont presque exclusivement formées d'un mélange de phosphates parmi lesquels domine le phosphate de potasse.

Les végétaux, et surtout leurs semences, fournissent donc aux herbivores les phosphates nécessaires. L'homme trouve ces principes spécialement dans le pain et dans la chair. Les carnivores le trouvent dans la chair, dans le sang et dans les os qu'ils recherchent souvent avec avidité.

VARIATIONS DES PHOSPHATES A L'ÉTAT NORMAL ET A L'ÉTAT PATHOLOGIQUE.

Quantité normale. — Il résulte de l'ensemble de diverses analyses, que les urines normales éliminées en un jour contiennent, en moyenne :

1gr,50 d'acide phosphorique anhydre, ou anhydride phosphorique existant à l'état de phosphate acide de soude.

0gr,20 d'acide phosphorique anhydre existant à l'état de phosphate acide de chaux. (Il se précipite du phosphate neutre lorsque les urines sont alcalinisées.)

0gr,60 d'acide phosphorique anhydre, existant à l'état de phosphate acide de magnésie. (Il se précipite du phosphate neutre de magnésie lorsque les urines sont alcalinisées par la potasse ou la soude; du phosphate ammoniaco-magnésien lorsqu'elles sont alcalinisées par l'ammoniaque.)

En somme : l'homme en état de santé éliminerait chaque jour, par les urines, un peu plus de 2 grammes d'acide phosphorique anhydre combiné en majeure partie avec la soude, et le reste avec la chaux et la magnésie; soit environ 1 gramme de phosphore.

Cette quantité ne représente pas toute celle qui est ingérée et, par conséquent, éliminée de l'organisme chez l'adulte, car les cendres des fèces contiennent une notable proportion de phosphates.

Dans une expérience où j'ai dosé, à l'état de pyrophosphate de magnésie, l'ensemble des phosphates éliminés pendant cinq jours successifs, alors que je suivais un régime suffisant et identique, je n'ai obtenu que 1gr,56 de pyrophosphate de magnésie, soit 0gr,998 d'anhydride phosphorique éliminé par jour (1). Cette moyenne est inférieure à celles qui sont ordinairement citées; néanmoins, j'admets les nombres 1gr,5 et 2 grammes comme représentant assez bien l'ensemble des résultats obtenus par divers auteurs qui ont suivi les procédés analytiques les plus recommandables, c'est-à-dire en dosant les phosphates soit à l'état de pyrophosphate de magnésie, soit à l'état de phosphate d'urane. Neubauer, qui a effectué un assez grand nombre de dosages par ce dernier procédé, a obtenu des résultats assez conformes à ceux que je considère comme les plus ordinaires; il a trouvé rarement plus de 2 gr. d'acide phosphorique éliminé par vingt-quatre heures (2).

(1) *Gaz. hebd. de méd. et de chir.*, 1871, p. 738.

(2) On trouve cités dans les travaux de divers expérimentateurs allemands des chiffres tout à fait inadmissibles, comme représentant le poids de l'anhydride phosphorique éliminé chaque jour par les urines. On trouve, par exemple, des nombres compris entre 3gr,7 et même 5 à 6 grammes. Ces évaluations sont évidemment exagérées, ainsi qu'il est facile de s'en convaincre.

En admettant que 100 grammes de chair musculaire donnent

Variations dans les maladies. — Bence Jones a conclu de ses recherches que les phosphates diminuaient quelquefois, d'une manière notable, dans le *delirium tremens*, qu'ils augmentaient au contraire dans les *inflammations aiguës du système nerveux* et surtout dans les *fractures du crâne*. Mais ces données, dont quelques-unes semblent au premier abord tout à fait invraisemblables, ne présentent aucun caractère scientifique. En effet, les analyses n'ont porté que sur une fraction des urines, tandis qu'il aurait fallu doser l'acide phosphorique dans les urines de vingt-quatre heures.

Les données fournies par Beale sont plus dignes de foi. Il résulte des recherches de ce médecin, que les phosphates augmenteraient dans la *paralysie des aliénés*, spécialement lorsque ces malades seraient excités et turbulents; dans la *manie aiguë* avec paroxysmes; dans les attaques d'*épilepsie* Sutherland aurait vérifié, de son côté, l'augmentation des phosphates dans le paroxysme de la manie aiguë, et aurait remarqué, en outre, que cette augmentation n'avait pas lieu dans la période dépressive de cette même maladie.

Le phosphate de chaux et le phosphate de magnésie sont éliminés en plus grande quantité dans l'*ostéomalacie*. Ce résultat est nécessaire, puisque la matière pierreuse des os se dissocie dans cet état morbide. La proportion des phosphates terreux dans les urines l'emporte alors le plus souvent sur la proportion du phosphate acide de soude, tandis que c'est le contraire qui a lieu à l'état normal. — L'élimination des phosphates est également augmentée dans le *rachitisme*.

1 gramme de cendres (la moyenne est comprise entre $0^{gr},4$ et $1^{gr},6$) et que ces cendres contiennent $0^{gr},3$ d'acide phosphorique anhydre, on trouve qu'un homme, qui ingérerait journellement 500 grammes de viande, recevrait journellement $1^{gr},5$ de cet acide. D'un autre côté, en admettant qu'une quantité égale et même double d'acide phosphorique puisse être portée dans le tube digestif avec les autres aliments, et que tout soit absorbé et s'élimine par les reins, les urines ne pourraient contenir plus de 3 grammes à $4^{gr},50$ d'acide phosphorique. Mais cette hypothèse n'est pas plausible, car les cendres des fèces contiennent plus des deux tiers de leur poids de phosphates.

J'ajouterai que les phosphates paraissent subir une déperdition notable dans la *phthisie*. S'il en est ainsi, on s'explique, d'une part, l'emploi avantageux du phosphate de chaux dans cet état morbide, d'autre part, l'emploi doublement rationnel des corps gras, notamment de l'huile de foie de morue, puisque, d'après Boëker, cette huile aurait entre autres effets celui de diminuer l'élimination des phosphates.

On ne connaît pas d'état morbide où la diminution des phosphates dans l'urine ait été constatée d'une manière précise.

Sédiments et calculs phosphatiques. — Les urines neutres ou alcalines, mais non ammoniacales, peuvent laisser déposer du phosphate de chaux et du phosphate simple de magnésie. Les urines *ammoniacales* donnent des dépôts de *phosphate ammoniaco-magnésien*. Aucun d'eux ne peut se produire dans une urine acide. Aussi, pour ne pas disjoindre la question des sédiments et calculs phosphatiques de nature quelconque, me réservai-je d'en traiter au sujet des urines ammoniacales, c'est-à-dire de celles qui renferment du carbonate d'ammoniaque formé aux dépens de l'urée.

RECHERCHE ET DOSAGE DES PHOSPHATES.

Il est facile de reconnaître, dans les urines, la présence des phosphates de chaux et de magnésie. Il suffit d'y verser de la potasse, de la soude, ou de l'ammoniaque : les phosphates en question se précipitent bientôt. Toutefois, lorsqu'on se sert de l'ammoniaque, le phosphate de magnésie est précipité à l'état de phosphate ammoniaco-magnésien.

Lorsqu'on ajoute du molybdate d'ammoniaque et de l'acide nitrique à de l'eau contenant des phosphates, et qu'on fait bouillir, il se produit un précipité jaune de phosphate ammoniaco-molybdique. Cette réaction est très-sensible.

Avant de traiter de la séparation et du dosage de chacun de ces phosphates, je dirai d'abord comment on dose en totalité ou en bloc l'acide phosphorique qu'ils contiennent.

Dosage de l'acide phosphorique total. — L'un des procédés les plus simples consiste à verser, dans 50 à 100 centimètres cubes d'urine, une solution limpide obtenue en mélangeant du sulfate de magnésie, du chlorhydrate d'ammoniaque et de l'ammoniaque liquide. Au bout de douze heures de repos, tout l'acide phosphorique se trouve précipité à l'état de phosphate ammoniaco-magnésien. Ce précipité est recueilli, lavé avec de l'eau ammoniacale, puis desséché et chauffé au rouge pour le transformer en pyrophosphate de magnésie dont il ne reste plus qu'à déterminer le poids. A 1 de pyrophosphate de magnésie correspondent 0gr,64 ou, plus exactement, 0,6396 d'acide phosphorique anhydre ou anhydride phosphorique.

Si les urines étaient alcalines, soit par suite de l'ingestion de médicaments alcalins, soit par suite de la décomposition de l'urée, elles donneraient un dépôt contenant déjà une partie de l'acide phosphorique à l'état de phosphates terreux et de phosphate ammoniaco-magnésien. Dans ce cas, il faudrait préalablement additionner les urines d'acide chlorhydrique pour dissoudre les dépôts. On les traiterait ensuite comme il a été dit.

Un procédé de dosage volumétrique, moins précis, mais infiniment plus rapide que le dosage par les pesées, a été proposé par Neubauer. Dans ce procédé, qui est fondé sur la précipitation des phosphates par l'acétate d'urane, on opère de la manière suivante :

A 50 ou 100 grammes d'urine, on ajoute quelques gouttes d'acide acétique et 0gr,5 à 1 gramme d'acétate de soude, puis on colore le mélange avec quelques gouttes d'une solution de ferrocyanure de potassium.

On fait tomber ensuite dans ce mélange, à l'aide de la burette de Mohr (fig. 6), une solution titrée d'acétate d'urane, jusqu'à ce que tous les phosphates soient précipités à l'état de phosphate d'urane qui est jaune. On agite sans cesse avec une baguette de verre, en même temps qu'on laisse s'écouler la liqueur titrée. Dès que le mélange prend une coloration brun rouge *persistante*, on s'arrête : à ce moment, la précipitation des phosphates est complète; la coloration rouge qui apparaît est due à la réaction du ferrocyanure de potassium sur l'acétate d'urane ajouté en excès. Il ne reste plus qu'à lire, sur la burette, le nombre de centimètres cubes de la liqueur titrée qui a été employée. Supposons, par exemple, que chaque centimètre cube de cette liqueur précipite exactement 1/2 centigramme d'acide phosphorique, et qu'il ait fallu en employer 30 centimètres cubes pour précipiter l'acide phosphorique existant dans 100 grammes d'une urine, cette urine contiendrait 15 centigrammes d'acide phosphorique, soit 1gr,5 pour 1000.

Séparation des phosphates alcalins et des phosphates de chaux et de magnésie. — On verse de l'ammoniaque dans l'urine préalablement filtrée, et on laisse reposer pendant douze heures. Au bout de ce temps, on recueille sur un filtre les phosphates de chaux et de magnésie qui ont été précipités. Il est facile ensuite de doser l'acide phosphorique qu'ils contiennent en les dissolvant dans l'acide acétique et opérant par l'un des deux procédés indiqués précédemment. La chaux et la magnésie sont dosées ensuite comme il va être dit dans un instant. On possède ainsi les éléments nécessaires pour déterminer les poids des phosphates de chaux et de magnésie.

L'acide phosphorique combiné avec la soude et la potasse est représenté par la différence entre le poids qui représente l'acide phosphorique total, et celui qui représente l'acide phosphorique combiné avec la chaux et avec la magnésie.

Dosage de la chaux et de la magnésie. — Ces bases se trouvent dans les urines spécialement à l'état de phosphates. Mais elles peuvent exister anomalement ou normalement à l'état d'oxalates (oxalate de chaux), de sulfates (sulfate de magnésie), à l'état d'urates, etc. Il importe donc souvent de doser la totalité de ces bases.

Pour cela, on prélève une partie aliquote de l'urine, on y verse une solution d'oxalate d'ammoniaque et un peu d'ammoniaque libre; puis on laisse reposer. Au bout de vingt-quatre heures, on recueille le précipité qui est formé d'oxalate de chaux mélangé à divers phosphates. On traite le précipité par l'acide acétique pour dissoudre les phosphates et l'on filtre. Le résidu laissé sur le filtre est formé d'oxalate de chaux plus ou moins pur. Pour le purifier, on le dissout dans l'acide chlorhydrique étendu, puis on ajoute de l'ammoniaque. Il se forme un nouveau précipité d'oxalate de chaux qui est, cette fois, tout à fait pur. On le lave, on le chauffe dans un creuset de platine de manière à le transformer en carbonate de chaux que l'on pèse après l'avoir laissé refroidir. Si l'on avait chauffé trop fortement, le carbonate de chaux aurait pu se décomposer à son tour en donnant de la chaux, ce dont il est facile de s'assurer en lavant le produit de la calcination avec de l'eau distillée et essayant la réaction de l'eau avec le tournesol. Si le papier rouge bleuit, il s'est formé de la chaux. On arrose alors d'une solution de carbonate d'ammoniaque le produit de la calcination, et on le chauffe de nouveau dans un creuset de platine à une température plus modérée. A 1 de carbonate de chaux correspondent 0,56 de chaux anhydre.

Il reste maintenant à doser la magnésie. On ajoute du phosphate d'ammoniaque aux urines ainsi débarrassées de la chaux. Il se forme un précipité plus ou moins pur de phosphate ammoniaco-magnésien qu'on recueille après vingt-quatre heures de repos. On le purifie en le dissolvant dans l'acide azotique ou l'acide acétique et précipitant de nouveau par l'ammoniaque. Enfin le précipité nouveau est recueilli, lavé à l'eau distillée, puis transformé en pyrophosphate de magnésie par la calcination dans une capsule de platine. A 1 de pyrophosphate correspondent 0,3604 de magnésie anhydre.

V. — SULFATES.

Les urines contiennent toujours une certaine quantité de sulfates qui sont représentés par le *sulfate de soude*, le *sulfate de potasse* et, peut-être, par le *sulfate de magnésie.*

Origine des sulfates. — Les sels de ce genre proviennent surtout des matières protéiques telles que l'albumine, la fibrine, la caséine, qui contiennent du soufre. L'albumine est celle qui en renferme le plus. Ainsi l'albumine de l'œuf est particulièrement riche en soufre; elle en contient deux fois plus que l'albumine du sang. Toujours est-il qu'après l'ingestion des matières protéiques, notamment de la première de ces substances, les urines présentent un excès de sulfates. Il m'est arrivé souvent de pouvoir diagnostiquer, avec précision, le régime qu'avaient suivi la veille les personnes qui m'avaient remis leurs urines pour en faire l'analyse. Le soufre contenu dans leurs aliments s'était oxydé et avait donné, au contact du bicarbonate de soude contenu dans le sang, du sulfate de soude qui s'était éliminé avec les urines et s'était transformé en sulfure par la calcination de ces urines, sous l'influence du carbone contenu dans les matières organiques, dans l'urée par exemple.

L'élimination des sulfates est donc intimement liée au genre d'alimentation, ainsi que l'avait déjà constaté Lehmann qui s'était assuré que cette élimination était plus grande sous l'influence d'un régime azoté que sous l'influence d'un régime herbacé. Dans le premier cas, l'urée augmente également. C'est ce qui a pu faire dire que les sulfates et l'urée éprouvaient, dans leur élimination, des variations correspondantes. De fait, j'ai remarqué de mon côté, en analysant plusieurs fois des urines de chiens, qu'elles renfermaient plus ou moins de sulfates quand elles contenaient plus ou moins d'urée. Cette relation s'explique facilement, puisque les matières protéiques sont également celles qui sont particulièrement riches en azote. Mais si l'on nourrissait un animal exclusivement avec du pain, on trouverait une quantité moyenne d'urée provenant du gluten, et une assez faible quantité de sulfates, parce que le gluten est peu riche en soufre ; on trouverait, au contraire, une assez forte proportion de phosphates, parce que les cendres des graines, les cendres du pain par conséquent, sont riches en ce genre de sels. C'est pourquoi la relation précitée entre les sulfates et l'urée, bien que vraie dans la grande majorité des cas, ne peut être considérée comme générale. J'ajouterai que si l'on suivait un régime exclusivement herbacé, on trouverait très-peu d'urée et néanmoins une assez grande quantité de sulfates, surtout si les Crucifères, plantes riches en soufre, faisaient partie de l'alimentation.

Les sulfates des urines peuvent provenir d'une autre source que l'alimentation. Ainsi, les sulfures introduits dans l'organisme s'y transforment en sulfates. C'est pourquoi, lorsqu'on a ingéré des eaux sulfureuses, ou même lorsqu'on a respiré de l'hydrogène sulfuré, l'analyse indique dans les urines un accroissement des sulfates. Il en est de même lorsqu'on a pris du soufre. Ingéré à faible dose, ce métalloïde donne naissance à des sulfures, à de l'acide sulfhydrique, et fait que les sulfates augmentent dans les urines. Il communique à l'haleine et à la sueur une odeur sulfureuse. Pris à haute dose, la majeure partie du soufre s'élimine par le tube digestif en produisant des effets purgatifs.

J'ajouterai que, d'après mes recherches (1) qui ont complété et rectifié celles de Polli et de Kletzinski, les hyposulfites et les sulfites se transforment, dans l'économie, partiellement ou totalement en sulfates, suivant qu'ils ont été ingérés à haute ou à faible dose.

VARIATIONS DES SULFATES A L'ÉTAT NORMAL ET A L'ÉTAT PATHOLOGIQUE.

Quantité normale. — D'après le relevé de plus de cinquante analyses que j'ai effectuées dans le but d'évaluer la quantité des sulfates contenus dans l'urine normale éliminée par l'homme en un jour, j'ai pu fixer à 5 et 9 grammes le poids du sulfate de baryte obtenu en traitant ce liquide par le chlorure de baryum. Ces quantités correspondent à 0gr,59 et 1gr,06 de soufre, ou à 2gr,103 et 3gr,785 d'acide sulfurique. Suivant Grüner et Vogel, un adulte élimine, en moyenne, 2gr,094 d'acide sulfurique à l'état de sulfates dans les vingt-quatre heures. Lehmann a trouvé, de son côté, en analysant ses propres urines, qu'il éliminait par jour en moyenne 7gr,026 de sulfates alcalins. Cette quantité correspondrait à 4gr,85 d'acide sulfurique, si elle était représentée uniquement par du sulfate de soude ; elle correspondrait à 3gr,95 de ce même acide, si elle était représentée par du sulfate de po-

(1) Rabuteau, *Recherches sur les métamorphoses et le mode d'élimination que présentent le sulfite et l'hyposulfite de sodium introduits dans l'organisme* (*Comptes rendus de la Société de biologie*, nov. 1868, et *Gaz. méd. de Paris*, 1869, p. 173).

tasse. Les chiffres que j'ai trouvés étant intermédiaires à ces derniers et à ceux de Vogel, je considère mes évaluations comme plus exactes. C'est-à-dire que l'homme en état de santé élimine une quantité moyenne de sulfates correspondant à 3 grammes d'acide sulfurique, soit à 1 gramme environ de soufre, le poids moléculaire de l'acide sulfurique, $H^2SO^4 = 98$, étant approximativement le triple du poids atomique du soufre, $S = 32$.

Variations à l'état morbide. — Cette question a été peu étudiée. Cependant comme l'urée et les sulfates varient généralement dans le même sens, il est probable que les cas pathologiques où les sulfates augmentent dans les urines doivent être ceux où l'on constate une augmentation de l'urée (1). Il est donc probable que la proportion des sulfates augmente dans les *affections fébriles*, telles que le *rhumatisme articulaire aigu*, la *pneumonie*, dans les accès des *fièvres intermittentes*, etc. — J'ajouterai que Beale aurait constaté un grand excès de sulfates chez un sujet affecté d'eczéma.

Si l'on trouvait une augmentation des sels de ce genre dans une urine, il faudrait d'abord s'enquérir du genre d'alimentation du sujet qui l'a fournie. En effet, la proportion des sulfates peut varier du simple au double et même au triple, suivant que le sujet a pris des substances alimentaires pauvres ou riches en soufre. Parmi celles qui sont riches en soufre, se trouvent les œufs (albumine), le laitage (caséine), la chair musculaire (fibrine).

RECHERCHES ET DOSAGE DES SULFATES.

Si les urines contiennent de l'albumine, on les débarrasse

(1) Suivant Bence Jones et Parkes, les sulfates augmenteraient dans la fièvre rhumatismale. Mais on ne peut rien conclure des chiffres cités par Beale d'après les analyses de ces médecins. Ainsi Bence Jones n'aurait retiré que 76 centigrammes de sulfate de baryte des urines dans la fièvre rhumatismale; Parkes y aurait trouvé une quantité de sulfate correspondant à 3gr,4 d'acide sulfurique, ce qui n'est pas extraordinaire, et 35 centigr. de soufre (?) non oxydé.

de ce principe en les filtrant, soit après les avoir préalablement chauffées, soit après les avoir traitées par l'acide nitrique. Cela fait, ou bien immédiatement lorsqu'elles ne contiennent pas d'albumine, on y verse une solution de chlorure de baryum en léger excès, puis on porte à l'ébullition et on laisse reposer. On décante, après quelques minutes de repos, l'urine qui surnage le précipité. On fait bouillir de nouveau après addition d'eau régale. On ajoute ensuite de l'eau distillée, on porte de nouveau à l'ébullition et l'on décante lorsque le sulfate de baryte s'est déposé. Après un second et un troisième lavage à l'eau distillée bouillante, il reste du sulfate de baryte d'une grande blancheur, que l'on jette sur un filtre et que l'on pèse après l'avoir desséché à une température un peu supérieure à 100 degrés. A 1 de sulfate de baryte sec, $BaSO^4$, correspondent 0gr,4206 d'acide sulfurique et 0gr,1373 de soufre.

VI. — FER.

Origine. — On sait que le fer se trouve non-seulement en masses minéralogiques compactes, mais à l'état de diffusion dans la nature. Il suffit de ramasser une poignée de terre quelconque, une poignée de sable, de les traiter convenablement par l'eau régale et de filtrer les liqueurs, pour qu'on puisse y découvrir la présence du fer, soit à l'aide du ferrocyanure, soit à l'aide du sulfocyanure de potassium. On obtient alors un précipité bleu (bleu de Prusse), où une coloration rouge sang intense.

On comprend dès lors qu'un métal qui est si diffus dans la nature inerte se retrouve dans la nature vivante, dans les végétaux et dans les animaux. En effet, les cendres des végétaux, celles des tissus animaux et du résidu des divers liquides de l'organisme en contiennent. On l'a trouvé, par exemple, dans la chair musculaire, dans l'albumine de l'œuf, le lait, la bile, les pigments, les tissus phanérogènes, tels que les cheveux, les poils, les cellules épidermiques, etc. Suivant Berzelius et Lehmann, le fer existe à l'état de chlorure dans le suc gastrique.

Le liquide organique le plus riche en fer est le sang qui en renferme 0,55 pour 1000 (Nasse); 0,521 pour 1000 (Pelouze). Il se trouve dans l'hémoglobine dont il forme l'un des matériaux constitutifs. C'est pourquoi, lorsque le sang a perdu un certain nombre de ses globules rouges, il est indispensable qu'il puise peu à peu dans les aliments, ou rapidement dans une préparation ferrugineuse telle que le protochlorure de fer qui est si facilement absorbable, le métal nécessaire à la reconstruction de l'édifice globulaire.

Élimination du fer. — Les globules rouges sont sans cesse en voie de destruction et de régénération. On pourrait croire que le fer qui provient de la destruction de ces globules servît, dans le sang, à reconstruire de nouveaux globules. Il ne semble pas que les choses se passent de cette manière. La bile est, après le sang, le liquide le plus riche en fer; ce même liquide renferme des matières colorantes qui proviennent de l'hémoglobine; il est donc rationnel d'admettre que le fer de la bile reconnaisse la même origine. Toujours est-il que la bile est relativement riche en fer, ce qui nous rend compte également de la richesse relative des cendres des fèces en ce métal, lors même qu'on ne prend aucun médicament ferrugineux. Enfin, le fer s'élimine en petite quantité par les reins.

VARIATIONS DU FER DANS LES URINES A L'ÉTAT PHYSIOLOGIQUE ET A L'ÉTAT PATHOLOGIQUE.

Quantité normale et variations à l'état physiologique. — Les urines contiennent normalement un peu de fer qui s'y trouve à un état indéterminé, peut-être à l'état de chlorure ou de phosphate acide. La quantité en est très-faible; elle est, d'après mes recherches, de 2 à 3 milligrammes par jour chez l'homme (1).

Cette quantité augmente très-peu après l'administration des ferrugineux, même après l'ingestion du protochlorure de fer dont l'absorption est si rapide. J'insiste sur cette donnée que

(1) Les fèces en contiennent beaucoup plus. J'en ai trouvé chez le chien 1 centigr. à 1^{cent},5 par jour. D'après Wohl, il y en aurait 0^{cent},8.

j'ai mise naguère en lumière à l'aide d'expériences variées dans lesquelles le protochlorure de fer a été ingéré par l'homme et par les animaux, ou injecté dans le sang chez ces derniers (1). Après avoir porté, dans l'estomac, chez des chiens à jeun ou ayant pris des aliments (2), 20 à 25 centigrammes de protochlorure de fer, je trouvai le jour même, ainsi que le lendemain et le surlendemain, très-peu de fer dans les urines. Cependant le sel ferreux avait été absorbé. En effet, chez d'autres animaux que j'ai sacrifiés trois heures après l'ingestion du sel en question, je n'ai trouvé dans leur estomac que la vingtième partie de ce sel. Le tube intestinal n'en contenait qu'une fraction qui, ajoutée à la première, représentait seulement le tiers ou la moitié de ce qui avait été ingéré. Après avoir injecté dans le sang, chez d'autres chiens, 39 et même 50 centigrammes de protochlorure de fer (supposé anhydre) dissous dans 40 grammes d'eau, je n'ai retrouvé le lendemain dans les urines de ces animaux, que très-peu de fer, 2 à 4 milligrammes pour 40 à 50 grammes d'urine. Enfin, j'ai fait prendre à une femme, en une fois, jusqu'à 50 centigrammes de protochlorure de fer dissous dans 60 grammes d'eau additionnés de 40 grammes d'alcool. Les urines, qui furent recueillies en totalité le premier jour (1225 grammes), et le lendemain (1075 grammes), ne donnèrent à l'analyse, le premier jour, que 1 à 2 centigrammes de fer, le second jour, à peu près la même quantité, c'est-à-dire le quatruple et le quintuple de ce qu'on y trouve habituellement, ce qui constitue toujours une faible quantité de ce métal.

Il résulte de ces données, qu'après l'ingestion de préparations insolubles telles que le sesquioxyde de fer, le carbonate de fer, le fer réduit, on ne pourra jamais trouver dans l'urine que des

(1) Rabuteau, *Recherches sur divers sels du genre chlorure* (*Union médicale*, 1871, n° 90, p. 628, et 1872, n° 38, p. 445).

(2) Le protochlorure de fer et divers autres sels ferreux ne sont pas précipités par le suc gastrique, ni même par les aliments au milieu desquels ils ne sont que dilués, contrairement à des assertions erronées de Quevenne, admises sans discussion par certaines personnes. On a cru que le tannin précipitait les sels ferreux, ce qui est complétement inexact. Le tannin ne précipite que les sels ferriques.

quantités de fer encore plus faibles que les précédentes, puisque ces composés insolubles ne peuvent fournir du fer au sang qu'après s'être transformés plus ou moins bien en protochlorure de fer, au contact de l'acide chlorhydrique du suc gastrique.

Cette faible élimination du fer par les urines, l'élimination plus considérable de ce métal par les voies biliaires et, par conséquent, par le tube digestif, ne sont que des cas particuliers de données bien connues. On savait déjà, d'après les recherches d'Orfila, de Danger et Flandin, que divers toxiques métalliques, tels que le plomb, le cuivre, etc., se retrouvaient difficilement dans l'urine, facilement au contraire dans le foie et dans la bile. Plus tard, il m'a été donné de généraliser ces notions premières à la suite de mes recherches sur les effets de plusieurs composés métalliques.

Après avoir introduit dans le tube digestif chez divers animaux ou injecté dans leurs veines des sels de métaux divers : cuivre, cadmium, uranium, cobalt, etc., j'ai trouvé très-peu de ces métaux dans leurs urines lors même qu'il s'était produit de l'albuminurie sous leur influence. Il n'y a que les métaux alcalins, puis les métaux alcalino-terreux, ainsi que quelques métaux terreux, tels que le magnésium, qui fassent exception : les sels de ces métaux, surtout les premiers, passent facilement dans les urines, tantôt en nature, tantôt après avoir changé de genre, comme les sulfites qui se transforment en sulfates, les iodates en iodures.

Variations à l'état morbide. — Il est probable que, dans le scorbut et dans tous les états morbides où il y a une déglobulisation plus ou moins rapide, le fer passe dans les urines en plus grande quantité qu'à l'état normal. Toutefois, aucune recherche que je sache n'a été faite à ce sujet.

Il arrive parfois que la matière colorante des globules se dissolve dans le sang, et passe plus ou moins altérée dans les urines. C'est ce que l'on a observé, par exemple, dans l'empoisonnement par l'hydrogène arsénié. Dans ce cas, l'analyse chimique accuse une augmentation notable du fer dans les urines qui sont colorées en rouge brun. Les globules sont détruits, mais l'analyse spectrale montre les raies ou bandes d'absorption de l'hématine acide. Enfin, dans les cas d'hématurie, l'analyse microscopique des urines indique la présence de globules intacts, ou plus ou moins altérés, mais toujours facilement reconnaissables. On obtient alors le spectre de l'hémoglobine. Je traiterai de cette question intéressante dans l'étude des éléments organisés qui peuvent se trouver anormalement dans les urines.

RECHERCHE ET DOSAGE DU FER DANS LES URINES.

Le procédé le plus commode pour rechercher ce métal consiste à évaporer une assez grande quantité d'urines, 500 grammes au moins, et même toutes les urines de la journée s'il est possible, puis à incinérer le résidu. Le fer se trouve dans les cendres à l'état de sesquioxyde. Mais ce résidu peut contenir du sulfure de sodium provenant du sulfate de soude qui s'est désoxydé sous l'influence du charbon des matières organiques. Pour transformer en sulfate ce sulfure qui gênerait ultérieurement, je chauffe longtemps au rouge et au contact de l'air, ou mieux, j'ajoute en même temps un peu de chlorate de potasse. On traite alors le résidu par l'acide chlorhydrique, et l'on obtient une liqueur limpide dans laquelle le ferrocyanure et le sulfocyanure de potassium indiquent la présence d'un persel de fer qui est ici le perchlorure.

Dosage du fer. — Le procédé le plus avantageux est celui de Margueritte. Il est fondé sur ce principe que *lorsqu'on verse une solution de permanganate de potasse dans un sel ferreux, la coloration violette du permanganate disparaît tant que le sel ferreux n'est pas ramené à l'état de sel ferrique.* Jusqu'à ce moment, le permanganate est totalement transformé en manganate vert; puis, aussitôt que la transformation du sel ferreux en sel ferrique est complète, le permanganate surajouté conserve sa coloration.

Pour faire l'application de ce procédé, on prépare d'abord une liqueur de permanganate titrée, c'est-à-dire telle qu'un centimètre cube de cette liqueur soit décoloré exactement par 1/5e de milligramme de fer existant à l'état de sel ferreux. On dissout, dans l'acide chlorhydrique, 20 centigrammes de fer pur, de fil de clavecin par exemple, et l'on ajoute de l'eau à la solution de manière qu'elle forme 1 litre. Chaque centimètre de cette solution contient alors 1/5e de milligramme de fer.

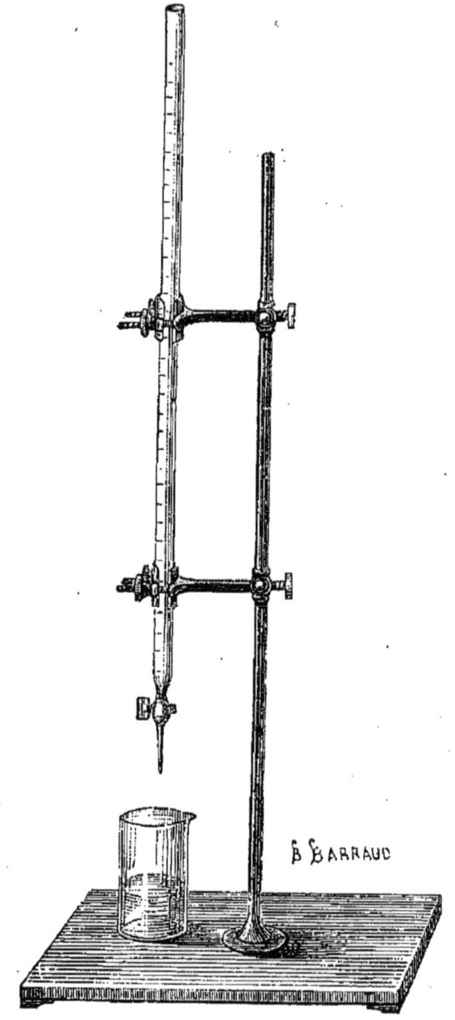

Fig. 7. — Burette de Mohr.

On fait, d'autre part, une solution étendue de permanganate de potasse, puis on cherche quelle est la quantité de cette solution qui est décolorée, je suppose, par 50 centimètres cubes de la solution de fer, c'est-à-dire par 5 milligrammes de fer. Il a fallu, par exemple, 35 centimètres de la solution de permanganate; on prend 35 volumes de cette solution, et l'on y ajoute de l'eau pure de manière à obtenir 50 volumes. On a ainsi une liqueur titrée, dont 1 centimètre cube est décolorée par 1/5e de milligramme de fer à l'état de sel ferreux.

Dès lors, il est facile de déterminer exactement le poids du fer contenu dans le résidu urinaire calciné avec les précautions indiquées. On traite ce résidu par l'acide chlorhydrique; on filtre et lave avec soin. La solution obtenue contient du perchlorure de fer, qu'il faut ramener à l'état de protochlorure. Pour cela, on ajoute du zinc, et encore un peu d'acide chlorhydrique s'il est nécessaire; l'hydrogène naissant ramène le perchlorure à l'état de protochlorure. Il n'y a plus qu'à opérer le dosage en se servant de la burette de Mohr (fig. 7), contenant la solution titrée de permanganate. On fait tomber goutte à goutte le permanganate dans la solution de chlorure ferreux qu'on a versée dans un vase à précipité. On agite sans cesse avec une baguette de verre, pendant que l'on fait tomber la solution de permanganate. On cesse lorsqu'une goutte surajoutée n'est plus décolorée. En multipliant par 5 le nombre de centimètres cubes de la solution titrée qui ont été employés, on obtient, en milligrammes, le poids du fer.

VII. — SILICE.

La *silice*, ou *acide silicique*, n'existe qu'en très-faible quantité dans l'urine où la présence en a été signalée, pour la première fois, par Berzelius. Elle provient de l'alimentation végétale, car les plantes contiennent de la silice, ainsi que l'indique l'analyse de leurs cendres. Le chaume des Graminées doit à l'acide silicique sa dureté et sa rigidité; les végétaux de la famille des Équisétacées en contiennent de grandes quantités. Les prêles ébrèchent le rasoir lorsqu'on veut en faire des coupes destinées à l'étude microscopique de ces plantes; les ménagères s'en servent parfois pour nettoyer leurs ustensiles comme d'une substance rugueuse pouvant remplacer, à un certain point, le papier de verre.

On peut se rendre compte de la pénétration de la silice dans les végétaux. En effet, cette substance, qui est réputée insoluble, se dissout néanmoins dans l'eau en faible quantité, ainsi que le prouve la nature siliceuse des geysers de l'Islande. Les alcalis en favorisent d'ailleurs la dissolution. On conçoit donc que cette substance puisse se localiser peu à peu dans les végétaux, et que ceux-ci la fournissent aux animaux. Mais on conçoit également que ces mêmes végétaux étant ingérés, la silice, qu'ils avaient absorbée lentement, ne puisse être absorbée rapidement et en totalité par le tube digestif des animaux et de l'homme qui ingère ces mêmes végétaux. Ainsi s'expliquent, à mon avis, d'une part, la localisation d'une faible quantité de silice dans les tissus, notamment dans le tissu osseux, et le passage journalier d'une quantité excessivement faible de silice dans l'urine; d'autre part, la présence de granulations siliceuses dans le tube intestinal et dans les fèces. Ces granulations constituent ce que Laboulbène a décrit, dans ces derniers temps, sous le nom de *sable intestinal.*

Les urines d'un jour contiennent 3 centigr. de silice.

Recherche et dosage de la silice. — On évapore à siccité une grande quantité d'urine, celle d'un jour, ou plutôt celle de deux ou trois jours. On incinère le résidu dans une capsule de platine, avec un peu de carbonate de soude pur, et l'on maintient en fusion pendant quelque temps. La silice passe à l'état de silicate basique de soude, ou verre soluble. On traite par l'eau additionnée d'acide chlorhydrique : la silice se précipite à l'état pur. On recueille sur un filtre, on lave à l'eau distillée, puis on dessèche et l'on pèse.

VIII. — AZOTATES.

Suivant Schœnbein, les urines contiendraient toutes, à l'état normal, une petite quantité d'*azotates*. Ces composés ne se formeraient pas de toute pièce dans l'organisme pour s'éliminer ensuite par les reins, mais ils proviendraient de l'alimentation. En effet, les eaux de pluies, surtout celles des pluies d'orage, et la plupart des eaux potables, en contiennent des traces. Les plantes en renferment également. Parmi celles qui en contiennent le plus, on cite les Urticées (pariétaire), les Borraginées (bourrache), les Solanées (tabac), les Composées (hélianthe). Le tabac ne brûle si facilement que parce qu'il contient du nitre. D'ailleurs, d'après des recherches de Chatin (1), les azotates sont beaucoup plus répandus dans les végétaux qu'on ne

(1) Ad. Chatin, *Sur la présence générale du nitrate de potasse dans les plantes* (*Comptes rendus de la Société de biologie*, 1874, p. 101).

le croyait naguère. Le nitre se rencontre dans toutes les plantes dites *rurales*, qu'on rencontre dans les villages et, par conséquent, dans les plantes potagères. On conçoit donc qu'après l'ingestion de diverses plantes alimentaires telles que les épinards, la salade, les urines contiennent de faibles quantités d'azotates.

Je me suis assuré que les azotites, ou nitrites de potasse et de soude, introduits dans l'organisme, s'y transforment totalement ou partiellement en azotates, suivant les doses ingérées (1). Mais un processus complétement opposé se passe dans les urines qui contiennent des azotates, et qu'on *abandonne à elles-mêmes*. Sous l'influence de la putréfaction, les azotates subissent une réduction, c'est-à-dire qu'ils sont ramenés à l'état d'azotites.

Signification. — Les azotates ne se formant point de toute pièce dans l'organisme, la présence de ces sels dans l'urine indique simplement qu'ils ont été ingérés. Les azotates de potasse et de soude passent en nature dans les urines. L'azotate d'argent, ingéré se décompose en donnant du chlorure d'argent très-peu absorbable, et de l'azotate de soude facilement absorbable et éliminable par les urines. On peut retrouver un peu d'azotate (de soude ?) dans l'urine, après l'ingestion du sous-nitrate de bismuth.

Recherche des azotates et des azotites. — Pour s'assurer de la présence des azotates dans l'urine *fraîche*, Schœnbein conseille d'ajouter à ce liquide un peu de potasse, de faire évaporer l'urine ainsi alcalinisée, et de traiter le résidu par l'acide sulfurique. Sous l'influence de cet acide et des azotates, s'il en existe dans l'urine, il se dégage des vapeurs nitreuses qui colorent en bleu un papier chargé d'empois et d'iodure de potassium.

Si les urines n'étaient pas fraîches, les azotates se seraient transformés en azotites dont on connaîtrait la présence en ajoutant aux urines un peu d'eau d'amidon et d'iodure de potassium, puis y versant quelques gouttes d'eau faiblement acidulée par l'acide sulfurique. Dans les recherches auxquelles je me suis livré à ce sujet (*Gaz. hebd.*; *loc. cit.*), j'ai reconnu qu'on pouvait déceler ainsi, dans une urine normale, la présence de 1/25 000 d'azotite de potasse ou de soude. Dans l'eau pure, on peut, d'après Fresenius, déceler la présence de 1/100 000 d'azotate de potasse.

(1) Rabuteau, *Recherches sur les propriétés et le mode d'élimination des azotites de sodium et de potassium* (*Gaz. hebd. de méd. et de chir.*, 25 février 1870, p. 116).

IX. — SUBSTANCES DIVERSES.

Quelques auteurs admettent, dans les urines normales, l'existence de divers composés *ammoniacaux*, par exemple celle du phosphate et du lactate d'ammoniaque, du chlorure d'ammonium (1). Cette opinion n'est plus soutenable. Je la discuterai d'ailleurs lorsque je traiterai des sels ammoniacaux qui existent anomalement dans les urines.

On admet également que les urines contiennent du *bioxyde d'hydrogène* ou *peroxyde d'hydrogène*, ou *eau oxygénée*.

Bioxyde d'hydrogène. — Ce liquide, H^2O^2, qui a été découvert par Thenard en 1818, se forme dans diverses circonstances où il y a production d'oxygène naissant ; par exemple, en traitant le bioxyde de baryum par l'acide chlorhydrique.

L'eau oxygénée est très-instable. Elle est décomposée rapidement par la fibrine (Würtz) ; toutefois, elle se conserverait longtemps au contact de l'albumine en solution aqueuse (Schœnbein). Les globules sanguins la détruisent rapidement ; par conséquent, si elle prend naissance dans le sang, l'existence ne peut qu'en être temporaire, attendu qu'elle doit s'y détruire aussitôt après sa formation.

Cependant Schœnbein admet que le bioxyde d'hydrogène existe en petite quantité dans l'urine normale.

Pour reconnaître la présence du bioxyde d'hydrogène dans l'urine, on se fonde spécialement sur la réaction suivante : La dissolution sulfurique d'indigo est très-lentement décolorée par l'eau oxygénée ; mais, si l'on ajoute au mélange quelques gouttes d'une solution étendue de sulfate ferreux, la décoloration se produit aussitôt.

Cela posé, on verse, dans 100 à 200 centim. cubes d'une urine récemment émise, quelques gouttes d'une solution d'indigo, jusqu'à ce que l'urine offre une coloration verte qui est complémentaire du bleu et de la couleur jaune normale de l'urine, puis on y ajoute un peu de la solution de sulfate ferreux. L'urine, si elle contenait de l'eau oxygénée, prendrait alors une coloration vert clair, ou jaune brunâtre due à la décoloration de l'indigo.

(1) Dans le tableau qu'il a donné, en 1810, de la composition des urines, Berzelius a cité non-seulement le phosphate et le lactate d'ammoniaque, mais l'acide lactique libre. On sait aujourd'hui que ces substances n'existent pas dans les urines normales.

SUBSTANCES ORGANIQUES EXISTANT NORMALEMENT DANS LES URINES

Ces substances ont été énumérées (p. 31). J'en traiterai suivant l'ordre indiqué.

I. — URÉE (CH^4Az^2O).

Cette substance a été découverte dans l'urine, en 1772, par Rouelle le Jeune, et a été obtenue à l'état pur, en 1799, par Fourcroy et Vauquelin.

Propriétés. — L'urée se présente sous l'aspect d'une substance blanche ou incolore, cristallisant en prismes allongés à

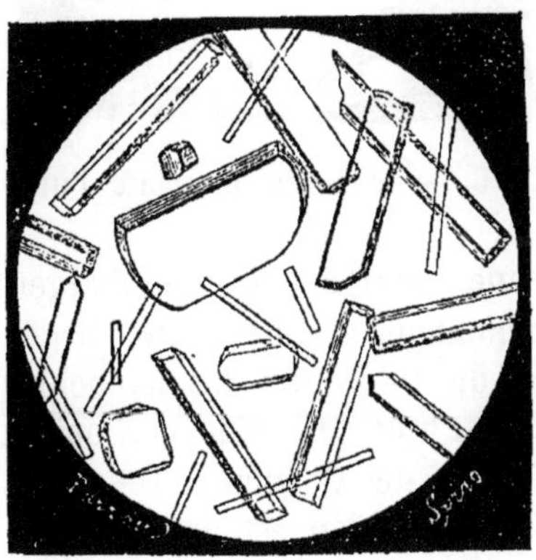

Fig. 8. — Cristaux d'urée.

base rhomboïdale (fig. 8). Elle possède une saveur fraîche comme celle du nitre. Elle est très-soluble dans l'eau, facilement soluble dans l'alcool, très-peu soluble dans l'éther.

L'urée est une base qui donne, avec la plupart des acides, des sels parfaitement définis et cristallisables.

Les principaux sels d'urée sont : 1° l'*azotate*, qui cristallise en tables hexagonales (parfois rhomboïdales) entassées les unes sur les autres (fig. 9) : ce composé est moins soluble que l'urée dans l'eau, surtout dans celle qui est chargée d'acide nitrique; 2° l'*oxalate*, qui cristallise en lamelles ou en prismes à quatre pans et qui est facilement soluble dans l'eau; 3° le *chlorhydrate*, qu'on obtient en traitant l'urée par l'acide chlorhydrique gazeux, non par la solution aqueuse de cet acide, car en concentrant l'acide chlorhydrique ordinaire chargé d'urée, on n'obtient jamais de cristaux formés de chlorhydrate de cette base. — Le carbonate d'urée n'existe pas.

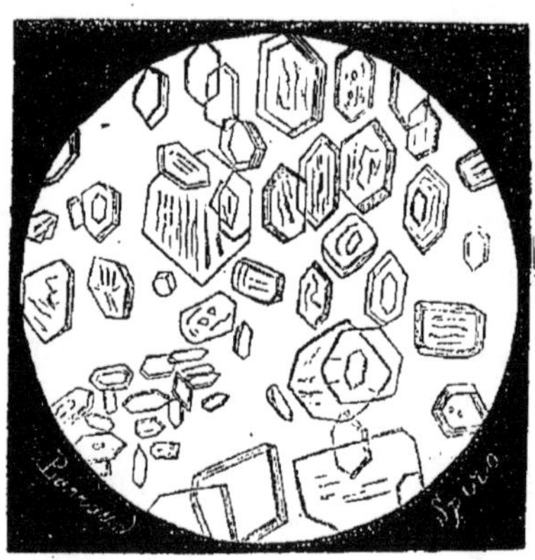

Fig. 9. — Cristaux d'azotate d'urée.

Chauffée avec une solution d'azotate d'argent, l'urée donne de l'azotate d'ammoniaque et du cyanate d'argent insoluble.

Sous l'influence du chlore (ou des hypochlorites), l'urée est décomposée en eau, azote et acide carbonique. Il en est de même sous l'influence des vapeurs nitreuses ou de l'azotite de mercure. Cette décomposition est importante à noter : j'aurai à la rappeler dans l'étude de deux procédés très-usités pour effectuer le dosage de cette substance dans l'eau ou dans l'urine, les procédés de Leconte et de Millon.

L'urée peut être obtenue artificiellement; c'est même la première base organique qui ait été préparée de toutes pièces. Parmi une dizaine de procédés connus à l'aide desquels on peut obtenir l'urée artificielle, qui est identique avec l'urée naturelle, je ne rappellerai que les trois suivants :

1° On traite l'acide cyanique par l'ammoniaque :

$$\underbrace{HCAzO}_{\text{Acide cyanique.}} + AzH^3 = \underbrace{CH^4Az^2O}_{\text{Urée.}}$$

2° On fait agir le gaz ammoniac sur le gaz chloroxycarbonique, ou chlorure de carbonyle, $COCl^2$:

$$2\,AzH^3 + COCl^2 = CH^4Az^2O + 2\,HCl$$

3° On soumet l'acide urique à diverses influences oxydantes : cet acide donne alors de l'urée et de l'alloxane :

$$\underbrace{C^5H^4Az^4O^3}_{\text{Acide urique.}} + H^2O + O = CH^4Az^2O + \underbrace{C^4H^2Az^2O^4}_{\text{Alloxane.}}$$

Le premier mode de préparation est le seul usité pour obtenir l'urée artificielle. Mais au lieu d'unir directement l'acide cyanique à l'ammoniaque, on traite le cyanate de potasse par le sulfate d'ammoniaque. Le dernier mode de formation nous intéresse, parce qu'on l'a invoqué pour expliquer la formation de l'urée dans l'organisme par oxydation de l'acide urique.

VARIATIONS DE L'URÉE A L'ÉTAT PHYSIOLOGIQUE ET A L'ÉTAT PATHOLOGIQUE.

Quantité normale de l'urée. — Un adulte élimine en moyenne, à Paris, 18 à 30 grammes d'urée par jour, d'après les résultats de dosages nombreux que j'ai effectués, et qui s'élèvent aujourd'hui à plus de deux mille. La moyenne de l'urée éliminée par la femme se rapproche plus du nombre 18 que du nombre 25.

Suivant d'autres auteurs, la quantité d'urée éliminée en un jour serait plus forte. Elle serait de 22 à 35 grammes chez l'individu soumis à un régime mixte (Neubauer); de 25 à 40 grammes (Beale). — Méhu admet une moyenne plus faible : 15 à 20 grammes seulement.

Ces divergences tiennent, sans aucun doute, au genre d'alimentation, lequel n'est pas le même dans les divers pays. En Angleterre, l'alimentation est en général plus azotée qu'en France; les chiffres cités par Beale trouvent dès lors leur application. Mais on est obligé de reconnaître également que les divergences peuvent provenir d'erreurs dans le mode de dosage de l'urée. Il est impossible, par exemple, d'admettre, avec O. Franque, qu'un homme en bonne santé, soumis à une alimentation *végétale*, élimine chaque jour 24 à 28 grammes d'urée. Ces quantités sont évidemment exagérées.

En admettant la quantité moyenne de 25 grammes, on trouve qu'un homme pesant 65 kilogrammes élimine par heure 1gr,42 d'urée, et par kilogramme chaque jour, 0 gr,343 de ce même principe.

État naturel de l'urée. — Avant les expériences de Prévost et Dumas, on ne savait pas que l'urée existât toute formée dans l'organisme avant son élimination par les reins; on admettait qu'elle était fabriquée par ceux-ci considérés comme organes glandulaires. On sait aujourd'hui que l'urée ne prend point naissance dans les reins, qu'en un mot, les reins sont des organes simplement éliminateurs de l'urée, non formateurs de ce principe immédiat.

En effet, Prévost et Dumas ayant pratiqué l'ablation des reins chez divers animaux, ont trouvé que l'urée s'accumulait dans le sang. La conclusion de ces expériences était évidente. Cette conclusion si légitime a cependant été mise en doute et même rejetée dans ces dernières années par quelques-uns, notamment par Zalesky. Mais Gréhant (1), ayant repris la question, a démontré, par des expériences nombreuses et précises, que l'urée ne se forme en aucune façon dans les reins qui ne jouent que le rôle de filtre par rapport à ce principe.

L'urée ne se trouve pas seulement dans le sang, mais dans divers tissus et liquides de l'économie. Le sang n'en contient que de faibles quantités, 0,16 pour 1000 (Picard), 0,177 (Marchand); un peu moins, en moyenne, 0,1 pour 1000, d'après quelques analyses que j'ai faites. Le chyle et la lymphe en contiennent davantage, 2 pour 1000 (Wurtz) (2); la salive, 0,36 pour 1000 (Picard); 0,67 à 1 pour 1000 (Rabuteau) (3). J'ai

(1) Gréhant, *Sur l'excrétion de l'urée*, thèse de la Faculté des sciences de Paris, 1870, et *Journ. d'anat. et de physiol.* de Ch. Robin, 1870, p. 318.

(2) Wurtz, *Comptes rendus de l'Académie des sciences*, 1849.

(3) Rabuteau, *Note sur les propriétés physiologiques et l'élimination de l'urée introduite dans l'organisme. — De la présence normale de l'urée dans la salive* (*Comptes rendus de la Soc de biol.*, 1871, p. 180).

trouvé que la quantité d'urée éliminée par la salive s'est élevée à un moment à 1,176 pour 1000, après avoir ingéré 5 grammes de cette substance. L'urée existe en quantité notable dans le liquide péritonéal des poissons plagiostomes (Staedeler, Rabuteau et Papillon). D'après des recherches que j'ai effectuées avec F. Papillon au laboratoire de Concarneau, sur les bords de l'Océan, le liquide péritonéal de ces poissons plagiostomes, tels que les raies, les squales, contient en outre une urée qui paraît être la triméthylurée ; car, sous l'influence des alcalis, cette substance se décompose en donnant de l'ammoniaque et de la triméthylaminè (1). Telle est l'origine de la triméthylamine que l'on retire de la saumure de poissons. Enfin, j'ajouterai que l'urée se trouve non-seulement dans les muscles des plagiostomes, mais dans ceux des mammifères, par conséquent dans ceux de l'homme. Si l'on n'a pas toujours réussi à déceler la présence de l'urée dans ces organes, ou plutôt dans les liquides extra-musculaires, c'est parce qu'elle n'y existe qu'en faible quantité.

Origine de l'urée. — Cette substance provient des matériaux azotés introduits chaque jour dans l'organisme, ou de ceux qui y existent déjà lorsque le sujet est soumis à la diète. Lorsque l'alimentation est fortement azotée, l'urée est excrétée en grande quantité. Ainsi, tel homme qui élimine 25 grammes d'urée par jour lorsqu'il est soumis à un régime mixte, peut éliminer jusqu'à 50 grammes de ce principe lorsqu'il suit un régime animal fortement azoté. Dans ce cas, son urine, additionnée d'acide nitrique, peut laisser déposer d'abondants cristaux de nitrate d'urée, sans qu'il ait été nécessaire de la concentrer préalablement par évaporation. Le régime est-il faiblement

(1) Rabuteau et Papillon, *Comptes rendus de l'Acad. des sciences*, 1873.

La décomposition de la triméthylurée sous l'influence des bases est analogue à celle de l'urée.

$$\underbrace{\left.\begin{matrix}CO\\(CH^3)^2\\(CH^3)H\end{matrix}\right\}Az^2}_{\text{Triméthylurée.}} + 2KHO = K^2CO^3 + \underbrace{\left.\begin{matrix}H\\H\\H\end{matrix}\right\}Az}_{\text{Ammoniaque.}} + \underbrace{\left.\begin{matrix}CH^3\\CH^3\\CH^3\end{matrix}\right\}Az}_{\text{Triméthylamine.}}.$$

azoté, l'urée est éliminée en très-faible quantité, ainsi qu'il arrive chez les herbivores. Enfin, chez ces derniers, lorsqu'ils sont soumis à la diète, l'urée augmente, mais l'augmentation n'en est cependant pas considérable.

L'influence prépondérante de l'alimentation sur la formation, et partant, sur l'élimination de l'urée, est donc un fait acquis. Mais une autre question se présente qui n'a pas été résolue par ceux-là mêmes qui l'avaient soulevée. Cette question est la suivante : L'urée provient-elle spécialement, immédiatement des aliments azotés qui viennent d'être ingérés, ou provient-elle uniquement de la désassimilation des éléments anatomiques azotés ? En d'autres termes : *Est-il nécessaire que les aliments azotés se soient assimilés, qu'ils aient fait partie constituante de l'organisme avant de se transformer en urée ?*

Une expérience que j'ai faite en juin 1869, et que j'ai publiée plus tard (1), m'a permis de résoudre le problème. Dans cette expérience qui a duré plusieurs jours pendant lesquels j'ai suivi un régime très-régulier et identique, j'ai vu l'urée être éliminée constamment en plus grande quantité pendant les heures qui succédaient aux repas, et en moins grande quantité pendant les heures éloignées des repas. Ainsi, en calculant les moyennes, j'ai trouvé, pour l'urée éliminée de midi à cinq heures et demie, le nombre 4gr,29, et pour l'urée éliminée de quatre heures à neuf heures et demie du matin, le nombre 3gr,23 (2). La différence entre ces nombres est de 1gr,06, soit de 24,74 pour 100, en représentant par 100 la quantité d'urée éliminée dans l'après-midi.

La conclusion légitime de ces expériences, c'est que l'urée que nous éliminons chaque jour provient en majeure partie des aliments. C'est à cette conclusion que j'étais arrivé déjà après avoir effectué un grand nombre de dosages de ce principe chez l'homme et chez les animaux, de sorte que je puis aujour-

(1) Rabuteau, *Contribution à l'étude de l'origine et de l'élimination de l'urée* (*Union médicale*, 1873, n° 107, p. 395).

(2) Pendant les cinq heures et demie de la matinée (de quatre à neuf heures et demie), j'étais à l'état de veille et me livrais au même travail que dans l'après-midi. C'était à l'époque de mon concours pour l'agrégation.

d'hui poser en principe, que l'urée provient presque exclusivement des matériaux azotés faisant partie de l'alimentation, lesquels se transforment en urée *sans avoir subi une assimilation préalable*, c'est-à-dire sans avoir fait partie intégrante de l'organisme. D'ailleurs, après l'ingestion d'aliments riches en soufre et phosphore, on voit les sulfates et les phosphates apparaître si rapidement en excès dans les urines, qu'on ne peut admettre que le soufre et le phosphore se soient préalablement assimilés, qu'ils aient fait partie intégrante des tissus avant de s'oxyder. D'un autre côté, nous savons que les urines deviennent rapidement alcalines après l'ingestion, en quantité suffisante, de divers sels à acides organiques, tels que les citrates, les malates, les tartrates de potasse, ou après l'ingestion des fruits et végétaux contenant ces mêmes sels ; or, on ne peut admettre que ces composés, qui se sont oxydés et transformés si rapidement en bicarbonates alcalins, se soient jamais assimilés.

Est-ce à dire cependant que l'urée, qu'on retrouve dans l'urine et dans les autres liquides de l'organisme, ne provienne que des aliments azotés qui se sont brûlés avant de s'être assimilés ? Nullement, car les éléments anatomiques sont sans cesse en voie de rénovation, et l'on sait, d'une manière certaine, que les éléments azotés donnent naissance, en cessant d'être eux-mêmes, à des produits plus stables contenant aussi de l'azote, tels que l'urée, l'acide urique, la créatine et la créatinine. Mais ce que je tiens à mettre en lumière, c'est que les matières alimentaires ne s'assimilent pas nécessairement, comme on l'a cru et comme on le répète encore, avant de se transformer en principes cristalloïdes éliminables par les urines, ainsi qu'en eau et en acide carbonique ; qu'en d'autres termes, les aliments que nous ingérons sont comme le combustible introduit dans une machine à feu : qu'ils brûlent dans notre machine vivante. Il y a néanmoins cette différence que la machine vivante se consume elle-même plus que la première, mais d'une manière lente et en se réparant sans cesse, pourvu que les aliments soient ingérés en quantité suffisante.

L'urée est un produit ultime de combustion, c'est-à-dire qu'elle n'est pas susceptible d'éprouver une oxydation ultérieure dans l'organisme. En effet, celle qui a été ingérée peut être retrouvée intégralement dans les urines où elle s'ajoute à celle qui y existe normalement. C'est ce que j'ai vérifié dans une expérience de dix jours pendant lesquels je suivais un régime identique avec cette seule différence qu'à certains jours, j'ai pris, le matin, 5 grammes d'urée dans un verre d'eau. D'une moyenne de 24 à 25 grammes d'urée éliminée chaque jour, laquantité s'en est élevée à une moyenne nouvelle voisine de 30 grammes, les jours où j'avais pris cette substance (1).

Variations de l'urée dans divers états physiologiques et sous l'influence de diverses substances médicamenteuses. — D'après des recherches que j'ai faites sur une femme de vingt-sept ans, soumise à un régime régulier et identique, j'ai constaté, de la manière la plus précise, que la *menstruation* modifie l'élimination de l'urée (2). Sous l'influence des règles, l'urée peut diminuer de plus de 20 pour 100 dans les urines. La diminution commence à se manifester à chaque époque menstruelle, un ou deux jours avant l'apparition des règles, et cesse quelques jours après. Pendant ce temps, le pouls se ralentit et la température s'abaisse au moins d'un demi-degré. Ces résultats viennent donner l'explication d'un paradoxe encore admis par quelques-uns, que, chez la femme, depuis l'époque de la menstruation jusqu'à la ménopause, l'acide carbonique n'est pas éliminé en plus grande quantité que chez la jeune fille de quinze ou seize ans, tandis que, chez l'homme, on observe le contraire à mesure qu'il avance en âge, jusque vers quarante à cinquante ans. On sait que l'urée et l'acide carbonique varient dans le même sens, que si la première augmente, le second augmente également. Or, la femme adulte, lorsqu'elle n'est pas à l'époque de ses règles, c'est-à-dire environ pendant vingt jours par mois, élimine une quantité d'urée qui est beaucoup plus grande que celle qui est rendue par la jeune fille, et

(1) *Comptes rendus de la Société de biologie*, 1871, p. 180.

(2) Rabuteau, *Note sur l'influence de la menstruation sur la nutrition, le pouls et la température* (*Soc. de biol.*, 1870, p. 75 et 110, et *Gaz. hebd. de méd. et de chir.*, 1870).

qui est à peu près la même que celle qui est produite par un homme de même taille (1). Ainsi, telle femme qui élimine à l'époque de ses règles 14 à 15 grammes d'urée, en élimine 19 à 20 avant ses règles et cinq ou six jours après qu'elles ont cessé. Cette diminution de l'urée et celle de l'acide carbonique sont la conséquence de la perte d'une certaine quantité de globules rouges qui sont les agents vecteurs de l'oxygène, par conséquent les agents directs des oxydations. L'opinion paradoxale précitée n'a été émise que parce qu'on n'avait pas tenu compte de l'état physiologique passager dans lequel les femmes se trouvent à chaque période menstruelle.

J'ai cité précédemment l'influence capitale de l'alimentation sur la quantité de l'urée excrétée chaque jour. Je n'y reviendrai pas. Je rappellerai seulement que, d'après Bischoff et Hoppe-Seyler, une nourriture riche en matières grasses et hydrocarbonées semble diminuer un peu l'urée. Mais cette diminution ne tiendrait-elle pas uniquement à la modification du régime qui ne peut être à la fois très-riche en substances dépourvues d'azote et en substances azotées?

Le travail musculaire augmente l'excrétion de l'urée (Hammond, Byasson, Ritter); le travail intellectuel l'augmenterait également (Hugo Schiff, Byasson).

Les bains froids augmenteraient l'urée (Lehmann).

Les substances médicamenteuses qui modifient l'élimination de l'urée sont divisées en deux groupes : celles qui l'augmentent et celles qui la diminuent. Je mettrai, sous forme de tableau, ces deux groupes, en renvoyant, pour les détails, à mes *Éléments de thérapeutique* où sont indiqués la plupart des travaux originaux relatifs à cette question.

(1) Les quantités moyennes d'urée éliminée par un homme et par une femme ayant à peu près le même poids (60 kilog.) et soumis au même genre d'alimentation, ont été trouvées approximativement les mêmes à la suite de plusieurs dosages.

Substances qui augmentent l'urée.	*Substances qui diminuent l'urée.*
Ferrugineux (Ponrowki).	Alcooliques (Böcker, Rabuteau).
Hypophosphite de soude (Rabuteau).	Café (Böcker, Eustratiadès).
Chlorure de sodium (Rabuteau).	Caféine (Eustratiadès).
Chlorure de potassium (id.).	Thé (Rabuteau).
Chlorure d'ammonium (id.).	Iodures de potassium et de sodium (Rabuteau).
Coca (Gazeau).	Bromure de potassium (Rabuteau).
Oxygène (1).	Arsenicaux (Schmidt et Brettschneider, Rabuteau, Lolliot).
	Chlorate de potasse (Fouilhoux).
	Azotates de potasse et de soude (Jovitzu, Demètre).
	Carbonates alcalins (Rabuteau et Boghoss Constant).
	Sels de potassium et de sodium à acides organiques (ces sels, tels que les tartrates, les citrates, etc., se transforment en carbonates alcalins dans l'organisme).
	Mercure (Bouchard).
	Valériane (Bouchard).
	Digitale et digitaline (Mégevand).
	Sulfate de quinine (Ranke).

Les médicaments du premier groupe sont ceux qui sont désignés par l'expression d'Excitateurs de la nutrition; ceux du second groupe agissent comme Modérateurs de la nutrition.

Les Amers, du moins ceux qui ont été étudiés au point de vue qui nous occupe, savoir : la gentiane, le colombo, le quassia, le simarouba (Turabian, de Césarée, Turquie d'Asie), l'angusture vraie (Rabuteau), ne modifient pas l'excrétion de l'urée. Toutefois l'angusture vraie, qui est un Amer aromatique, semblerait avoir qualité pour diminuer l'urée, peut-être à cause de l'essence qu'elle contient.

J'ai signalé (p. 5) l'erreur de ceux qui prétendent que

(1) Siger a vu, chez une leucocythémique, l'urée s'élever de 19 grammes à 23 grammes, sous l'influence de 25 litres d'oxygène pur inhalé chaque jour (*Arch. of scientific and practical medicine*. New-York, 1873).

l'eau possède la propriété d'augmenter l'urée. Sans doute, si l'urination est supprimée pour une cause quelconque, dans le choléra par exemple, l'urée s'accumule dans le sang, et le peu d'urine qui est rendue en renferme une faible proportion relativement à celle qui s'éliminerait pendant le même temps dans les conditions normales de l'urination. Mais, je le répète, l'eau n'a pas la propriété de favoriser la production de l'urée, elle n'a pas, en un mot, la propriété d'activer la nutrition. Tel sujet qui suit un régime identique quant aux aliments solides, et prend la même quantité de vin avec ou sans beaucoup d'eau, n'élimine ni plus ni moins d'urée lorsqu'il rend, en un jour, 700 à 800 grammes, ou 1500 à 1600 grammes d'urine.

Variations à l'état pathologique. — Avant d'indiquer les états morbides dans lesquels on a signalé soit une augmentation, soit une diminution de l'urée, j'appellerai l'attention sur une condition capitale dont l'importance est souvent méconnue. Je veux parler de l'alimentation. On a fait des dosages de l'urée sans tenir aucun compte, le plus souvent, du régime du malade, sans mentionner s'il était à la diète ou s'il prenait des aliments. J'ai déjà signalé ce défaut de logique au sujet de l'élimination du chlorure de sodium dans divers états morbides, car on a parfois dosé ce sel sans s'inquiéter si le malade avait pris des aliments salés, même un simple bouillon qui renferme toujours une quantité relativement considérable de chlorure de sodium. Aussi les résultats obtenus par cette méthode sont-ils frappés d'incertitude. Je ne m'occuperai donc, au point de vue des variations de l'urée dans divers états morbides, que des résultats évidents, de ceux que l'on peut considérer comme acquis à la science.

Les états morbides dans lesquels l'urée augmente sont : les *affections fébriles* (1), c'est-à-dire les *fièvres* proprement dites, et les *états inflammatoires : fièvres intermittentes, fièvre ty-*

(1) Ossian Henry est l'un des premiers qui aient signalé une augmentation de l'urée dans les maladies fébriles (*Arch. gén. de méd.*, 1829, t. XX, p. 165).

phoïde, fièvre synoque, fièvres éruptives; pneumonie, pleurésie, méningite, rhumatisme articulaire aigu, embarras gastrique fébrile, phthisie (seulement lorsqu'elle s'accompagne d'accès fébriles).

Fièvres intermittentes. — L'urée augmente considérablement dans les accès de ces fièvres. Ringer et, plus tard, Chalvet ont signalé ce fait important et remarquable, que l'urée augmente dans les urines *dès le début du premier stade*, le stade de frisson, avant que le thermomètre indique une élévation de la température. Les combustions sont donc plus actives dès que les accès commencent; la machine animale se chauffe peu à peu. Dans les stades de chaleur et de sueur, l'urée continue d'être éliminée en excès. Plus tard, elle diminue pour augmenter à un accès suivant.

Fièvre typhoïde, fièvre synoque et fièvre éphémère. — D'après les observations de Sigmund (1), l'urée augmente dès le début de la fièvre typhoïde. Suivant Vogel, la marche de l'excrétion de l'urée est la suivante : Depuis le commencement jusqu'à ce que la fièvre ait atteint son summum, malgré la diète et la diminution de l'urine, la quantité de l'urée subit généralement une augmentation qui est parfois considérable. L'excès de l'urée coïncide surtout avec l'affaiblissement des muscles de la vie de relation. Hayem (2) a reconnu d'ailleurs que les muscles s'altèrent dans la fièvre continue. Plus tard, avec la rémission de la fièvre, et pendant que le malade ne prend que très-peu d'aliments, la quantité de l'urée descend au-dessous de la normale, pour y revenir graduellement pendant la convalescence.

Durante (3) a observé une augmentation de l'urée dans la *fièvre synoque* ou *inflammatoire*, c'est-à-dire dans cette fièvre qui dure une huitaine de jours et se termine à peu près sans convalescence.

L'urée augmente également dans la *fièvre éphémère* (Chalvet,

(1) *Archiv für physiolog. und pathol. Chemie und Microscopie.* Vienne, 1852.

(2) *Comptes rendus de la Soc. de biologie*, 1874.

(3) Thèse de Paris, 1862.

Rabuteau), c'est-à-dire pendant ce mouvement fébrile plus ou moins intense, qui arrive sous l'influence de causes diverses, telles que la fatigue, les émotions, les changements de température, etc., et qui se termine spontanément en vingt-quatre heures. Il m'est arrivé parfois, dans le cours de certaines expériences sur la nutrition, de rencontrer de ces variations inopinées qui venaient jeter une discordance passagère dans les résultats physiologiques relatifs aux quantités de l'urée éliminée. — Durante, que j'ai déjà cité, a remarqué une augmentation de l'urée dans l'*embarras gastrique fébrile* et dans la *courbature fébrile*.

Fièvres éruptives. — Les changements apportés par ces affections dans l'excrétion urinaire ont été peu étudiés. Andral aurait trouvé un excès d'urée (30 pour 1000) dans un cas d'*urticaire* grave avec fièvre intense; Chalvet, 18gr,24 dans 380 grammes d'urine le jour d'une éruption. Durante a observé une augmentation de cette substance dans la *varioloïde* et dans l'*érysipèle* de la face.

Affections inflammatoires. — L'urée augmente dans la *pneumonie*, la *pleurésie*, la *méningite*, le *rhumatisme articulaire aigu* (Sigmund); dans la *pleuro-pneumonie*, la *broncho-pneumonie*, la *bronchite généralisée* (Durante), la *congestion hépatique* (Fouilhoux); en un mot, on a constaté l'augmentation de ce principe dans tous les états inflammatoires où l'on a fait des recherches à ce sujet. Vôgel assigne aux variations de l'urée, dans la pneumonie, la même marche que celle qu'il a indiquée dans la fièvre typhoïde. Dans ces deux maladies, le chiffre de l'urée se serait élevé jusqu'à 50, 60 et même 80 grammes en vingt-quatre heures. Fouilhoux (1) a vu le chiffre de l'urée s'élever, dans la congestion hépatique, jusqu'à 54 grammes par jour. Les urines étaient abondantes, faiblement acides, et avaient une coloration ictérique foncée.

Affections diverses. — L'urée augmente dans l'*ictère*. Bouchardat aurait trouvé, dans deux cas d'ictère intense de cause morale, le troisième et le quatrième jour, jusqu'à 59 grammes et 133 grammes! de cette substance. On ne constate pas d'aug-

(1) *Essai sur les variations de l'urée*, thèse de Paris, 1874.

mentation, en général, dans l'ictère apyrétique ou peu intense.

Lorsque je traiterai de la *glycosurie* ou *diabète sucré*, j'insisterai sur les variations de l'urée dans cette maladie. On verra que l'urée augmente souvent d'une manière considérable, qu'il en est de même d'autres matériaux azotés, de sorte que l'azoturie qui en résulte constitue l'une des complications les plus graves de la glycosurie.

Les maladies dans lesquelles l'urée diminue sont : 1° celles qui sont liées à un trouble de l'hématose, telles que l'*emphysème pulmonaire*, les *affections cardiaques*, l'*anémie;* 2° les *cachexies*, telles que la *phthisie torpide*, le *scorbut*, la *maladie d'Addison*, etc.; 3° le *choléra;* 4° l'*urémie.*

1° Dans un cas d'*emphysème pulmonaire* accompagné d'œdème et d'accidents urémiques, Vogel n'a trouvé que 10 à 12 grammes d'urée. Les diurétiques en firent monter la quantité à 25 grammes, chiffre dans lequel se trouvait l'urée que renfermaient les liquides produisant l'œdème qui diminua. Plus tard, avec l'aggravation du mal, l'urée descendit de nouveau à 12 grammes. — Dans les *affections cardiaques* où l'hématose est défectueuse par suite du trouble apporté dans la circulation, l'urée est généralement diminuée; mais les variations en sont très-irrégulières. Ainsi Andral a trouvé, à peu d'intervalle, chez un même sujet atteint d'affection cardiaque, des chiffres très-différents, tels que ceux de 22 grammes et de 4 à 5 grammes d'urée par jour. Ces variations extraordinaires dépendaient évidemment de variations, en sens inverse, dans l'accomplissement soit à peu près régulier, soit très-irrégulier de l'hématose. Une autre cause qui fait varier, dans ce cas, l'élimination de l'urée, c'est l'hydropisie liée aux troubles de la circulation. Il y a accumulation de l'urée dans les liquides de l'hydropisie, lesquels proviennent du plasma; or, lorsque ces liquides, par une cause quelconque, sont résorbés et s'éliminent par les reins, l'urée est nécessairement éliminée en plus grande quantité. Ce sont ces faits qui ont pu contribuer à faire croire que les diurétiques produisaient une augmentation de l'urée; que l'eau, par exemple, avait qualité pour provoquer cette augmentation, ce qui a été réfuté précédemment.

D'ailleurs, l'alcool, qui est un puissant diurétique, ne détermine en aucune façon une production plus grande de l'urée. — Dans l'*anémie*, où les globules, agents vecteurs de l'oxygène, ont disparu en plus ou moins grande quantité, l'urée diminue d'une manière considérable. Becquerel en a vu le chiffre en descendre à la moitié et même au quart de la quantité ordinaire. Une observation intéressante recueillie par Fouilhoux, dans le service de Cadet de Gassicourt à l'hôpital Saint-Antoine, montre bien l'influence en question. Il s'agissait d'une femme de quarante ans devenue profondément anémique à la suite d'hémorrhagies utérines consécutives à une fausse couche. Les tissus étaient extrêmement pâles, le pouls faible et rapide, le bruit de souffle très-considérable au cœur et dans les vaisseaux. L'analyse des urines, bien que commencée à une époque éloignée de cinq à six jours de la cessation de l'hémorrhagie, n'indiqua que 7gr,20 d'urée par jour. Par suite du traitement, la malade se rétablit peu à peu, de sorte que, le quatorzième jour, elle éliminait 17gr,4 d'urée.

2° Dans la *phthisie torpide*, l'urée éliminée chaque jour diminue; la nutrition s'effectue mal, et, d'ailleurs, les aliments sont souvent rejetés. Mais lorsqu'il survient des accès fébriles, l'urée augmente.

On sait que le *scorbut* consiste spécialement en une déminéralisation de l'organisme et une détérioration des éléments musculaires qui peuvent devenir graisseux (Leven et Chalvet) (1). Or, il est remarquable qu'à l'inverse des matériaux inorganiques, tels que les phosphates qui s'éliminent en plus grande quantité, l'urée diminue. Dans un cas où la température était cependant assez élevée, l'urée éliminée en un jour ne s'éleva qu'à 9gr,60. Ce résultat s'explique. Le scorbut consiste également en une aglobulie; par conséquent, les combustions sont entravées.

La *maladie d'Addison*, ou *maladie bronzée*, s'accompagne d'une diminution de l'urée, et, de plus, d'une augmentation

(1) *Une épidémie de scorbut à l'hôpital d'Ivry pendant le siége de Paris*, en 1871 (*Mémoires de la Société de biol.*, 1871, p. 95, avec planches).

notable de l'indican. Chez deux malades dont les urines furent analysées journellement par Rosenstein (1) pendant plusieurs mois, l'urée descendit à 20 et 12 grammes, et la quantité normale de l'indican fut plus que décuplée. — Chez une femme atteinte de cancer du foie, Hirne n'a trouvé que 6 à 7 grammes d'urée dans 700 grammes environ d'une urine peu colorée que cette femme rendait chaque jour.

3° L'urée diminue dans le *choléra* (Desnos, Chalvet). Ce dernier a trouvé dans les urines d'un cholérique qui délirait :

Urée........................	traces.
Matières extractives (2).........	4 p. 1000

Et dans le sang de ce même malade :

Urée........................	3,6 p. 1000
Matières extractives...........	19,6 —

Puis, à la période de réaction, le malade rendant 700 gr. d'urine par vingt-quatre heures, Chalvet a trouvé dans ce liquide :

Urée........................	28,6 p. 1000
Matières extractives...........	22,0 —

Il y avait, par conséquent, accumulation d'urée et de matières extractives dans le sang du malade, et c'est à cette accumulation de déchets organiques, dont l'influence ne peut être que nuisible, qu'il est plausible d'attribuer l'état typhoïde des cholériques. Les sueurs abondantes qui surviennent à la période de réaction contiennent, aussi bien que l'urine, une grande quantité d'urée dont l'ischurie avait empêché l'élimination. Drasche avait déjà remarqué, 12 fois sur 800, une poussière blanchâtre et cristalline formée sur la peau des cholériques après l'évaporation des sueurs. Liouville et Gripat (3) ont observé la même chose dans les dernières heures de la vie, et après la

(1) *Revue des sciences médicales*, 1873, t. I, p. 174, et *Virchow's Archiv*, 1872, Bd. LVI.

(2) Voyez ce mot parmi les principes anormaux des urines.

(3) *Comptes rendus de la Soc. de biologie*, 1873, p. 318.

mort, sur la face et le cou d'un cholérique dont ces parties étaient couvertes de sueur à la période de réaction. Ces mêmes parties étaient couvertes d'une poussière blanchâtre dans laquelle on reconnut la présence de l'urée. Le malade n'urinait pas pendant la vie; toutefois, à l'autopsie, on constata que la vessie était distendue par une urine renfermant du sang. L'hématurie qui s'était produite était liée à la présence d'infarctus dans les reins.

4° L'*urémie* n'est pas un état morbide dû à la présence de l'urée en excès dans le sang, ni, comme le croyait Frerichs, à la présence, dans le sang, de carbonate d'ammoniaque provenant de la décomposition de l'urée. En effet, on peut ingérer impunément une assez grande quantité d'urée (j'en ai ingéré et absorbé, puisque je les ai retrouvés dans mes urines, 20 grammes en six jours, savoir : le premier, le deuxième, le cinquième et le sixième jour chacun, 5 grammes en une fois). D'ailleurs, il faut injecter des doses énormes de cette substance dans le sang chez les animaux pour les faire succomber (Gallois). J'ajouterai, de plus, que l'urée ingérée ne fait point vomir. L'urémie n'est pas due non plus au carbonate d'ammoniaque, puisqu'on n'en constate les symptômes ni après l'ingestion de ce sel (j'en ai pris 25 grammes en cinq jours), ni après les injections de ce même sel dans les veines chez les animaux (1). L'état morbide en question, qu'on devrait appeler *urinémie* au lieu d'urémie, résulte de l'accumulation, dans le sang, de déchets organiques nuisibles qui ne s'éliminent plus lorsque l'urination est entravée (Hope, Hirtz, Chalvet). Toujours est-il que dans l'urémie l'urée est éliminée en faible quantité, et qu'il y a lieu de tenir compte de ce fait important.

(1) Rabuteau, *Recherches sur les Alcalins et sur les médicaments appelés Tempérants* (*Gaz. hebd. de méd. et de chir.*, 15 décembre 1871). — Consultez également Béhier et Liouville (*Soc. de biol.*, 1873). — Rosenstein a vu également que le carbonate d'ammoniaque, introduit chez les animaux, ne provoque pas l'apparition des symptômes urémiques qu'on observe après la néphrotomie et dans la maladie de Bright.

EXTRACTION ET DOSAGE DE L'URÉE.

Extraction de l'urée contenue dans l'urine. — On évapore l'urine au dixième et l'on y verse ensuite un peu d'acide nitrique. Il se forme du nitrate d'urée qui se dépose, parce qu'il est beaucoup moins soluble que l'urée, surtout dans une liqueur contenant un excès d'acide nitrique. On purifie ce sel par une ou deux cristallisations dans l'eau bouillante, puis on le traite par la baryte. Il se forme du nitrate de baryte, tandis que l'urée est mise en liberté. Il ne reste plus qu'à dessécher au bain-marie et traiter ensuite par l'alcool qui dissout l'urée et la laisse cristalliser par évaporation.

L'urine du chien étant beaucoup plus riche en urée que l'urine de l'homme, puisqu'elle se prend souvent en masse lorsqu'on la traite par l'acide nitrique, il n'est pas nécessaire de la concentrer beaucoup avant d'y verser l'acide en question pour en extraire l'urée à l'état de nitrate.

On ne recourt jamais aujourd'hui à l'extraction de l'urée, soit en nature, soit plutôt à l'état de nitrate (1) pour doser cette base organique. Cette méthode est trop longue et trop sujette à erreur.

Dosage de l'urée. — Les procédés les plus avantageux pour effectuer cette opération avec rapidité et avec exactitude, sont : 1° le *procédé de Leconte*, qui est fondé sur la décomposition de l'urée par les hypochlorites ; 2° les *procédés par l'hypobromite de soude*, tels que ceux d'Yvon, de Magnier, d'Esbach, etc., lesquels ne diffèrent essentiellement du précédent qu'en ce que les hypochlorites sont remplacés par l'hypobromite de soude ; 3° le *procédé de Millon* qui est fondé sur la décomposition de l'urée par les vapeurs nitreuses (2).

(1) Autrefois on recueillait le nitrate obtenu, on le lavait avec une solution aqueuse *saturée* de nitrate d'urée, puis on le desséchait et on le pesait.

(2) Je n'exposerai point le procédé de Liebig. Ce procédé, qui est très-avantageux pour le dosage de l'urée dans l'eau, est en réalité impraticable lorsqu'on veut doser rapidement cette substance dans l'urine.

1° *Procédé de Leconte.* — On sait que l'urée est décomposée par le chlore en eau, acide carbonique et azote. Cette décomposition s'effectue de la même manière sous l'influence des hypochlorites, par exemple sous l'influence de l'hypochlorite de soude.

$$\underbrace{CH^4Az^2O}_{\text{Urée.}} + \underbrace{3\,NaClO}_{\text{Hypochlorite de soude.}} = 3\,NaCl + 2\,H^2O + CO^2 + Az^2$$

On prépare d'abord de l'hypochlorite de soude en épuisant, par l'eau récemment bouillie et froide, 100 grammes de chlorure de chaux bien pulvérulent, puis en faisant dissoudre dans le liquide filtré 200 grammes de carbonate de soude cristallisé réduit en poudre, filtrant et lavant le carbonate de chaux qui s'est précipité et réunissant les liqueurs de manière à obtenir deux litres. On a ainsi une solution qui doit être conservée dans un vase bouché.

Pour effectuer le dosage de l'urée à l'aide de cette solution, on prend 10 ou 20 grammes d'urine qu'on introduit dans une

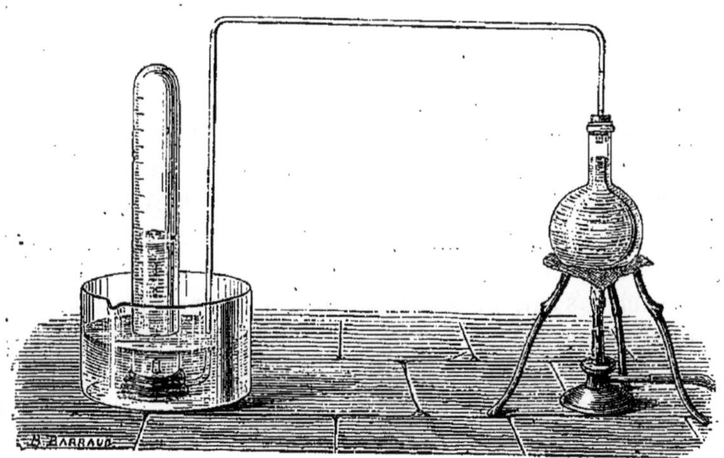

FIG. 10. — Appareil pour le dosage de l'urée par le procédé de Leconte.

fiole ou petit ballon (fig. 10) d'une capacité de 150 à 200 centimètres cubes. On remplit ensuite la fiole avec la solution d'hypochlorite de soude, et l'on ferme avec un bouchon muni d'un tube abducteur dont l'extrémité s'engage sous une éprouvette graduée remplie d'eau. La décomposition de l'urée contenue dans l'urine commence même à froid, surtout à la température de l'été. Néanmoins on est obligé de chauffer. On porte et l'on maintient à la température de l'ébullition jusqu'à ce qu'il ne se dégage plus de gaz. L'acide carbonique est retenu à l'état de carbonate de soude, de sorte qu'on ne recueille que de l'azote dans l'éprouvette. *A 37 centimètres cubes d'azote correspondent théoriquement* 10 *centigrammes d'urée;* mais Leconte n'a jamais pu obtenir que 34 centimètres cubes, et ce nombre a été constant. En divisant donc par 34 le volume de l'azote, après corrections faites relativement à la pression, à la température et à l'état hygrométrique du gaz qui est saturé d'humidité, on obtient, à quelques millièmes près, le poids de l'urée.

Pour éviter les causes d'erreurs dues à la présence de substances, telles que l'albumine, l'acide urique, qui peuvent être décomposées partiellement par le chlore en donnant de l'azote, on doit préalablement purifier l'urine de la manière suivante : A 20 grammes de ce liquide on ajoute 3 grammes de sous-acétate de plomb liquide ; on porte à l'ébullition, on filtre et on lave trois fois le filtre. On ajoute alors 3 grammes de carbonate de soude cristallisé ; on porte de nouveau à l'ébullition, on filtre et on lave encore. Comme le volume de la liqueur a augmenté par suite de ces lavages, on n'en prend que la moitié qui représente 10 grammes d'urine, et l'on traite comme ci-dessus (1).

Quand il s'agit d'une urine ordinaire ou presque normale, il n'est pas nécessaire de la purifier préalablement. On obtient, dans les deux cas, des résultats identiques ou très-sensiblement identiques.

2° *Dosage par l'hypobromite de soude. — Appareil d'Yvon.* — On est obligé d'opérer à chaud dans le procédé de Leconte :

(1) *Comptes rendus des séances de l'Acad. des sciences*, 1858, t. XLVII, p. 237.

on opère à froid dans le procédé d'Yvon, ce qui rend ce dernier mode de dosage plus rapide (1).

On se sert, dans ce procédé, d'une solution d'*hypobromite de soude* qui possède la même propriété que l'hypochlorite de soude de décomposer l'urée en eau, acide carbonique et azote. Cette solution se prépare en mélangeant :

Lessive de soude.................	30	grammes.
Brome.........................	5	—
Eau distillée....................	125	—

Le manuel opératoire est le suivant : On prend un tube de verre *t* (fig. 11) long de 50 centimètres cubes environ, qui porte vers son quart supérieur un robinet également en verre et qui est gradué de chaque côté, à partir de ce robinet, en centimètres cubes et dixièmes de centimètre cubes. Cet instrument est plongé dans une longue éprouvette *c'* évasée à sa partie supérieure *c* et remplie de mercure. Le robinet ouvert, l'instrument se remplit; on ferme alors le robinet, on soulève le tube et on le maintient au moyen d'un support à collier fixé à l'éprouvette. On a ainsi une sorte de baromètre tronqué dans la chambre duquel on pourra introduire successivement divers liquides sans laisser pénétrer d'air. Cette manœuvre est facilitée par l'immersion plus ou moins considérable du tube dans le mercure.

Cela fait, on introduit, dans la partie supérieure du tube graduée, une petite quantité d'urine, 2 centimètres cubes par exemple mesurés dans cette partie du tube graduée à cet effet; en ouvrant le robinet, on fait pénétrer peu à peu le liquide dans l'intérieur du tube, on lave ensuite le tube mesureur avec un peu de lessive de soude étendue de deux à trois fois son volume d'eau, et l'on réunit ce liquide au premier. Ce lavage a pour but de rendre la liqueur alcaline et d'entraîner les dernières portions d'urine adhérente aux parois du tube. Enfin on fait pénétrer 8 à 10 centimètres cubes de la solution d'hypobromite de soude.

La réaction est, pour ainsi dire, instantanée; mais aucune

(1) Yvon, *Sur un nouveau procédé pour le dosage de l'urée* (*Comptes rendus de la Soc. de biol.*, 1872, p. 247).

bulle d'azote ne peut s'échapper, la pression étant plus faible à l'intérieur qu'à l'extérieur. On agite le tube, et finalement on le plonge dans une éprouvette pleine d'eau en ayant soin de boucher l'extrémité inférieure du tube avec le doigt. On enlève

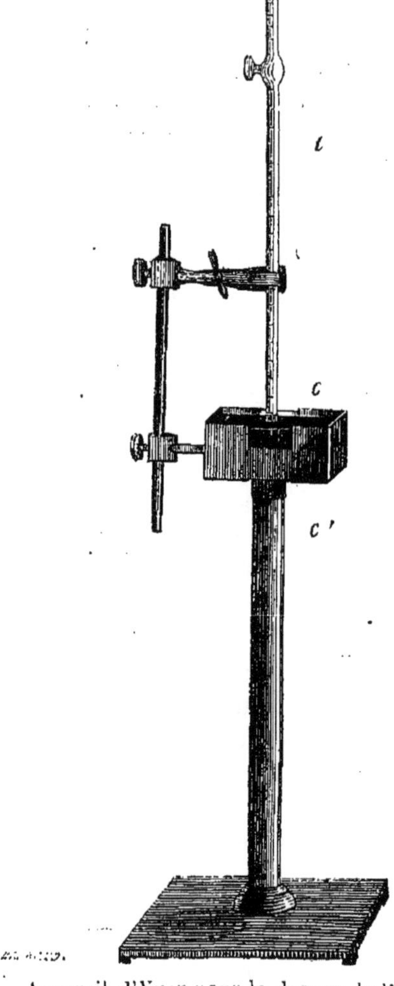

FIG. 11. — Appareil d'Yvon pour le dosage de l'urée par l'hypobromite de soude.

ensuite le doigt; la solution d'hypobromite plus dense s'écoule, et finalement on fait la lecture après avoir égalisé les niveaux du liquide extérieur et du liquide intérieur. — A $3^{cc},7$ d'azote correspond exactement 1 centigramme d'urée, toutes corrections faites relativement à la pression et à la quantité de vapeur d'eau contenue dans le gaz dégagé. Il n'y a donc qu'à diviser par 3,7 le nombre de centimètres cubes d'azote obtenu pour avoir, en centigrammes, le poids de l'urée contenue dans les 2 centimètres cubes d'urine employés, et partant, dans la

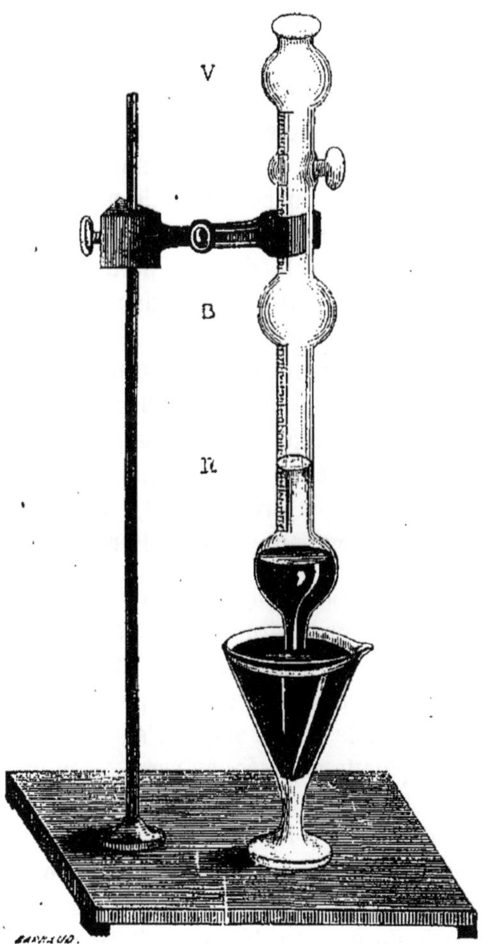

Fig. 12. — Appareil de Magnier.

totalité de l'urine si l'on en connaît préalablement le volume.

Appareil de Magnier. — On est obligé de n'opérer qu'avec

une très-faible quantité d'urine quand on se sert de l'appareil d'Yvon. C'est pourquoi si l'on commet une erreur même faible, cette erreur, étant multipliée par le volume total de l'urine, finit par devenir très-notable. Magnier de la Source (1) a proposé l'emploi d'un tube qui permet d'opérer sur un volume plus considérable d'urine, sur 5 centimètres cubes par exemple. Ce tube (fig. 12) présente supérieurement un renflement V jouant le rôle d'entonnoir, puis une partie graduée, située entre V et le robinet, laquelle partie joue le rôle de tube mesureur. Au-dessous du robinet recommence la graduation de haut en bas. Le réservoir B, dont le volume est déterminé d'avance, correspond à un certain nombre de divisions. Ces données étant posées, on comprend le mode opératoire. L'azote dégagé se trouve confiné entre le robinet et le niveau *n*. On bouche ensuite avec le doigt la partie inférieure du tube qui plonge dans le mercure contenu dans un verre ou dans une cuvette, puis on porte le tube sur l'eau, on débouche avec le doigt, et l'on fait en sorte que le niveau *n* (lequel a changé) coïncide avec le niveau extérieur du mercure. Il n'y a plus qu'à lire le volume de centimètres cubes occupés par l'azote, faire les corrections relatives à la température, à la pression et à l'humidité du gaz, et diviser par 3,7 le nombre obtenu pour avoir, en centigrammes, le poids de l'urée.

Esbach (2) a rendu la manière d'opérer encore plus simple en employant un tube ordinaire gradué, long de 40 centimètres, fermé à l'un des bouts. On introduit dans ce tube 7 centimètres cubes d'hypobromite de soude, puis autant d'eau, enfin, on note exactement le niveau auquel s'élèvent les liqueurs; puis, à l'aide d'une pipette graduée, on verse 1 centimètre cube d'urine et l'on compte 1 centimètre en plus qu'on ajoute à la notation précédente. Cela fait, on retourne le tube en le tenant fermé avec le pouce muni d'un doigtier en caoutchouc : l'azote dégagé se trouve mélangé avec l'air contenu primitivement dans la partie du tube au-dessus de l'urine ajoutée. Pour me-

(1) *Bulletin de la Société chimique de Paris*, 1874, t. XXI, p. 290.

(2) *Comptes rendus de la Société de biologie*, 1873.

surer le volume de l'azote, on renverse le tube sur l'eau, on égalise le niveau intérieur avec le niveau extérieur, et l'on retranche du volume gazeux total le volume occupé antérieurement par l'air.

Procédé de Millon. — Ce procédé est fondé sur la décomposition de l'urée par une solution d'azotite de mercure. Cette solution (réactif de Millon) se prépare en dissolvant à froid 125 de mercure dans 168 d'acide azotique et ajoutant 2 volumes d'eau. Sous l'influence des vapeurs nitreuses qu'elle renferme, le carbone de l'urée passe à l'état d'acide carbonique et l'azote en devient libre.

On introduit 20 grammes d'urine dans une fiole, ou ballon à fond plat, de 200 centimètres cubes de capacité; on verse ensuite 50 centimètres cubes de réactif de Millon, puis on bouche immédiatement avec un liége livrant passage à deux tubes : l'un effilé et fermé à la lampe, l'autre aboutissant à un tube à boule contenant une solution de potasse. Enfin l'appareil est complété par un tube en U renfermant de la pierre ponce imbibée d'acide sulfurique. Lorsque tout dégagement de gaz a cessé, on casse la pointe du tube effilé et l'on aspire par l'autre extrémité de l'appareil pour enlever l'acide carbonique restant dans le ballon. Soient P, le poids primitif du tube à boule et du tube en U; P′ le poids nouveau. La différence P′—P représente le poids de l'acide carbonique qui a été absorbé par la potasse. En multipliant par 1,3636 le poids de cet acide, on obtient celui de l'urée contenu dans les 20 grammes d'urine soumis à l'analyse.

II. — ACIDE URIQUE ET URATE.

Acide urique. — Cet acide, $C^5H^4Az^4O^3$, se présente, lorsqu'il est pur, sous l'aspect d'une substance blanche, douce au toucher, insipide, *très-peu soluble dans l'eau.* En effet il exige 18 000 parties d'eau froide et 15 000 parties d'eau bouillante pour se dissoudre. L'eau chargée d'acide chlorhydrique le dissout plus facilement encore; l'alcool et l'éther ordinaires ne le dissolvent pas du tout.

L'acide urique pur cristallise en tables rectangulaires. Mais souvent, par la modification des angles qui se trouvent remplacés par des ligues droites ou courbes, les rectangles se transforment en tables à six côtes, ou en losanges, ou en ellipses. La forme ellipsoïdale est celle qu'affectent très-souvent les cristaux déposés dans l'urine soit spontanément soit après addition d'acide chlorhydrique. La figure 13 représente les

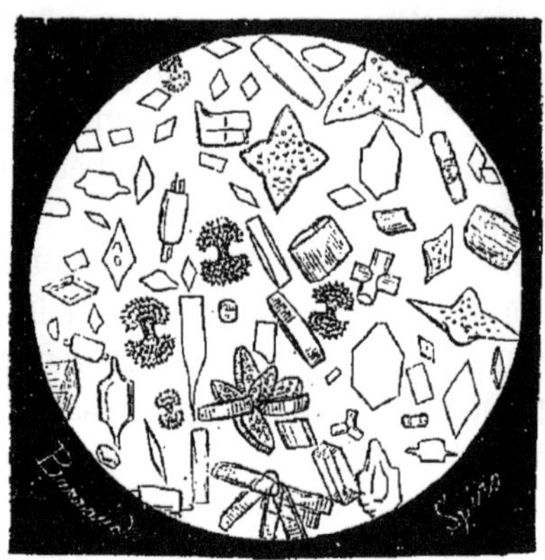

Fig. 13. — Cristallisation de l'acide urique sous diverses formes.

diverses formes précitées et des configurations variables résultant de leur groupement. Les cristaux sont tout à fait blancs ou incolores quand l'acide est pur; ils sont colorés en jaune ou en rouge, lorsqu'ils se sont déposés de l'urine, soit spontanément, soit après l'addition de l'acide chlorhydrique, ainsi que je le rappellerai en traitant du dosage de cet acide dans les urines. La coloration jaune ou rouge en est due à l'urochrome ou à l'uroérythrine qu'ils fixent avec la plus grande facilité, ce qui en rend le lavage très-difficile.

Les borates et les phosphates alcalins favorisent la dissolution de l'acide urique. Une solution bouillante de borax, saturée d'acide urique, laisse déposer par le refroidissement cet acide à l'état de pureté. Une solution de phosphate neutre de soude additionnée d'acide urique en dissout une plus ou moins grande quantité qui passe à l'état d'urate acide de soude, tandis que le phosphate neutre de soude se transforme en phosphate acide.

Propriétés chimiques de l'acide urique. — Les plus importantes sont les suivantes :

1° L'acide urique, traité par l'acide nitrique, se dissout en donnant lieu à un dégagement de vapeurs nitreuses. Il donne naissance à de l'alloxantine si l'acide nitrique est étendu, à de l'alloxane s'il est concentré; il donne également naissance à de l'urée dont l'existence n'est que temporaire, à cause de la présence des vapeurs nitreuses qui la décomposent. Si, après évaporation de l'acide nitrique par la chaleur, on ajoute de l'ammoniaque, une magnifique coloration rouge pourpre apparaît, laquelle est due non à la murexide ou purpurate d'ammoniaque, comme on le croyait jadis, mais à l'isoalloxanate d'ammoniaque qui se forme dans cette circonstance. En effet, d'après les recherches de E. Hardy (1), l'alloxane, chauffée à 260 degrés, éprouve une modification isomérique qui fait que, traitée par les alcalis, elle fixe une molécule d'eau et se transforme en acide isoalloxanique. Cet acide donne des sels dont la coloration est variable : *bleue* avec la soude (isoalloxanate de soude), *rouge pourpre* avec l'ammoniaque (isoalloxanate d'ammoniaque). La solution de ce dernier sel précipite avec la plupart des réactifs; elle donne des sels doubles : bleu avec l'argent (isoalloxanate d'ammoniaque et d'argent), violet avec la baryte (isoalloxanate d'ammoniaque et de baryte). Ces divers sels, que l'éclat de leurs couleurs rapproche des purpurates, en diffèrent complétement par l'analyse. D'ailleurs, l'isoalloxanate d'ammoniaque est soluble dans l'alcool, tandis que la murexide ou purpurate d'ammoniaque, qui ne se forme pas dans cette circonstance, est insoluble dans l'alcool. En somme, les recherches de E. Hardy établissent que la coloration développée par l'acide urique sous l'influence de l'acide nitrique est due à l'alloxane anhydre modifiée, puis, après l'addition de l'ammoniaque, à l'isoalloxanate d'ammoniaque. Cette *réaction*, dite jadis *de la murexide*, est mise chaque jour à profit pour reconnaître la présence de l'acide urique, même en très-faible quantité dans un résidu, en opérant avec les précautions qui seront indiquées plus loin.

(1) *Annales de chimie et de physique*, 1864, 4e série, t. II, p. 372.

2° L'acide urique, traité par l'acide plombique mis en suspension dans l'eau bouillante, s'oxyde et se transforme en allantoïne et en acide carbonique :

$$C^5H^4Az^4O^3 + O + H^2O = \underbrace{C^4H^6Az^4O^3}_{\text{Allantoine.}} + CO^2$$

Il se forme également, dans cette opération, une certaine quantité d'urée qui provient probablement d'une oxydation ultérieure de l'allantoïne.

3° Lorsqu'on fait bouillir avec de l'acide urique une solution de tartrate cupro-potassique (liqueurs de Barreswill, de Fehling), additionnée d'un peu de potasse, il se forme d'abord un précipité blanc d'urate cuivreux; mais, si la solution de cuivre est en excès, et si l'on fait bouillir, il se dépose de l'*oxyde rouge de cuivre*. En même temps, l'acide urique se transforme en allantoïne, urée, acide oxalique. Le précipité d'oxyde rouge de cuivre pourrait induire en erreur, faire croire à la présence du sucre.

4° L'eau de brome transforme l'acide urique en urée et en alloxane avec formation d'acide bromhydrique (Hardy).

$$C^5H^4Az^4O^3 + Br^2 + 2H^2O = CH^4Az^2O + \underbrace{C^4H^2Az^2O^4}_{\text{Alloxane.}} + 2\,HBr$$

Urates. — L'acide urique donne, avec les bases, des sels parfaitement définis qui sont en général plus solubles que l'acide isolé, à l'exception de quelques-uns, tels que l'urate de plomb qui est insoluble. Le plus soluble des urates est l'*urate de lithine;* viennent ensuite l'*urate neutre de potasse*, l'*urate neutre de soude*, les *urates acides de potasse, de soude, d'ammoniaque*, qui sont très-peu solubles, puisqu'ils exigent 1100 à 1600 parties d'eau à 15 degrés pour se dissoudre. Mais ils se dissolvent dans beaucoup moins d'eau chande. Ainsi l'urate acide de soude, qui est soluble seulement dans 1150 parties d'eau froide, se dissout dans 124 parties d'eau bouillante.

L'urate acide de soude $(C^5H^3Az^4O^3)Na$ fait souvent partie des dépôts urinaires. Il constitue la majeure partie des sédiments que donnent les urines acides. On peut déjà en reconnaître la présence dans une urine qui s'est troublée par le refroidissement, en ce que, par la chaleur, cette même urine redevient limpide (1). Cet urate se présente sous l'aspect de grains très-petits et amorphes (fig. 14).

L'urate acide d'ammoniaque se forme dans les urines *alcalines*. Il se trouve par conséquent plus ou moins mélangé avec les phosphates de chaux et de magnésie, sels qui se précipitent des urines alcalines. Il se présente en petits grains entourés d'aiguilles qui rayonnent du centre à la périphérie (fig. 25). (Voy. *Sels ammoniacaux des urines.*)

Lorsque l'on traite par l'acide chlorhydrique les grains d'urate de soude ou d'ammoniaque, par exemple lorsqu'on fait pénétrer sous le microscope, entre les deux lames de verre, une goutte de cet acide et que l'on chauffe légèrement, l'on les voit bientôt disparaître et l'on observe à leur place des cristaux d'acide urique.

État naturel de l'acide urique. — Cet acide existe en petite quantité dans le sang de l'homme et des mammifères, à l'état d'urate neutre de soude (2). Il passe, de là, dans les urines où il se retrouve à l'état d'urate acide de soude qui reste dissous à la température de la miction, c'est-à-dire à 37 degrés. Mais, lorsque l'urine se refroidit, il se dépose partiellement, à moins qu'il ne se trouve en quantité moindre que

(1) Si le trouble était dû à du carbonate neutre de chaux, ce qui est rare dans les urines de l'homme, mais fréquent dans les urines des herbivores, le trouble ne disparaîtrait point par la chaleur.

(2) L'acide urique se trouve en grande quantité, soit à l'état d'urate de soude, soit à l'état libre, dans les excréments des oiseaux, des reptiles, notamment des serpents ; dans ceux des insectes, des gastéropodes, etc. Celui qu'on trouve dans le commerce est extrait des excréments des serpents et du guano (excréments d'oiseaux). Pour cela, on traite ces matières par l'eau bouillante chargée de potasse et de soude ; on filtre les solutions chaudes d'urates de potasse ou de soude, et l'on précipite l'acide urique par l'acide chlorhydrique. On peut retirer ainsi, des excréments de pigeons, jusqu'à 70 pour 100 d'acide urique.

celle que l'eau de l'urine peut dissoudre à froid, c'est-à-dire *lorsque l'urine en contient* 0,87 *pour* 1000, puisque l'urate acide de soude est soluble dans 1150 parties d'eau froide. Dans ce cas, l'urine donne un dépôt formé de cet urate. Le dépôt est blanchâtre, rougeâtre ou briqueté. Examiné au microscope, il se présente en grains très-petits, amorphes, épars ou réunis en amas plus ou moins considérables (fig. 14). Ces dépôts se dissolvent dans l'eau bouillante, ce qui les distingue des phosphates terreux; ils donnent de l'acide urique quand on les traite par l'acide chlorhydrique. Les urines normales qui laissent précipiter de l'urate de soude par le refroidissement ont une densité supérieure en général à 1020.

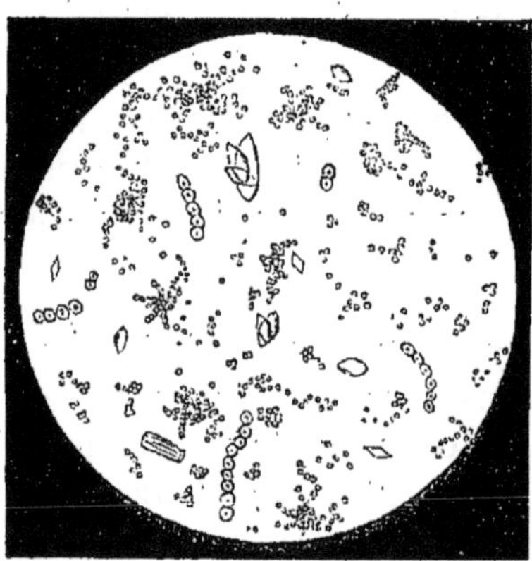

Fig. 14. — Dépôts granuleux d'urate de soude avec quelques cristaux d'acide urique. — Les cellules réunies en séries linéaires sont des champignons de la fermentation acide, lesquels n'existent pas dans les urines normales, mais apparaissent plus tard dans les urines abandonnées à elles-mêmes.

Les urines, sans cesser d'être normales, peuvent laisser déposer peu à peu, après leur émission, non-seulement de l'urate acide de soude, mais une certaine quantité d'acide urique qu'on retrouve parfois cristallisé au milieu des dépôts d'urate de soude. Enfin, dans les affections fébriles et chez les sujets atteints de *diathèse urique*, l'urine peut, au moment de son émission, renfermer des cristaux d'acide urique ayant pris naissance soit dans la vessie, soit dans les bassinets. Dans ce cas, l'urate de soude, naturellement contenu dans le sang, s'est décomposé immédiatement sous l'influence de l'acidité de l'urine. Il s'agit alors de l'affection désignée par l'expression de *gravelle*, laquelle est caractérisée par l'émission de petits grains d'acide urique et d'urate acide de soude, parfois d'urate de chaux ou de magnésie.

VARIATIONS DE L'ACIDE URIQUE ET DES URATES A L'ÉTAT PHYSIOLOGIQUE ET A L'ÉTAT MORBIDE.

Variations à l'état physiologique. — D'après les observations de Lehmann, Neubauer et Ranke, la quantité journalière d'acide urique éliminée par les urines à l'état d'urates, ou partiellement à l'état d'acide urique libre, varierait de 0gr,3 à 0gr,8. Becquerel et Rodier ont cité un nombre intermédiaire, 0gr,5. Cette quantité correspond à 0gr,565 d'urate acide de soude.

Mais ces chiffres n'ont rien d'absolu. En effet, chez des individus soumis à un régime peu azoté, l'acide urique diminue considérablement. Souvent même j'en ai trouvé moins de 0gr,2 dans les urines rendues, en un jour, par des personnes qui suivaient un régime moyennement azoté. Au contraire, chez les sujets qui suivent un régime fortement animalisé, l'acide urique total peut s'élever jusqu'à 1 gramme et 1gr,5 par jour, conformément à cette règle générale à laquelle je n'ai point trouvé d'exception à l'état physiologique, savoir que, toutes les fois que l'urée augmente, l'acide urique augmente également.

Diverses substances médicamenteuses peuvent faire varier l'acide urique. Cette question a été beaucoup moins étudiée que celle qui est relative aux variations de l'urée sous l'influence de ces mêmes substances. On sait toutefois que le sulfate de quinine, qui diminue la production de l'urée, diminue celle de l'acide urique (Ranke); que la caféine et l'angusture vraie produisent le même effet (Rabuteau). J'ai démontré que l'iodure de potassium diminue l'urée (1); or, après l'ingestion de ce sel, les urines deviennent claires si elles étaient troublées auparavant par des dépôts uratiques, ce qui avait été déjà

(1) *Gaz. hebd. de méd. et de chir.*, 26 février 1869.

signalé par Spencer Wells. Est-ce parce que l'acide urique serait réellement éliminé en moindre quantité, ce qui est probable, ou parce que l'acide urique se transformerait en urate de potasse? Des recherches sont encore nécessaires pour élucider ces questions.

Variations à l'état pathologique. — La règle que j'ai citée relativement aux variations de l'urée et de l'acide urique à l'état normal trouve son application à l'état pathologique.

Ainsi, dans les états fébriles, tels que la *fièvre typhoïde*, les *fièvres éruptives*, la *pneumonie;* dans les accès des *fièvres intermittentes*, dans les mouvements fébriles qui surviennent au milieu d'un état chronique, par exemple dans le cours de la phthisie torpide (où l'urée est cependant diminuée), il survient une augmentation notable et parfois considérable de l'urée et de l'acide urique.

Cet acide est éliminé en grande quantité dans les *accès de goutte*, tandis qu'il est éliminé en faible quantité dans la goutte chronique. Je rappellerai, ce que j'ai déjà dit plus haut, que dans les *affections fébriles* et dans la *diathèse urique*, l'urine contient fréquemment, au moment de son émission, de l'acide urique libre qui se dépose coloré en rouge au fond et contre les parois du vase dans lequel l'urine a été recueillie.

La présence d'un excès d'acide urique dans les urines des fébricitants est une conséquence nécessaire de l'état morbide, puisque la production de la chaleur résulte de la formation de l'urée et de l'acide urique. Si la fièvre survient brusquement chez un sujet qui suit un régime ordinaire, l'urée et l'acide urique augmentent simultanément d'une manière considérable; si elle survient chez un sujet affaibli, mal nourri, ou soumis déjà à la diète, l'acide urique augmente proportionnellement plus que l'urée. Cette augmentation de l'acide urique ne constitue point par elle-même un mauvais signe, puisqu'elle est liée au cours de la maladie elle-même; il est même remarquable, d'après les observations de Primavera, qu'une augmentation de l'acide urique dans les fièvres graves indiquerait que ces maladies suivent régulièrement leur cours, tandis qu'une diminution subite de cet acide constituerait un signe fâcheux qui coïnciderait avec une aggravation de l'état général.

Il est certains états morbides où la règle citée précédemment ne trouve plus son application, c'est-à-dire qu'il existe des affections où l'acide urique augmente souvent d'une manière considérable sans que l'urée augmente elle-même. Parmi ces états morbides, on cite : la *leucocythémie*, l'*emphysème pulmonaire*, les *affections cardiaques* avec gêne de la respiration, surtout lorsqu'elles sont arrivées à la période d'*asystolie;* en un mot, l'acide urique paraît augmenter toutes les fois que l'hématose se fait mal, soit par suite d'une altération du sang, soit par suite de troubles respiratoires ou d'une circulation défectueuse. Je rappellerai, à ce sujet, que Daremberg a vu, chez un sujet souffrant d'une affection cardiaque, l'acide urique (éliminé à l'état d'urates) s'élever en un jour à 8gr,42, tandis que l'urée était descendue à 2gr,47.

L'acide urique diminue dans les états morbides chroniques non fébriles, dans la *chloro-anémie*, dans la *phthisie torpide*, dans l'*albuminurie*, dans le *diabète gras*. Il augmente peut-être dans le *diabète maigre* (voy. *Glycosurie*).

Calculs uratiques. — L'acide urique, lorsqu'il se précipite dans les voies urinaires elles-mêmes, donne naissance à la gravelle urique rouge ou jaune, soit à des calculs, c'est-à-dire à des concrétions de dimensions plus grandes que celles de la gravelle, de sorte qu'elles ne peuvent, comme ces dernières, traverser naturellement le canal de l'urèthre. Il peut se déposer également des urates, de là un groupe de calculs qu'on a appelé *uratiques*.

Ces calculs sont représentés par l'acide urique presque pur ou mélangé avec des urates d'ammoniaque, de soude, de chaux, de magnésie. Ces divers urates s'y trouvent généralement en petite quantité; seul l'urate d'ammoniaque l'emporte parfois jusqu'à former les 75 centièmes de la masse. Aussi peut-on diviser les calculs uratiques en : 1° calculs d'acide urique : 2° calculs d'urate d'ammoniaque (1).

1° *Calculs d'acide urique.* — Ces concrétions forment, en

(1) Au sujet de l'*infarctus uratique* des nouveau-nés, consultez mes *Éléments de thérapeutique*.

nombre, le quart des calculs urinaires, les autres étant représentés par l'urate d'ammoniaque déjà cité, par le phosphate ammoniaco-magnésien plus ou moins pur (calculs phosphatiques), par l'oxalate de chaux (calculs muraux), ou rarement par quelques autres substances : cystine (calculs cystiques), xanthine, etc.

Les calculs d'acide urique sont arrondis ou polyédriques à

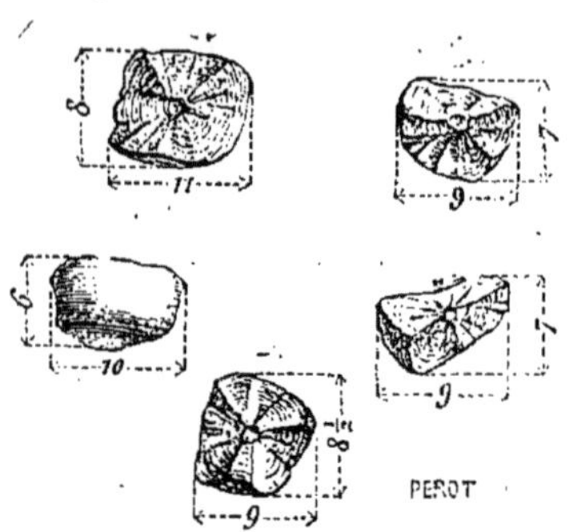

Fig. 15. — Fragments de calculs d'acide urique. — Les chiffres indiquent, en millimètres, les dimensions de ces fragments tels qu'ils sont extraits après avoir été brisés dans la vessie.

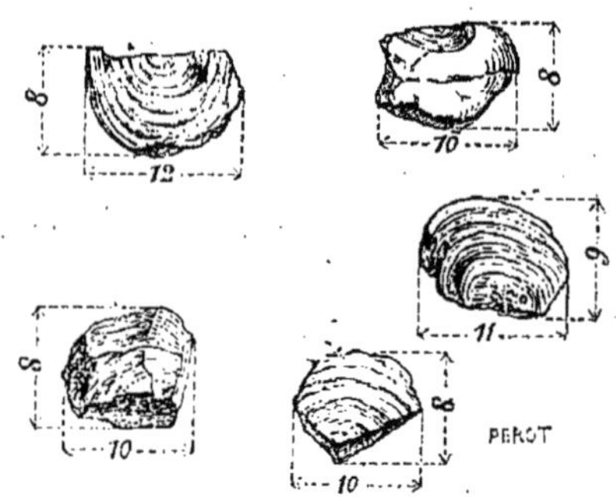

Fig. 16. — Autres fragments de calculs d'acide urique, extraits également par l'urèthre après avoir été brisés.

surfaces courbes polies. Ils sont de couleur blanc jaunâtre ou rougeâtre. La structure, dévoilée par la cassure ou par la scie, en est à la fois rayonnée et concentrique (fig. 15 et 16). Les dimensions en sont variables; les plus communes sont comprises entre celles d'une noisette et d'une noix. Les figures ci-dessus représentent des fragments de calculs d'acide urique extraits de la vessie par le docteur Reliquet à l'aide de sa sonde évacuatrice.

2° *Calculs d'urate d'ammoniaque.* — L'urate acide d'ammoniaque existe tantôt à l'état de sédiments dans les urines ammoniacales, tantôt à l'état de mélange dans d'autres calculs. Enfin il constitue parfois presque exclusivement des calculs. Ce composé n'existant jamais, comme l'urate de soude et même l'acide urique libre, dans les urines normales, j'en traiterai parmi les sels ammoniacaux des urines anormales, afin de ne pas disjoindre l'étude de ces divers composés.

RECHERCHE ET DOSAGE DE L'ACIDE URIQUE ET DES URATES.

L'acide urique, à cause de sa très-faible solubilité dans l'eau, se dépose de l'urine soit immédiatement lorsqu'il s'est déjà formé dans les voies urinaires, soit peu à peu lorsqu'il se trouve isolé des urates sous l'influence de l'acidité naturelle des urines, ou sous l'influence d'un acide tel que l'acide chlorhydrique qu'on y ajoute pour en opérer la séparation. L'acide urique se présente alors en cristaux affectant une forme ellipsoïdale ou rhomboïdale, et colorés en rouge (fig. 14).

Les sédiments d'urates de soude et d'ammoniaque, se reconnaissent de même à leur forme (fig. 14 et 24). Je rappellerai qu'ils se dissolvent dans l'eau bouillante lorsqu'ils ont été réduits en poudre, et que, lorsqu'on les traite par l'acide acétique, ou mieux par l'acide chlorhydrique qu'on fait pénétrer sous le microscope entre les deux lames de verre, ils se décomposent en donnant lieu à la formation d'acide urique qu'il est facile de caractériser.

En effet, la réaction de l'isoalloxanate d'ammoniaque, appelée improprement réaction de la murexide, déjà citée précédemment (page 99), permet de s'assurer qu'il s'agit bien de l'acide urique ou d'un urate quelconque. Pour provoquer cette réaction, on chauffe légèrement ces substances dans une capsule de porcelaine avec un peu d'acide nitrique ; puis, lorsque le dégagement des vapeurs nitreuses a cessé et que le résidu est presque sec, on ajoute un peu d'ammoniaque dans la capsule encore chaude. Il se forme aussitôt une substance d'une couleur rouge qui, dissoute dans l'eau, communique à ce liquide une couleur pourpre magnifique.

Séparation de l'acide urique et des urates. — Les urates étant beaucoup plus solubles que l'acide urique, il est facile de les séparer de ce dernier en portant à l'ébullition l'urine qui les renferme mélangés. Sous l'influence de la chaleur, les urates se dissolvent; on filtre. L'acide urique, qui est presque aussi insoluble à chaud qu'à froid, reste sur le filtre. On le recueille, on le dessèche et on le pèse. L'erreur commise est facile à évaluer, puisque l'acide urique n'est soluble que dans 18 000 parties d'eau froide. Elle est de 0gr,055 pour 1000 parties d'urine.

L'acide urique, séparé des urates comme il vient d'être dit, n'est pas pur. D'ailleurs, on ne peut guère le recueillir en totalité, puisqu'une petite quantité s'est dissoute dans l'eau bouillante. Pour le purifier, on le dissout dans l'eau additionnée de potasse et l'on filtre. La liqueur filtrée est traitée ensuite par l'acide chlorhydrique qui précipite l'acide urique dans un état de pureté déjà satisfaisant. On répète cette opération s'il est nécessaire, puis finalement l'acide urique précipité pur est desséché et pesé.

La liqueur d'où l'on a séparé l'acide urique par filtration contient les urates. Il est facile d'en déterminer la composition, en séparant l'acide urique au moyen de l'acide chlorhydrique et le dosant ensuite, puis en faisant l'analyse qualitative et quantitative des bases qu'ils contiennent.

Dosage de l'acide urique total, libre ou combiné. — Les opérations précédentes sont difficiles, et les renseignements qu'elles peuvent fournir sont déjà suffisamment indiqués par le microscope. Elles ne sont réellement utiles que lorsqu'il s'agit de déterminer la composition exacte d'un calcul uratique. Ce qu'il importe surtout, c'est de doser l'acide urique total libre ou combiné existant dans les dépôts urinaires ou dans la masse des urines.

Pour effectuer ce dosage, on prend l'urine tout entière, ou bien une partie seulement, 200 à 300 grammes par exemple; on l'additionne d'un trentième d'acide chlorhydrique pur et on l'abandonne au repos, pendant douze heures au moins, dans un lieu aussi frais que possible. Au bout de ce temps, tout l'acide urique des urates s'est précipité et s'est ajouté à celui qui pouvait se trouver déjà à l'état libre. On recueille le précipité impur qui est coloré en rouge plus ou moins foncé, on le purifie comme il a été dit précédemment, c'est-à-dire en le dissolvant dans l'eau chaude additionnée de potasse, le précipitant ensuite de nouveau par l'acide chlorhydrique et le recueillant sur un filtre. Il ne reste plus qu'à le laver avec un peu d'eau distillée, le dessécher et le peser.

On peut également doser l'acide urique à l'aide de l'hypobromite de soude. En effet, Magnier de la Source (1) a reconnu que l'hypobromite de soude décompose *à froid* l'acide urique dont il met en liberté *la moitié* de l'azote, tandis qu'à la température de l'ébullition, tout l'azote est mis en liberté. Ces résultats se comprennent si l'on se rappelle qu'à la température ordinaire, le brome libre et l'hypobromite de soude décomposent l'acide urique en urée et en alloxane (p. 100); que l'urée est ensuite décomposée à froid par l'hypobromite, tandis que l'alloxane n'est détruite qu'à une température élevée par ce même sel auquel elle résiste à froid.

On se sert de l'appareil déjà décrit dans le dosage de l'urée (fig. 17). On fait deux opérations. Dans la première, on emploie l'urine non dépouillée des urates, de sorte que le volume V de l'azote dégagé se compose de celui qui provient de l'urée et de celui qui provient de l'acide urique. Dans la seconde opération, on a soin de précipiter préalablement les urates à l'état d'urate de plomb, au moyen de l'acétate neutre de plomb; on filtre, puis on opère comme précédemment. Le volume V′ d'azote obtenu, cette fois, n'a été fourni que par l'urée. La différence V-V′ est le volume de l'azote provenant de l'acide

(1) *Bulletin de la Société chimique de Paris*, 1874, t. XXI, p. 292.

urique. Or, à 1 centigramme d'acide urique correspondent $1^{cc},4$ d'azote; il n'y a donc qu'à diviser V-V' par 1,4 pour obtenir le poids de l'acide urique qui se trouvait en dissolution dans les urines, soit à l'état libre, soit à l'état d'urates. —Il est

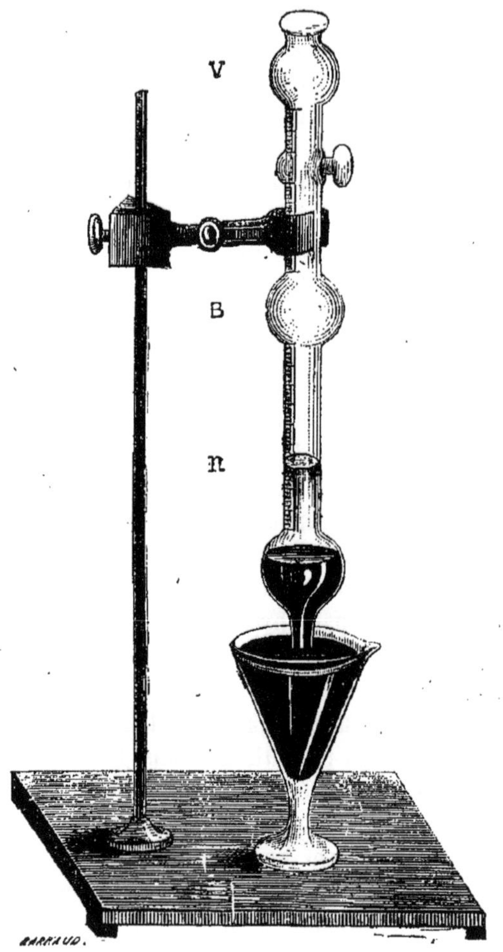

Fig. 17.

nécessaire d'effectuer les corrections relatives à la pression qu'éprouve l'azote, à l'état hygrométrique et à la température de ce gaz.

Lorsque les urines ont donné un dépôt, soit d'acide urique

libre, soit d'urates, on le recueille et on le décompose par l'hypobromite de soude. On peut également le dissoudre dans un peu de potasse ou de soude, et ajouter aux urines la liqueur alcaline ainsi obtenue, avant d'effectuer le dosage de l'acide urique dans ces urines.

Toutefois, ce procédé de dosage ne peut remplacer le procédé par les pesées lorsque les urines contiennent de l'albumine en quantité appréciable. Il faut alors traiter les urines par le sous-acétate de plomb, ainsi qu'il a été dit au sujet du dosage de l'urée par le procédé de Leconte. Il est vrai que l'acide urique peut se dissoudre dans un excès de sous-acétate de plomb, mais ceci n'a pas lieu dans le cas précité, où l'on n'emploie que la quantité de sel de plomb nécessaire pour précipiter l'albumine et la majeure partie des matières extractives azotées. En somme, dans la plupart des cas, et surtout lorsqu'il s'agit d'urines anomales, c'est au procédé par les pesées qu'il faut recourir pour doser l'acide urique.

III. — ACIDE HIPPURIQUE ($C^9H^9AzO^3$).

L'acide hippurique a été découvert par Liebig, dans les urines des herbivores et des enfants.

Cet acide cristallise en aiguilles, ou en prismes incolores à quatre pans terminés par des sommets dièdres ou tétraèdres. Ces cristaux (fig. 18) appartiennent au système du prisme droit à base rhombe. Ils sont d'un blanc laiteux et demi-transparents, solubles dans 600 parties d'eau froide et dans beaucoup moins d'eau bouillante, facilement solubles dans l'alcool (caractère qui distingue l'acide hippurique de l'acide urique), moins facilement dans l'éther. La saveur en est légèrement amère.

Propriétés chimiques. — L'acide hippurique, traité à chaud par les acides énergiques, tels que les acides azotique, chlorhydrique, oxalique, fixe de l'eau et se dédouble ensuite en *acide benzoïque* et en *glycocolle*.

$$C^9H^9AzO^3 + H^2O = \underbrace{C^7H^6O^2}_{\text{Acide benzoïque.}} + \underbrace{C^2H^5AzO^2}_{\text{Glycocolle.}}$$

Avec les solutions alcalines bouillantes, il donne également un benzoate et du glycocolle,

Le chlorure de chaux produit le même dédoublement.

Enfin, et ce fait nous intéresse, l'acide hippurique éprouve un dédoublement semblable, en présence de certains ferments. C'est même par la putréfaction des urines de cheval et de

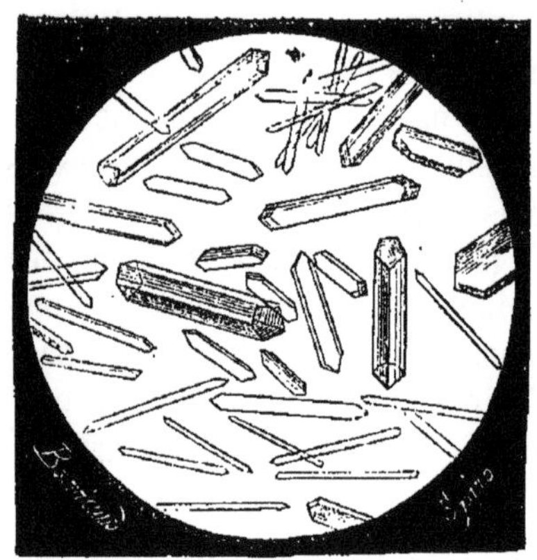

Fig. 18. — Cristaux d'acide hippurique.

vache, qu'on obtient une grande partie de l'acide benzoïque du commerce.

Traité par l'eau bouillante contenant de l'acide plombique, l'acide hippurique donne de la benzamide et de l'acide carbonique. Traité par l'acide sulfurique et le peroxyde de manganèse, il donne de l'acide carbonique et, de plus, de l'acide benzoïque.

La chaleur fait fondre l'acide hippurique, puis elle en dégage de l'acide benzoïque et de l'acide cyanhydrique.

L'acide hippurique est monobasique. Les hippurates sont tous solubles, à des degrés variables, dans l'eau et dans l'alcool. Ils sont cristallisables. On les obtient en saturant une dissolution d'acide hippurique par les oxydes métalliques ou par leurs carbonates. Toutefois, les hippurates de plomb et d'argent, qui sont peu solubles à froid, sont préparés plus facilement par double décomposition, par exemple en versant, dans une solution d'hippurate de potasse ou de soude, une solution soit d'acétate neutre de plomb, soit d'azotate d'argent.

VARIATIONS DE L'ACIDE HIPPURIQUE A L'ÉTAT NORMAL ET A L'ÉTAT PATHOLOGIQUE.

Cet acide se trouve dans l'urine de l'homme, aussi bien à l'état normal qu'à l'état morbide. Bence Jones en a trouvé 0gr,32 chez un homme de faible poids, 0gr,42 chez un autre d'un poids plus considérable. Il en existe moins dans les urines qui précèdent les repas que dans celles qui les suivent.

L'alimentation joue un grand rôle dans l'élimination de l'acide hippurique. Afin de bien comprendre ce rôle, il faut se rappeler qu'il se passe dans l'organisme qui a reçu de l'acide benzoïque, une réaction opposée à celle qui se passe dans un verre à expérience où l'on traite l'acide hippurique par les acides énergiques. Ainsi, tandis que, sous l'influence de l'acide chlorhydrique concentré, l'acide hippurique fixe de l'eau et donne de l'acide benzoïque et du glycocolle, l'*acide benzoïque ingéré se retrouve dans les urines à l'état d'acide hippurique.* Il en est de même de l'acide cinnamique.

Ces faits nous expliquent pourquoi, après l'ingestion des acides benzoïque et cinnamique, ou des baumes de benjoin, du Pérou, ou de Tolu (1), ou après l'ingestion de divers fruits qui contiennent de l'acide benzoïque, tels que les prunes, les ananas, les baies de ronce, d'airelle, etc., les urines renferment des quantités plus ou moins fortes d'acide hippurique. Chez un homme qui rendait 0gr,169 à 0gr,315 d'acide hippurique par vingt-quatre heures, dans les circonstances ordinaires, Tudichum trouva jusqu'à 2gr,212 de ce même acide, lorsque cet homme avait ingéré une grande quantité de prunes. C'est sans doute pour ce motif que les habitants des tropiques, où les fruits sont abondants, rendraient, suivant Lawson, des urines très-riches en acide hippurique.

(1) Il n'en est pas de même lorsqu'on a pris du copahu qui n'est pas un baume comme divers auteurs le répètent encore, mais une térébenthine.

Donc, si l'analyse indiquait la présence d'une quantité notable d'acide hippurique dans les urines d'un malade, on devrait d'abord s'enquérir du genre d'alimentation auquel ce malade a été soumis.

Quant à la séméiologie, ou à la signification de la présence d'un excès d'acide hippurique en dehors des circonstances de l'alimentation, elle n'est pas encore connue. Toutefois, cet acide augmenterait, dit-on, dans le *diabète* et dans la *chorée*. Lehmann aurait trouvé une urine fébrile rendue très-acide en partie par l'acide hippurique. Je rappellerai d'ailleurs que, dans certaines affections des voies génito-urinaires, par exemple dans les *catarrhes de la vessie*, lorsque les urines sont ammoniacales, ou bien dans les cas de *gravelle phosphatique*, on emploie avec avantage l'acide benzoïque à l'intérieur, dans le but de rendre les urines acides. (Voyez mes *Éléments de thérapeutique*.) Dans ce cas, on ne serait pas étonné de trouver de l'acide hippurique dans les urines.

DOSAGE DE L'ACIDE HIPPURIQUE.

Pour effectuer ce dosage, on peut suivre un procédé semblable à celui qu'on emploie pour extraire des urines de divers herbivores l'acide hippurique avec lequel on prépare une grande partie de l'acide benzoïque commercial.

On retire cet acide des urines de cheval, ou mieux de vache, en les additionnant d'acide chlorhydrique qui décompose les hippurates. Il se dépose peu à peu des cristaux d'acide hippurique qu'on purifie par cristallisations successives. 1 kilogramme d'urine de cheval peut donner 3 à 4 grammes d'acide hippurique; 1 kilogramme d'urine de vache peut en donner 10 à 15 grammes.

On évapore préalablement, à consistance sirupeuse, 1000 à 1500 grammes d'urine de l'homme, puis on ajoute de l'acide chlorhydrique qui décompose non-seulement les hippurates, mais les urates (spécialement l'hippurate et l'urate de soude). On obtient donc des cristaux d'acide hippurique et d'acide urique. Le dépôt mixte est recueilli et traité par l'alcool bouillant qui ne dissout pas l'acide urique, mais qui dissout bien l'acide hippurique et l'abandonne par évaporation. On peut le traiter par le noir animal et le faire cristalliser de nouveau dans l'alcool d'où il se dépose alors en cristaux incolores.

Ce procédé est avantageux lorsque les urines renferment une assez forte proportion d'acide hippurique. Lorsqu'elles sont très-peu riches en cet acide, le procédé doit être modifié de la manière suivante qui a été indiquée par Meissner : On précipite d'abord, avec la baryte, les phosphates, les urates, les sulfates; on enlève l'excès de baryte avec l'acide sulfurique (qu'il faut avoir soin de ne pas verser en excès); on filtre, on neutralise exactement avec l'acide chlorhydrique, et l'on évapore jusqu'à consistance de sirop épais. Le résidu est agité avec 150 à 200 centimètres cubes d'alcool, dans un vase bien fermé que l'on abandonne ensuite au repos. Les hippurates restent en solution, tandis que les chlorures se précipitent. On évapore l'alcool et l'on traite le résidu par l'acide chlorhydrique qui met en liberté l'acide hippurique. On agite avec 100 à 150 centimètres cubes d'éther additionné d'un peu d'alcool, puis on sépare la liqueur éthérée qui laisse déposer l'acide hippurique par évaporation. Il ne reste plus qu'à purifier cet acide en le dissolvant dans l'eau bouillante à laquelle on ajoute de la chaux éteinte pour le transformer en hippurate de chaux, décolorant avec le noir animal, filtrant et décomposant enfin l'hippurate par l'acide chlorhydrique. Il se dépose alors, par le refroidissement des liqueurs, des aiguilles d'acide hippurique pur.

IV. — CRÉATININE ET CRÉATINE.

La *créatinine*, $C^4H^7Az^3O$, a été découverte par Liebig.

Cette substance se présente, lorsqu'elle est pure, sous l'aspect de cristaux prismatiques (fig, 19), incolores, d'une saveur caustique et d'une réaction alcaline. Elle est beaucoup plus soluble que la créatine, non-seulement dans l'eau qui en prend 11 parties environ à la température ordinaire, mais dans l'alcool qui la dissout très-bien, surtout lorsqu'il est bouillant.

La créatinine donne avec les acides des sels facilement cristallisables.

La créatinine se transforme en oxalate de méthyluramine sous l'influence du bioxyde de mercure. Il en est de même sous l'influence de l'acide plombique, qui n'agit pas sur la créatine.

L'une des propriétés les plus importantes que possède la créatinine est celle de donner, avec le chlorure de zinc, une combinaison insoluble dans l'alcool, peu soluble dans l'eau

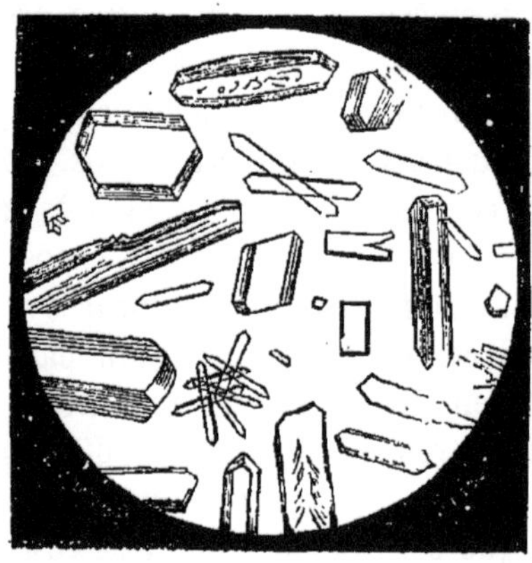

Fig. 19. — Cristaux de créatinine.

froide, mais facilement soluble dans l'eau bouillante. Cette combinaison, qui preud naissance lorsqu'on a versé une solution concentrée de chlorure de zinc dans une solution de créatine, et qui a pour formule $(C^4H^7Az^3O)^2ZnCl^2$, affecte la forme de petits cristaux prismatiques disposés en rosettes ou bien en houppes réunies par leurs sommets.

La *créatine* $(C^4H^9Az^3O^2 + Aq)$ a été découverte par Chevreul dans la chair des mammifères.

Elle se présente sous l'aspect d'une substance incolore, inodore, insipide, cristallisant en prismes ou en tables rectangulaires (fig. 20) solubles dans 75 parties d'eau froide et dans 94,10 d'alcool éthylique anhydre, solubles également dans l'alcool amylique, insolubles dans l'éther. Elle perd, à la température de 100 degrés, sa molécule d'eau de cristallisation.

Cette substance se dissout dans les solutions alcalines. Elle se dissout de même dans les acides étendus avec lesquels elle peut donner des sels cristallisables qui rougissent la teinture de tournesol. Sous l'influence des acides concentrés et bouillants, elle perd une molécule d'eau de constitution et se transforme en créatinine, $C^4H^7Az^3O$.

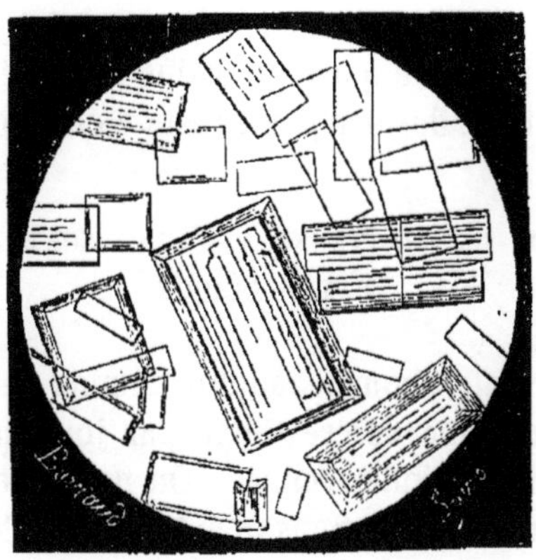

Fig. 20. — Cristaux de créatine.

Lorsqu'on fait bouillir une solution de créatine avec la baryte, cette substance fixe au contraire peu à peu une molécule d'eau, et se dédouble en urée et en sarcosine :

$$C^4H^9Az^3O^2 + H^2O = \underbrace{CH^4Az^2O}_{\text{Urée.}} + \underbrace{C^3H^7AzO^2}_{\text{Sarcosine.}}$$

Lorsqu'on la fait bouillir avec un excès de bioxyde de mercure, elle donne de la méthyluriaque ou méthyluramine, $C^2H^7Az^3$.

Origine de la créatine et de la créatinine dans l'organisme. — La créatine existe dans le suc musculaire qui ne contient pas de créatinine. Elle est déversée dans le sang où elle se transforme presque totalement en créatinine, de sorte qu'il n'en passe qu'une faible quantité dans l'urine, laquelle n'en contient parfois que des traces et même pas du tout.

Ainsi, la créatinine ne provient pas directement de la destruction des éléments musculaires, mais de la créatine qui lui donne naissance dans le sang en perdant une molécule d'eau. Cette transformation a été démontrée d'ailleurs par les recherches de Munk qui a vu, qu'après l'ingestion de la créatine, la créatinine était éliminée en plus grande quantité par les urines. De plus, suivant ce même expérimentateur, les urines contiendraient, dans cette circonstance, une plus grande quantité d'urée. Il est probable que la créatine donne également de la sarcosine. Mais ce dernier point reste à élucider.

VARIATIONS DE LA CRÉATININE A L'ÉTAT NORMAL ET A L'ÉTAT PATHOLOGIQUE.

A l'état normal, l'homme adulte élimine par les urines, en moyenne, 1 gramme de créatinine par jour (la proportion de créatine est encore indéterminée). On ne possède presque aucune notion sur les variations quantitatives qu'elle peut éprouver dans l'état de maladie. On a dit néanmoins que la créatinine augmentait dans le sang et, sans doute, dans l'urine des urémiques. D'après Munk, cette substance augmenterait également dans les maladies aiguës, notamment dans la pneumonie, ainsi que dans les fièvres intermittentes.

RECHERCHE ET DOSAGE DE LA CRÉATININE ET DE LA CRÉATINE.

Ces deux substances ne se trouvant toujours qu'en faible proportion dans l'urine, on doit en effectuer la recherche en opérant sur une assez grande quantité de ce liquide, sur 300 grammes au moins.

On neutralise l'urine avec de l'eau de chaux, puis on y verse une solution de chlorure de calcium pour précipiter les phosphates. On filtre après une ou deux heures de repos et l'on évapore à consistance sirupeuse. On décante, après refroidissement, la liqueur qui surnage le dépôt salin qui s'est formé, puis on verse, dans cette liqueur, quelques gouttes d'une solution concentrée de chlorure de zinc, et l'on agite. Il se forme bientôt un chlorure double de zinc et de créatinine, et un chlorure double de zinc et de créatine, si toutefois cette dernière se trouve en quantité suffisante (1).

Pour isoler ces bases, on dissout dans l'eau bouillante les cristaux des sels doubles qui se sont déposés, puis on fait digérer la solution aqueuse avec de l'oxyde de plomb hydraté. On filtre, et l'on débarrasse la liqueur filtrée de l'oxyde de plomb qu'elle retient, ainsi que des matières colorantes, en la traitant par l'hydrogène sulfuré, puis par le noir animal. On évapore à siccité ; enfin on traite le résidu par l'alcool absolu qui laisse déposer d'abord la créatine, puis la créatinine, en cristaux tels que ceux des figures 19 et 20.

V. — XANTHINE ($C^5H^4Az^4O^2$).

Cette substance, à laquelle on donne parfois les dénominations d'*acide xanthique*, d'*acide ureux*, a été découverte dans un calcul par Marcet, en 1817.

Propriétés. — La xanthine est solide, blanche, soluble dans 14 500 parties d'eau froide, moins difficilement soluble dans l'eau bouillante. Elle se dissout à la fois dans les alcalis et dans les carbonates alcalins, ainsi que dans les acides, avec lesquels elle donne des sels cristallisables. Le sulfate cristallise en paillettes ; le chlorhydrate, en petites tables hexagonales ; l'azotate, en petits mamelons jaunes formés de tables et de prismes rhomboïdaux. Toutefois, lorsqu'on la traite par l'acide nitrique bouillant et qu'on évapore à siccité, elle laisse un résidu nitré, de couleur jaune, qui ne donne pas de coloration pourpre au contact de l'ammoniaque, mais devient rouge, puis violet, au contact de la potasse et de la soude lorsqu'on chauffe.

Par sa composition, la xanthine, ou acide xanthique, se trouve intermédiaire à l'hypoxanthine et à l'acide urique, dont elle diffère par un atome d'oxygène en plus ou en moins.

Hypoxanthine..................	$C^5H^4Az^4O$
Xanthine......................	$C^5H^4Az^4O^2$
Acide urique..................	$C^5H^4Az^4O^3$

(1) Les cristaux de chlorure double de zinc et de créatinine n'offrent pas, dans ce cas, la netteté qu'ils présentent lorsqu'ils résultent de l'addition du chlorure de zinc à une solution de créatinine pure. On n'observe, le plus souvent, que des masses mamelonnées, brunâtres, sans aspect cristallin bien défini.

La xanthine en solution aqueuse est précipitée en blanc par le bichlorure de mercure. L'eau qui n'en contiendrait qu'un 30/1000 serait encore troublée par ce réactif. L'acétate de cuivre la précipite en flocons verdâtres, mais seulement à la température de l'ébullition. La solution ammoniacale de xanthine est précipitée par l'acétate neutre de plomb et par le chlorure de zinc. L'azotate d'argent donne, dans une solution azotique de xanthine, un précipité qui disparaît par la chaleur, mais reparaît par le refroidissement, et se montre alors formé de petits cristaux prismatiques ou d'aiguilles enchevêtrées.

État naturel. — On considérait jadis la xanthine comme une substance très-rare dans l'organisme animal, n'existant que dans certains calculs vésicaux et certains bézoards retirés des intestins des Ruminants. Mais Scherer a fait voir qu'elle était assez répandue dans l'économie. Ce chimiste l'a retrouvée dans l'urine humaine, dans le cerveau, la chair musculaire du bœuf, du cheval, des poissons, ainsi que dans divers parenchymes tels que le foie, la rate, le thymus, le pancréas. — Certains guanos en contiennent jusqu'à 0,25 pour 100.

Variations de la xanthine à l'état normal et à l'état pathologique. — Cette substance, qui a été retrouvée presque partout dans l'organisme, de sorte qu'on peut dire qu'elle y existe à l'état de diffusion, ne s'y rencontre cependant presque jamais en quantité bien appréciable. Ainsi Neubauer n'a pu en retirer que 1 gramme de 300 kilogrammes d'urine. Cependant Mosler en aurait trouvé des quantités plus appréciables dans le sang et dans l'urine de *leucocythémiques;* Durr et Stromeyer, dans l'urine de sujets ayant pris des bains sulfureux et fait usage de pommades sulfurées.

On ne la rencontre en masse que dans les calculs dits de *xanthine*, lesquels sont les plus rares. Je rappellerai que c'est dans un calcul de ce genre qu'elle a d'abord été trouvée par Marcet, en 1817. Plus tard, Bence Jones aurait trouvé dans les urines d'un enfant de neuf ans et demi, qui avait éprouvé antérieurement des symptômes de coliques néphrétiques, des cristaux microscopiques ressemblant assez à de l'acide urique, mais qui s'en distinguaient en ce qu'ils étaient solubles dans l'acide chlorhydrique et dans l'acide azotique. Mais Scherer a pensé que les cristaux observés par Bence Jones étaient représentés plutôt par de l'hypoxanthine, parce qu'ils se dissolvaient facilement dans l'eau, tandis que la xanthine est très-difficilement soluble dans ce liquide.

En somme, l'intérêt que présente la xanthine au point de vue pathologique ne consiste actuellement qu'en ceci, qu'elle peut donner lieu à la formation de calculs dans la vessie, dans les reins et dans les voies biliaires. Ces calculs sont couleur cannelle ou brun clair, blanchâtres par places et assez consistants. Ils sont formés de couches concentriques qui acquièrent l'aspect de la cire par le frottement.

Extraction de la xanthine. — On retire cette substance soit des guanos, soit des tissus animaux qui en contiennent, soit enfin de l'urine.

Pour l'extraire des guanos, on traite ceux-ci par la soude caustique; on fait passer ensuite, dans la solution alcaline filtrée, un courant d'acide carbonique. La xanthine précipitée par l'acide carbonique est recueillie, lavée et desséchée.

Pour la retirer des tissus animaux précités, on divise ceux-ci et on les épuise par l'alcool bouillant, puis par l'eau, et l'on réunit les liqueurs filtrées. On chasse l'alcool par la distillation, puis on traite successivement par l'acétate neutre et par le sous-acétate de plomb, enfin par l'acétate de mercure. On traite ensuite les divers précipités par l'hydrogène sulfuré. Il ne reste plus qu'à faire bouillir et filtrer; la xanthine se dépose par le refroidissement.

Pour retirer la xanthine de l'urine, on peut suivre le procédé de Stromeyer, lequel est fondé sur la précipitation de la xanthine par le sublimé et par l'azotate d'argent.

« On précipite l'urine avec un lait de chaux, on neutralise aussi exactement que possible avec l'acide chlorhydrique le liquide filtré, puis on précipite la xanthine avec une solution de sublimé. On lave le précipité, d'abord par décantation, ensuite sur le filtre, puis on le suspend dans l'eau et on le décompose en faisant passer dans l'eau un courant d'hydrogène sulfuré. On évapore le liquide filtré brunâtre, et, pour enlever la matière colorante brune et l'acide urique, on le fait bouillir avec de l'hydrate d'oxyde de plomb. Le liquide filtré, débarrassé d'oxyde de plomb par l'hydrogène sulfuré, donne, après l'évaporation et le refroidissement, une xanthine qui est encore mélangée avec une grande quantité d'acide urique. Pour purifier cette xanthine, on la dissout dans l'eau bouillante et on la mélange avec de l'azotate d'argent : après le refroidissement, la combinaison de la xanthine avec l'azotate d'argent se dépose sous forme de cristaux. Pour décomposer l'acide urique, on fait bouillir ceux-ci avec de l'acide azotique étendu, on décolore la solution avec le charbon animal et l'on filtre : par le refroidissement, on obtient le composé de xanthine assez incolore. Enfin, au moyen d'une solution ammoniacale d'argent, on change ce composé en la combinaison gélatineuse contenant deux molécules d'oxyde d'argent ; on lave, on traite par l'hydrogène sulfuré, et le liquide filtré que l'on obtient donne, après évaporation, la xanthine pure. »

VI. — ACIDES VOLATILS DIVERS.

Ces composés volatils sont représentés : 1° par l'*acide carbonique* (1) ; 2° par l'*acide phénique* (alcool phénylique) et par des substances huileuses qu'on a appelées *acides taurylique, damalurique, damolique.*

Acide carbonique. — L'acide carbonique existe à l'état libre dans les urines, où la présence en a été signalée depuis longtemps par divers chimistes, tels que Proust, Brandes, Marcet. Ce même gaz peut s'y trouver à l'état de bicarbonate, soit de soude, soit de chaux ou de magnésie.

Pour extraire l'acide carbonique libre des urines, on recourt au procédé de la distillation dans le vide. On se sert de la pompe à mercure, dont l'emploi est très-commode.

On interpose, entre la pompe à mercure et le ballon qui contient les urines, un flacon renfermant de l'eau de baryte. De cette manière, l'acide carbonique dégagé est fixé à l'état de carbonate de baryte que l'on recueille, que l'on dessèche à une température un peu supérieure à 100 degrés, et que l'on pèse ensuite. A 1 de carbonate de baryte correspondent 0,22 335 d'acide carbonique. Il ne faut point, dans cette opération, favoriser le dégagement de l'acide carbonique en chauffant l'urine, car les bicarbonates pourraient être décomposés.

Si l'on veut doser l'acide carbonique total, celui qui est libre et celui qui existe à l'état de combinaison, on ajoute aux urines de la liqueur de baryte (2) en léger excès. On filtre au bout de vingt-quatre heures pour recueillir le précipité qui, après avoir été lavé et séché, est introduit dans un appareil à dosage par perte, analogue

(1) La chimie organique étant la chimie du carbone, l'acide carbonique est, en réalité, une substance organique.

(2) Cette liqueur se prépare en mélangeant 1 volume d'une solution concentrée de chlorure de baryum avec 2 volumes d'eau saturée de baryte.

à celui qui sert au dosage de la glycose. L'acide carbonique est dégagé par un acide.

Il résulte de recherches faites par Morin (1), en extrayant, au moyen du vide, l'acide carbonique libre, que 1000 centimètres cubes d'urine de la nuit contiendraient, en moyenne, $19^{cc},62$ de ce gaz. Cette quantité diminuerait après l'ingestion de l'eau en abondance, tandis que celle de l'oxygène, qui est contenu également en faible quantité dans les urines, augmenterait au contraire.

Acide phénique. — Cet acide, que l'on considère actuellement comme un alcool, l'*alcool phénylique*, ou *hydrate d'oxyde de phényle* ($C^6H^6O = \left.\begin{matrix}C^6H^5\\H\end{matrix}\right\}O$), existerait constamment, d'après Städeler, dans les urines de la vache, du cheval et de l'homme. Toutefois les urines de l'homme n'en contiendraient que des quantités excessivement faibles, de sorte que la présence de cette substance dans ces dernières urines peut être considérée comme douteuse.

Pour retirer l'acide phénique des urines de la vache, Städeler mélange 40 kilogrammes de ces urines avec de la chaux éteinte, fait bouillir une fois, laisse reposer, décante et évapore au huitième. Il ajoute ensuite de l'acide chlorhydrique et décante, au bout de vingt-quatre heures, pour séparer le liquide de l'acide hippurique. Ce liquide est ensuite soumis à la distillation. A l'aide de rectifications successives, il obtient une liqueur huileuse, sous-jacente à l'eau qui a passé en même temps à la distillation. C'est dans cette huile qu'il décèle la présence de l'acide phénique, d'après les réactions caractéristiques de cet acide, telles que la coloration bleu violet qui se développe temporairement au contact du perchlorure de fer, la coloration bleue que prend un copeau de sapin trempé dans une solution d'acide phénique, puis dans une solution d'acide chlorhydrique faible, et exposé ensuite à la lumière solaire.

L'acide phénique se trouve mélangé dans la liqueur huileuse à une substance peu connue et aux trois acides suivants :

Acides taurylique, damalurique, damolique. — L'acide taurylique, auquel Scherer attribue la formule C^7H^8O, a un point

(1) Morin, *Sur les gaz libres des urines* (*Journal de pharmacie et de chimie*, 1864). — Les urines contiennent trois gaz libres : l'acide carbonique, l'azote et l'oxygène. Avec $19^{cc},62$ d'acide carbonique dissous dans 1000 centimètres cubes d'urine de la nuit, il y a $9^{cc},589$ d'azote et $0^{cc},824$ d'oxygène, soit approximativement 6 centigrammes pour le poids total de ces gaz.

d'ébullition un peu plus élevé que l'acide phénique (ce dernier bout à 188 degrés), et possède la propriété de former une combinaison solide avec l'acide sulfurique concentré. — L'acide damalurique, $C^{14}H^{22}O^{3}+H^{2}O$, est un liquide huileux, peu soluble dans l'eau, ayant une odeur qui rappelle celle de l'acide valérianique, et donnant des sels parfaitement définis. — Il en est à peu près de même de l'acide damolique.

Pour isoler, d'une part, l'acide phénique dont il a été déjà question, et, d'autre part, les trois acides précités, on distille avec de la potasse caustique la couche huileuse qui les renferme. On en sépare ainsi la substance peu connue jusqu'ici, qui n'a été que mentionnée. On neutralise alors, *d'une manière incomplète*, avec l'acide sulfurique, c'est-à-dire qu'on ajoute une quantité d'acide représentant seulement les 5/6es environ de la quantité nécessaire pour neutraliser la potasse, puis on distille de nouveau. Il passe alors à la distillation l'acide phénique, l'acide taurylique et les deux autres acides. On sature avec le carbonate de soude le liquide distillé, et l'on l'agite, à plusieurs reprises, avec l'éther qui s'empare des acides phénique et taurylique, même au contact du carbonate de soude. Les autres acides se trouvent à l'état de damalurate et de damolate de soude insolubles dans l'éther.

La distillation fractionnée permet de séparer l'un de l'autre les acides phénique et taurylique, dont le point d'ébullition est différent : la réaction de l'acide sulfurique permet d'ailleurs d'opérer cette séparation.

On traite par l'acide sulfurique la partie insoluble dans l'éther et l'on distille : les acides damalurique et damolique, qui passent à la distillation, sont traités par le carbonate de baryte en excès. On filtre et l'on concentre par évaporation. Le damolate de baryte se dépose le premier; le damalurate reste dans les eaux mères d'où il se dépose par concentration des liqueurs. On décompose ensuite chacun de ces sels par l'acide sulfurique.

VII. — MATIÈRES COLORANTES DE L'URINE.

J'ai indiqué précédemment (p. 11) les principales variations de couleur que peuvent présenter les urines. Il s'agit maintenant d'étudier la question d'une manière plus approfondie.

D'après les travaux les mieux faits sur ce sujet difficile, la coloration jaune de l'urine normale serait due à deux substances : l'*urochrome* et l'*indican* ou *uroxanthine*.

1° *Urochrome.*

Tudichum désigne, par cette expression, la matière colorante qui, suivant lui, existerait seule dans l'urine *normale.* Heller l'a appelée *urophéine.* Cette substance, lorsqu'elle est isolée et sèche, se présente sous l'aspect d'une matière jaune amorphe, soluble dans l'eau ainsi que dans les acides et les liqueurs alcalines, peu soluble dans l'éther, moins soluble encore dans l'alcool. La solution aqueuse rougit peu à peu à l'air. L'acétate de mercure, le sous-acétate de plomb, la précipitent en jaune ; l'acétate neutre de plomb la précipite en blanc ; le nitrate d'argent, en une masse gélatineuse soluble dans l'acide nitrique.

Extraction de l'urochrome. — On ajoute à l'urine 1/2 pour 100 d'hydrate de baryte, puis un peu d'acétate de baryte ; on agite, on laisse reposer pendant vingt-quatre heures, et l'on filtre au bout de ce temps. L'urine, qui est ainsi débarrassée des sulfates, des phosphates, des urates et de l'acide urique, est traitée par l'acétate de plomb et un peu d'ammoniaque. Le sel de plomb donne un précipité contenant l'urochrome. Ce précipité est recueilli, lavé et trituré à froid avec de l'acide sulfurique étendu. Il se forme du sulfate de plomb, et l'urochrome se dissout dans l'acide sulfurique employé en excès. Pour la séparer de cet acide, on neutralise avec le carbonate de baryte, puis on filtre. On a ainsi une solution d'urochrome plus ou moins pure. On la traite alors par l'acétate mercurique qui donne un précipité jaune si elle est pure, un précipité gris ou noirâtre si elle est impure. On décompose ce précipité en le mettant en suspension dans l'eau et faisant passer un courant d'hydrogène sulfuré. On obtient ainsi une solution jaune qui, évaporé au bain-marie, donne un résidu d'urochrome présentant les caractères indiqués. — Si le précipité produit par l'acétate de mercure était gris ou noirâtre, l'urochrome serait impure. Il faudrait alors précipiter de nouveau par l'acétate de plomb et continuer l'opération comme ci-dessus.

Substances résultant de l'urochrome. — Chacun sait que

l'urine abandonnée à l'air, ou additionnée d'un acide, se fonce en couleur. Elle rougit. C'est ainsi que les cristaux d'acide urique et les cristaux d'urates qu'on observe souvent au fond des vases de nuit, sont rouges. D'après Tudichum, cette coloration rouge provient de ce que l'urochrome s'est oxydée et s'est transformée en *uroérythrine* (de οὖρον, urine, et ἐρυθρός, rouge). Mais il paraît que les choses ne se passent pas d'une manière aussi simple. La matière rouge, qui provient aussi de l'urochrome soumise à des influences oxydantes, est formée de trois substances : en effet, en la traitant par l'alcool, par exemple en lavant avec ce liquide les dépôts rouges, il reste une poudre brune qu'on a appelée *uromélanine* (de μελας, noir), $C^{36}H^{43}Az^{7}O^{10}$, laquelle est soluble dans la potasse et semble jouer le rôle d'un acide. La solution alcoolique, qui est colorée en rouge-rubis, donne, par l'addition de l'eau, un précipité d'aspect résineux ou pâteux que l'éther sépare en deux parties : l'une, insoluble dans ce liquide, c'est l'*uropittine* (de πίττα, poix), $C^{9}H^{10}Az^{2}O^{3}$, qui est soluble et cristallisable dans l'alcool ; l'autre, insoluble dans l'éther, c'est l'*acide omicholique*. — Enfin je rappellerai que, d'après Tudichum, l'odeur de l'urine en décomposition serait due à l'uropittine et à l'acide omicholique : le carbonate d'ammoniaque, qui se produit dans la décomposition de l'urée, exalte cette odeur, mais n'en est pas la cause.

2° *Indican ou uroxanthine.*

Schunk (de Manchester) désigne, par cette expression, une matière colorante jaune, déjà isolée de l'urine par Heller qui l'avait appelée *uroxanthine*. Cette substance paraît n'exister qu'en faible quantité dans l'urine normale de l'homme, mais elle se trouverait en quantité notable dans les urines de certains malades, par exemple dans celles des carcinomateux. Elle existe en abondance dans les urines du chien, de la vache et du cheval.

L'indican ne paraît pas avoir été isolé à l'état de pureté absolue, car on ne le connaît jusqu'ici que sous l'aspect d'un sirop de couleur jaune ou brun clair, soluble dans l'eau, dans l'alcool et dans l'éther. On lui attribue la formule $C^{26}H^{31}AzO^{17}$.

Extraction de l'indican. — On précipite l'urine fraîche par le sous-acétate de plomb, on filtre et l'on ajoute de l'ammoniaque. Le nouveau précipité est recueilli, décomposé par l'hydrogène sulfuré qui met l'indican en liberté. Pour l'obtenir, il ne reste plus qu'à évaporer dans le vide de la machine pneumatique.

Produits résultant de l'indican.— Cette matière donne, au contact des acides minéraux et au contact de l'air : 1° du *bleu d'indigo* ou *uroglaucine* ; 2° du *rouge d'indigo* ou *indirubine*, ou *urrhodine;* 3° une matière sucrée, l'*indiglucine*, qui posséde la propriété de réduire le tartrate cupro-potassique ; 4° de la *leucine* et des acides gras, tels que les acides formique, acétique, butyrique, etc. Il en est de même sous l'influence des ferments. C'est pourquoi une urine riche en indican présente à sa surface, lorsqu'elle se putréfie, une pellicule bleue avec un reflet métallique rouge.

L'*uroglaucine* ou *bleu d'indigo*, C^8H^5AzO, cristallise en aiguilles microscopiques isolées ou, plus souvent, réunies en étoiles. Elle a la même composition que l'indigo bleu ordinaire ou indigotine. L'uroglaucine se comporte en effet comme cette dernière substance. Ainsi elle est insoluble dans l'eau, dans l'éther, dans le chloroforme; elle est peu soluble dans l'alcool. Les sels ferreux et, en général, les corps réducteurs, la transforment en indigo blanc. Puis, au contact de l'air, elle redevient indigo bleu. Il suffit d'ajouter de l'acide chlorhydrique, ou de l'acide azotique, à une urine contenant une quantité notable d'indican pour qu'elle donne lieu à une précipitation de bleu d'indigo.

L'*indirubine*, ou *rouge d'indigo*, ou *urrhodine*, est presque noire lorsqu'elle est en masse ; elle est rouge-carmin lorsqu'elle est en couches minces. Elle est insoluble dans l'eau, mais soluble dans l'alcool, dans l'éther et dans le chloroforme.

L'*indiglucine*, $C^6H^{10}O^6$, est une matière sucrée qui résulte d'une hydratation de l'indican sous l'influence des acides étendus, hydratation d'où résulte également la formation d'indigo bleu.

$$\underbrace{C^{26}H^{31}AzO^{17}}_{\text{Indican.}} + 2H^{2}O = \underbrace{3C^{6}H^{10}O^{6}}_{\text{Indiglucine.}} + \underbrace{C^{8}H^{5}AzO}_{\text{Indigo bleu.}}$$

C'est pourquoi les urines qui contiennent de l'indican, étant acidulées et abandonnées à l'air, peuvent se comporter comme la glycose vis-à-vis du tartrate cupro-potassique, et donner du bleu d'indigo.

Enfin la *leucine*, que nous étudierons plus tard parmi les principes anormaux de l'urine, résulte, d'après Schunk, d'une hydratation ultérieure portant sur le bleu d'indigo qui, après avoir fixé cinq molécules d'eau, se dédoublerait en *leucine*, *acide ormique* et *acide carbonique*.

$$\underbrace{C^{8}H^{5}AzO}_{\text{Indigo bleu.}} + 5H^{2}O = \underbrace{C^{6}H^{13}AzO^{2}}_{\text{Leucine.}} + \underbrace{CH^{2}O^{2}}_{\text{Acide formique.}} + CO^{2}$$

Il peut être utile d'isoler et de doser l'indiglaucine et l'indirubine, c'est-à-dire la matière bleue et la matière rouge provenant de l'indican. Pour cela, on peut suivre un procédé très-simple, lequel consiste à agiter l'urine avec l'éther, ou mieux avec le chloroforme; ces liquides s'emparent de l'indirubine qu'ils dissolvent. On filtre : l'indiglaucine reste sur le papier à filtre qu'on lave avec l'alcool dans lequel l'indiglaucine se dissout peu à peu. Par évaporation du chloroforme d'une part, et de l'alcool d'autre part, on obtient les deux substances cherchées. On les pèse après les avoir lavées à l'eau et les avoir desséchées.

Pour reconnaître la présence de l'indican, ou uroxanthine, dans les urines fortement colorées en jaune, par exemple dans celles du choléra où elles sont d'un jaune-citron, dans diverses affections de la moelle, etc., on verse dans un verre 15 à 20 centimètres cubes d'acide chlorhydrique concentré, puis on fait tomber peu à peu dans l'acide une petite quantité de l'urine à essayer, 30 gouttes par exemple. Le mélange se colore en rouge, puis en violet rouge, puis en bleu si l'urine contient de l'indican (il se forme, sous l'influence de l'acide, d'abord de l'indirubine, puis de l'uroglaucine ou bleu d'indigo).

DES MATIÈRES COLORANTES DANS LES URINES NORMALES ET PATHOLOGIQUES.

Origine des matières colorantes des urines normales. — Ces substances proviennent de l'hémoglobine, principe constitutif des globules rouges qui se détruisent et se renouvellent sans cesse. Ce fait, qui a été admis d'abord avec doute, est aujourd'hui reçu presque sans conteste, bien que l'étude chimique des métamorphoses de l'hémoglobine, soit en urochrome, soit en indican ou uroxanthine, ne soit pas encore élucidée. D'ailleurs, dans plusieurs intoxications par les poisons que j'ai appelés *hématiques*, tels que les poisons gazeux et la plupart des composés métalliques, lorsque ces composés ont pu séjourner pendant un temps suffisant dans l'organisme, on a remarqué un changement notable dans la coloration des urines. Ainsi, dans l'empoisonnement par l'hydrogène arsénié, les urines deviennent brunes par suite du passage dans l'urine d'hémoglobine dissoute et altérée. Cette coloration des urines dans l'empoisonnement en question a été signalée d'abord par Vogel (1), puis par d'autres, notamment par A. Ollivier (2). J'ai constaté, d'autre part, au moyen de l'analyse spectrale, que lorsqu'on fait passer un courant d'hydrogène arsénié dans du sang défibriné, l'hémoglobine est d'abord réduite, qu'elle est détruite ensuite, de sorte que le liquide sanguin primitif est décoloré et ressemble, à s'y méprendre, à de l'urine. *Il n'y a plus de bandes d'absorption* dans le spectre du sang ainsi altéré; l'édifice de l'hémoglobine s'est écroulé, le fer qu'elle contenait étant passé à l'état de sel terreux, puisque j'ai obtenu une coloration bleue (bleu Turnbull) en ajoutant au liquide une solution de ferricyanure de potassium (3).

(1) *Archiv für wissenschaftliche Heilkaude*, 1853.
(2) *Comptes rendus de la Société de biologie*, 1863.
(3) Rabuteau, *Soc. de biol.*, 19 avril 1873.

On observe également une coloration plus foncée des urines dans l'intoxication par l'acide cyanhydrique.

Il existe d'ailleurs une relation entre les matières colorantes de l'urine et celles de la bile, liquide que l'on considère depuis longtemps comme renfermant des matériaux de destruction des globules rouges. Ainsi, quand on traite par l'acide azotique l'une des matières colorantes de la bile, la bilirubine, on obtient, d'après les recherches de Maly, de l'urochrome (*urobiline* de Jaffé (1)). L'urochrome de Tudichum et l'urobiline de Jaffé, lesquelles sont identiques, ne seraient donc qu'un produit d'oxydation de la bilirubine ou matière colorante rouge de la bile.

Signification. — Les urines pâles, émises en *quantité moyenne*, et ayant une faible densité, indiquent d'abord, d'une manière certaine, qu'il n'y a pas d'affection fébrile aiguë. Lorsque des urines de cette nature sont émises pendant un certain temps, on peut dire, sans crainte de se tromper, que le sujet qui les a fournies est atteint soit d'*anémie*, soit d'*urémie*. En effet, d'une part, il est remarquable que la chloro-anémie se traduise non-seulement par la décoloration des muqueuses et des tissus, mais par la décoloration de l'urine; l'hémoglobine ou, ce qui revient au même, les globules rouges n'étant plus en quantité suffisante pour donner, en se détruisant et se renouvelant chaque jour, la quantité normale des matières colorantes de l'urine. Tudichum a considéré avec raison l'absence de l'urochrome dans l'urine et la rétention de cette matière colorante dans l'organisme comme des caractères de l'urémie. L'urochrome retenue dans l'économie s'oxyderait peu à peu en donnant de l'acide omicholique et de l'uropittine qu'on retrouverait dans les tissus, dans l'enduit dentaire où ces substances seraient la cause de la fétidité de l'haleine.

Chez les hystériques, les urines sont souvent très-pâles; mais elles sont émises, le plus souvent, en grande quantité, de sorte que les conditions sont à peu près les mêmes que

(1) *Arch. gén. de méd.*, 1873.

celles où il y a eu ingestion de beaucoup d'eau où de substances diurétiques telles que l'alcool.

Les urines fortement colorées en *jaune* contiennent de l'indican ou uroxanthine, comme celles des cholériques, ou bien la coloration en est due à l'ingestion des substances contenant soit de l'acide chrysophanique, soit de la santonine. En effet, après l'ingestion de la rhubarbe qui contient beaucoup d'acide chrysophanique, ou après l'ingestion du séné qui en contient peu, les urines sont fortement colorées en jaunes *lorsqu'elles sont acides* (elles sont colorées en rouge-amaranthe lorsqu'elles sont alcalines). Il en est de même après l'ingestion de la santonine : les urines acides sont alors jaunes; elles deviennent rouges si l'on y verse la solution d'un alcali.

Les urines *rouges* ont, en général, une forte densité et sont, par conséquent, riches en principes solides. Telles sont les urines de la nuit et spécialement celles des personnes atteintes d'*affections fébriles*. Il suffit qu'nne poussée fébrile se manifeste pour que, dès le début, les urines soient déjà fortement colorées par l'uroérythrine qui, suivant Tudichum, se trouve en grande quantité dans les urines fébriles où elle proviendrait d'une oxydation de l'urochrome. Les sédiments d'urate de soude sont blanchâtres dans les cas ordinaires; ils sont alors briquetés et même presque aussi rouges que les sédiments d'acide urique qui fixe avec une si grande facilité les matières colorantes.

Nous avons vu que l'indican se transforme en uroglaucine et en indirubine, ou rouge d'indigo, dans les urines en voie de putréfaction. L'uroglaucine et l'indirubine se forment rarement dans la vessie; on les observe parfois dans la *maladie de Bright* et dans les *catarrhes* de la vessie lorsque les urines sont devenues ammoniacales. Ces deux substances forment des sédiments qu'on peut séparer par l'éther qui dissout l'indirubine et par l'alcool bouillant qui dissout l'uroglaucine.

Les urines de couleur *brune* ou, en général, les urines très-foncées contiennent des matières colorantes anormales; telles que celles de la bile et du sang (voy. *Éléments de la bile et matière colorante du sang dans les urines*).

Dans les urines d'apparence plus ou moins normales provenant de sujets affectés de cancer mélanique, il se forme une matière brune appelée *mélanogène*. Cette matière se produit lorsque les urines sont exposées à l'air, ou même lorsqu'on les additionne d'une substance oxydante, telle que le nitre, le bichromate de potasse, etc.

RECHERCHE DES MATIÈRES COLORANTES DE L'URINE.

Pour isoler et doser exactement chacune des deux matières colorantes fondamentales des urines normales et celles des urines pathologiques, ainsi que les produits les plus importants auxquels elles donnent naissance, soit par oxydation, soit par hydration et dédoublement, il faut effectuer les opérations déjà indiquées au sujet de l'extraction de ces substances. Je n'ai donc rien à ajouter à ce sujet.

Mais ces opérations sont longues et difficiles. La quantité normale des matières colorantes de l'urine est d'ailleurs indéterminée. L'aspect variable des urines est le seul caractère pratique sur lequel on se fonde pour donner une évaluation approximative ou plutôt comparative de ces mêmes matières.

VIII. — INDICATION GÉNÉRALE DES PRINCIPES QUI EXISTENT NORMALEMENT DANS LES URINES.

Je viens de faire l'histoire de chacune des substances qui entrent dans la constitution des urines normales et celle de leurs variations dans divers états morbides. On a vu que telle urine, qui ne renferme cependant que des substances normales peut-être tout à fait pathologique dans certaines circonstances. C'est ce qui arrive chez les fébricitants : l'urée, les urates et l'acide urique augmentent alors d'une quantité parfois considérable; il en est de même de la matière colorante rouge ou uroérythrine qui provient de l'urochrome.

Il importe maintenant de résumer la composition des urines normales, pour fixer les idées et permettre une comparaison entre les résultats obtenus par l'analyse d'une urine normale et celle d'une urine présumée pathologique sinon au point de vue qualitatif, du moins au point de vue quantitatif.

Tableau indiquant la composition moyenne des urines normales

(Poids moyen : 1200 grammes. — Densité moyenne : 1,018.)

	gr.
Eau	1152,00
Gaz (acide carbonique, azote, oxygène)	0,06
Matières solides	47,40

Ces matières sont représentées par les principes suivants :

		gr.
Principes minéraux ou inorganiques.	Chlorure de sodium	12,000
	Chlorure de potassium	quant. indét.
	Sulfates alcalins (sulfates de soude et de potasse (1))	4,500
	Phosphate acide de soude	2,530
	Phosphates de chaux et de magnésie (2).	1,250
	Fer	0,003
	Silice	0,030
	Azotates	traces.
Principes organiques.	Urée	25,000
	Créatinine	1,000
	Créatine	traces.
	Urate acide de soude	0,560
	Acide urique libre	traces.
	Acide hippurique	0,350
	Xanthine	traces.
	Acides divers	traces.
	Matières colorantes	quant. indét.

(1) Ces sulfates correspondent à une moyenne de 3 grammes d'acide sulfurique concentré, H^2SO^4.

(2) Ces divers phosphates de soude, de chaux et de magnésie correspondent à un peu plus de 2 grammes d'anhydrique phosphorique, P^2O^5.

ÉTUDE DES PRINCIPES ANORMAUX
DES URINES

Ces principes sont répartis en trois groupes, ce sont : 1° des *substances minérales ou inorganiques ;* 2° des *substances organiques ;* 3° des *substances organisées.*

Substances inorganiques.	*Substances organiques*
Sels ammoniacaux (carbonate d'ammoniaque, phosphate ammoniaco-magnésien, urate d'ammoniaque).	Glycose.
Hydrogène sulfuré.	Inosite.
	Albumine.
	Cystine.
	Tyrosine.
	Leucine.
	Allantoïne.
	Acide oxalique.
	Acide benzoïque.
	Éléments de la bile.
	Matières grasses.
	Matières extractives.

Substances organisées.

Globules sanguins et matière colorante des globules (hémoglobine plus ou moins altérée).	Mucus.
Leucocytes.	Cellules épithéliales.
	Spermatozoïdes.
	Champignons et infusoires.

Il n'est question, dans cette énumération, ni de l'*alcapton*, ni des *acides lactique, acétique, butyrique.*

L'alcapton serait une substance jaune, incristallisable, soluble dans l'eau, dans l'alcool et dans l'éther, possédant la propriété de réduire le tartrate cupro-potassique. Elle a été désignée ainsi par Bœdecker qui est peut-être le seul qui l'ait signalée. — L acide lactique n'existe pas dans les urines ; on ne l'a retrouvé, en quantité minime, que lorsqu'on l'avait laissé se former. En effet, les urines peuvent éprouver à la longue une fermentation lactique, spécialement lorsqu'elles sont sucrées. — On peut isoler une certaine quantité d'acide acétique des urines diabétiques qu'on a abandonnées à elles-mêmes et qui ont subi ainsi la fermentation alcoolique, puis la fermentation acétique; mais jamais on n'a rencontré cet acide dans les urines récemment émises, si ce n'est après l'ingestion d'acide acétique et d'acétates en quantité considérable. D'ailleurs, l'acide acétique et les acétates, pris en moyenne quantité, sont brûlés dans l'organisme comme l'acide tartrique et les tartrates, l'acide malique et les malates, etc. (1). Il n'y a donc pas lieu de tenir compte de la présence de ces acides, puisqu'elle ne constitue aucun caractère pathologique. Cette présence n'est qu'accidentelle comme celle de substances médicamenteuses, telles que les iodures, les bromures, les alcaloïdes, etc., qui ont pu être ingérées, et dont j'indiquerai plus tard la recherche dans les urines. — Berzelius, qui a signalé la présence de l'acide butyrique dans les urines, a reconnu lui-même que cet acide ne s'y trouvait que très-rarement, ce qui porte à croire que ce composé s'était formé de toute pièce dans des urines déjà altérées. On sait d'ailleurs que l'acide butyrique, qui n'existe pas dans les urines des diabétiques, peut s'y former en quantité considérable, suivant Schérer, lorsqu'on y ajoute de la craie et qu'on les laisse fermenter à une température de 35 à 40 degrés. Lehmann dit, cependant, avoir trouvé quelquefois dans les urines de femmes en couches et de nourrices qui n'allaitaient pas, une graisse d'où il aurait pu retirer, par la saponification, un acide volatil ayant une odeur d'acide butyrique (2). Ces urines contenaient donc de la butyrine, non de l'acide butyrique libre.

En somme, aucun des acides précités n'a été trouvé dans les urines normales ou pathologiques récemment émises. On n'a pu déceler ces acides dans les urines que lorsqu'on les avait laissé s'y former.

(1) *Gaz. hebd. de méd. et de chirurgie*, 1871, p. 765.
(2) Lehmann, *Lehrbuch der physiologischen Chemie*.

SUBSTANCES INORGANIQUES EXISTANT ANORMALEMENT DANS LES URINES.

Les principes anormaux de nature minérale ou inorganique que l'on rencontre parfois dans les urines sont : 1° des *sels ammoniacaux*, tels que le carbonate d'ammoniaque, le phosphate ammoniaco-magnésien, l'urate acide d'ammoniaque; 2° l'*hydrogène sulfuré*. — Le phosphate ammoniaco-magnésien et les urates d'ammoniaque forment des sédiments et parfois des calculs.

I. — COMPOSÉS AMMONIACAUX.

J'ai déjà dit (p. 72) que la présence de sels de cette espèce dans les urines normales, admise par quelques-uns, était rejetée par la plupart des chimistes. Il importe, avant tout, de préciser et de discuter cette question.

Les urines normales ne contiennent pas ou ne peuvent contenir que des traces de sels ammoniacaux. — Il est évident que les composés de cet ordre qui existeraient dans une urine normale, au moment de l'émission, ne pourraient provenir que du liquide sanguin. Le problème se trouve dès lors ramené à ces termes : Que deviennent les sels ammoniacaux introduits dans le sang d'une manière quelconque? Les sels ammoniacaux peuvent-ils se former de toutes pièces dans le sang ou dans l'organe?

La première question a été résolue par des expériences diverses que j'ai effectuées dans ces dernières années.

Le sesquicarbonate d'ammoniaque, injecté dans les veines, s'élimine partiellement par les voies respiratoires, soit en nature, soit à l'état d'ammoniaque libre, ainsi que j'ai pu le constater en approchant du papier rouge de tournesol des narines des animaux dans les veines desquels j'avais introduit des solutions de ce sel; l'autre partie de ce même sel se retrouve dans les urines à l'état de phosphate ammoniaco-magnésien et d'un composé dont je ne puis préciser encore la nature (j'avais cru d'abord que le sesquicarbonate d'ammoniaque se transformait en phosphate d'ammoniaque simple). Lorsqu'il a été ingéré à haute dose, le sesquicarbonate d'ammoniaque s'élimine partiellement en nature et rend les urines alcalines (1). Mais il faut que les doses en soient fortes, qu'elles soient au moins de 8 à 10 grammes. En effet, après avoir pris chaque jour, pendant cinq jours de suite, 5 grammes de sesquicarbonate d'ammoniaque, soit en tout 25 grammes de ce sel, mes urines n'ont jamais été alcalines. Or, j'ai constaté qu'en ajoutant seulement 1 millième de ce sel à des urines normales, on leur communique une réaction alcaline ; par conséquent, les urines ne contenaient pas la millième partie de leur poids du sesquicarbonate ingéré, lequel s'était transformé en d'autres principes ou s'était éliminé par les voies respiratoires (2).

Le chlorure d'ammonium s'élimine presque totalement en nature. Après avoir pris 25 grammes de ce sel en cinq jours, j'ai pu en retrouver 22 grammes dans mes urines (3). L'autre partie s'était sans doute décomposée au contact du sang, et l'ammoniaque provenant de cette décomposition avait dû s'éliminer par les voies respiratoires.

Le bromure et l'iodure d'ammonium, le phosphate d'ammoniaque, introduits dans le sang chez les animaux, déterminent des convulsions parfois formidables comme après l'injection du sesquicarbonate d'ammoniaque, ainsi que j'ai pu m'en assurer (*loc. cit.*). On peut donc admettre que ces composés, qui sont d'ailleurs beaucoup moins stables que le chlorure d'ammonium, se décomposent facilement dans le sang, en donnant de l'ammoniaque libre qui excite puissamment le système nerveux. On savait, depuis longtemps déjà, que l'ammoniaque provoque de violentes convulsions lorsqu'elle a été introduite dans le torrent circulatoire.

(1) *Gaz. hebd. de méd. et de chir.*, 15 décembre 1871.

(2) Bence Jones a pensé que le sesquicarbonate d'ammoniaque s'oxydait dans l'organisme en donnant naissance à de l'acide azotique, ce qui n'est point démontré.

(3) *Union médicale*, 2 septembre 1871.

Il résulte de ces faits divers que les sels ammoniacaux, s'ils pouvaient prendre naissance dans le sang, devraient s'y décomposer au fur et à mesure de leur formation, au contact de ce liquide qui est alcalin (1), et s'éliminer en majeure partie par les voies respiratoires. Or, la formation des sels ammoniacaux dans le sang n'est point démontrée, même dans l'urémie; les symptômes observés ne sont nullement dus à la présence d'une certaine quantité d'ammoniaque provenant de l'urée, mais à la présence de déchets organiques qui, au lieu de s'éliminer normalement par les urines, sont retenus dans le sang, de sorte qu'il s'agit en réalité non d'urémie, mais plutôt d'urinémie. Si les sels ammoniacaux ne se forment point dans le sang, ils ne peuvent passer dans les urines.

Cependant Becquerel a admis, dans l'urine fraîche, la présence de quelques-uns de ces composés, et Dumas, celle du chlorure d'ammonium. Il en est de même de Boussingault et de Rautenberg. Mais il faut remarquer que les quantités d'ammoniaque trouvées dans les urines par les deux chimistes que je viens de citer en dernier lieu sont tout à fait infinitésimales. Ainsi Boussingault aurait signalé, dans l'urine normale, une proportion d'ammoniaque égale seulement à 0,0006, ou, au plus, à 0,001 pour 1000 parties de ce liquide, c'est-à-dire moins de 1 millionième du poids de l'urine. Rautenberg (2) n'aurait trouvé, pour sa part, dans l'urine de vache et de bœuf, que des quantités d'ammoniaque nulles ou extrêmement faibles, variant de 0 à 9/100 000. Lehmann n'a décelé aucune trace de sels ammoniacaux dans l'urine normale provenant de l'homme. Il m'a été également impossible d'en trouver En effet, ayant dosé comparativement avec l'hypochlorite de soude l'urée contenue dans des urines normales, sans avoir eu soin de les traiter par le carbonate de soude pour les débarrasser des sels ammoniacaux qu'elles auraient pu contenir, j'ai obtenu la même quantité d'azote que lorsque j'avais traité préalablement par le carbonate de soude une quantité égale de ces urines. Elles ne contenaient donc point de sels ammoniacaux,

(1) *Comptes rendus des séances de l'Acad. des sciences*, 20 juin 1870.

(2) *Annalen der Chemie und Pharmacie*, 1865, Bd. CXXX, S. 55.

sans quoi l'azote eût été dégagé en plus grande quantité dans le premier cas, puisque les sels ammoniacaux sont décomposés sous l'influence de l'hypochlorite de soude en donnant lieu à un dégagement d'azote.

La conclusion légitime de ces diverses données, c'est que les urines normales ne contiennent point de composés ammoniacaux (1). Que si l'on a pu en trouver parfois des traces infinitésimales, on peut admettre qu'elles provenaient peut-être de sulfure d'ammonium ou sulfhydrate d'ammoniaque qui aurait reflué du tube digestif dans l'estomac, se serait transformé en chlorure d'ammonium au contact de l'acide chlorhydrique du suc gastrique, lequel chlorure, qui est l'un des plus stables parmi les composés ammoniacaux, aurait été absorbé et se serait ensuite éliminé partiellement en nature par les urines.

ÉTUDE DES SELS AMMONIACAUX EXISTANT ANORMALEMENT DANS LES URINES.

Les composés ammoniacaux que l'on rencontre dans les urines pathologiques sont le *carbonate d'ammoniaque*, le *phosphate ammoniaco-magnésien* et l'*urate acide d'ammoniaque*.

Production du carbonate d'ammoniaque. — Cette question a été déjà traitée au sujet de la réaction des urines (p. 16). Il suffit de rappeler que l'urée étant une amide, la diamide carbonique, c'est-à-dire du carbonate d'ammoniaque moins de l'eau,

$$\underbrace{\left.\begin{matrix}CO\\H^2\\H^2\end{matrix}\right\}Az^2}_{\text{Urée ou diamide carbonique.}} = \underbrace{(AzH^4)^2CO^3}_{\text{Carbonate d'ammoniaque.}} - 2H^2O$$

(1) Neubauer est le seul, parmi les chimistes actuels, qui admette dans les urines normales la présence de notables quantités d'ammoniaque. Ce chimiste prétend que l'homme éliminerait chaque jour de $0^{gr},3125$ à $1^{gr},2096$ d'ammoniaque, correspondant à $1^{gr},4272$ et $3^{gr},8038$ de chlorure d'ammonium. Mais le procédé qu'il a mis en usage pour arriver à ses déterminations est inexact. En effet, il s'est servi de la chaux qui, ajoutée à l'urine, peut décomposer une certaine quantité d'urée dont elle dégage de l'ammoniaque.

peut fixer de l'eau et se transformer en carbonate d'ammoniaque. Ce processus ne se produit pas à la température ordinaire dans l'eau pure (1), mais il se produit rapidement dans les urines, lorsqu'elles contiennent du mucus ou des matières purulentes, ou qu'elles sont mélangées à une urine déjà altérée. En effet, tandis que l'urine normale peut se conserver intacte en hiver pendant quatre à cinq jours, dans un vase de verre fort propre, et pendant trois à quatre jours l'été, elle s'altère en été, du matin au soir, lorsqu'elle est conservée dans un vase malpropre ayant déjà contenu de l'urine.

Le processus dans lequel l'urée se transforme, à la température ordinaire, en carbonate d'ammoniaque constitue ce que l'on appelle la fermentation ammoniacale. Cette fermentation est due, suivant Pasteur et Van Tieghem, à une algue du groupe des Torulacées.

S'il en est ainsi, on comprend que, chez des sujets atteints de catarrhes vésicaux, alors que l'urine est mélangée à des matières muqueuses et purulentes, l'urine puisse éprouver la fermentation ammoniacale dans la vessie elle-même, surtout si des germes ont été préalablement introduits dans ce réservoir par une sonde malpropre. De fait, on a vu assez souvent les urines devenir ammoniacales après un sondage pratiqué chez des sujets dont les urines étaient antérieurement acides, et cela sans qu'il y eût aucun traumatisme produit par la sonde.

Sédiments et calculs phosphatiques. — Les sédiments et les calculs de ce genre ne peuvent se former dans une urine acide, puisque les acides dissolvent les phosphates terreux. Il faut, pour qu'ils puissent prendre naissance, que les urines soient *alcalines* ou neutres au moins. Deux cas se présentent alors :

Ou bien l'alcalinité des urines est due à des alcalins fixes (carbonates de potasse, de soude), ou bien elle est due à du carbonate d'ammoniaque.

Dans le premier cas, lorsque l'alcalinité est due aux carbonates de potasse ou de soude, il se dépose des urines des sé-

(1) Elle a lieu dans un tube scellé chauffé au bain d'huile.

diments de phosphate de chaux et de phosphate de magnésie. Le phosphate de chaux prédomine. Il se présente dans les sédiments, tantôt à l'état amorphe, tantôt sous des formes mal définies parfois globuleuses. La masse en est tout à fait transparente, de sorte que les contours en sont fréquemment difficiles à déterminer d'une manière exacte. Il peut apparaître sous l'aspect de flocons blancs transparents, lorsqu'on fait bouillir une urine *très-peu acide dont l'acidité serait due au moins partiellement à l'acide carbonique* qui se dégage par la chaleur. Enfin, les sédiments présentent parfois du phosphate de chaux cristallisé. Les cristaux, lorsqu'ils sont complétement formés, sont des prismes à six pans; mais, le plus souvent, ce sont des aiguilles cunéiformes se croisant ou se réunissant par leur extrémité effilée autour d'un point jouant le rôle de centre. Le phosphate de chaux cristallisé se dépose des urines qui, primitivement très-peu acides, deviennent peu à peu alcalines par le carbonate d'ammoniaque provenant de la décomposition de l'urée sous l'influence du mucus. C'est pourquoi ce phosphate est souvent accompagné de cristaux de phosphate ammoniaco-magnésien.

En effet, dans le second cas, lorsque les urines sont ammoniacales, ce n'est plus du phosphate de magnésie qui se précipite avec le phosphate de chaux, mais du phosphate ammoniaco-magnésien. Ce dernier sel, dont l'importance est consi-

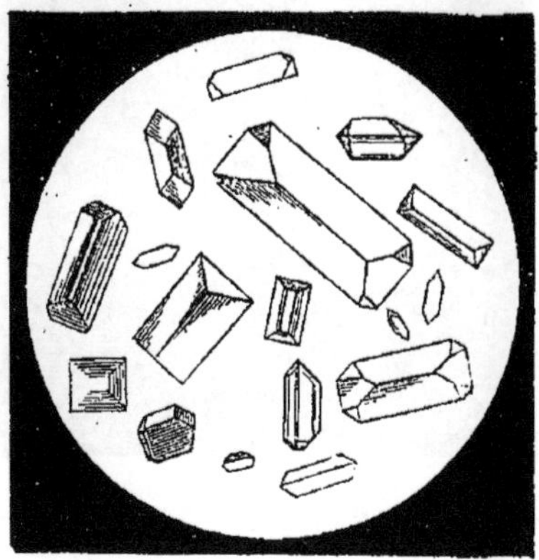

Fig. 21. — Cristaux de phosphate ammoniaco-magnésien.

dérable dans la pathologie des voies urinaires, se présente en cristaux d'une netteté si remarquable qu'il est toujours facile de les reconnaître (fig. 21). Ces cristaux dérivent d'un prisme droit à base rhomboïdale, dont plusieurs arêtes sont remplacées par des faces d'où résultent des formes en pyramides tronquées et en tombeaux. Ils se dissolvent très-facilement dans les acides. Si, par exemple, lorsqu'on les examine sous le microscope, on fait pénétrer entre le porte-objet et la lame de verre mince, nne goutte d'acide acétique ou d'acide chlorhydrique, on les voit disparaître rapidement. On peut les faire reparaître en faisant ensuite pénétrer une goutte d'une solution de soude caustique. Si l'on a employé l'acide chlorhydrique, il se forme alors des cristaux de chlorure de sodium (fig. 5, p. 40) qui accompagnent ceux de phosphate ammoniaco-magnésien.

J'ai dit que ce sel a pour nous une importance majeure. En

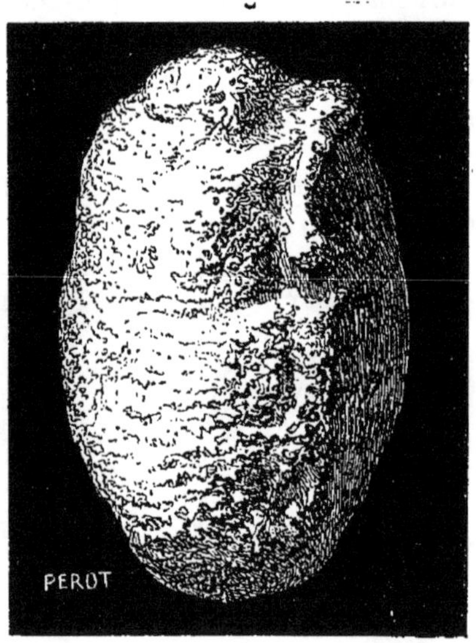

FIG 22. — Calcul de phosphate ammoniaco-magnésien.

effet, quand on parle de gravelle blanche, de gravelle et de calculs phosphatiques, c'est du phosphate ammoniaco-magnésien qu'il est question. Ce composé se forme toutes les fois que les urines deviennent ammoniacales, par conséquent dans la vessie elle-même, lorsque l'urée se décompose sous l'influence du mucus ou du muco-pus dans les catarrhes de la vessie. Les urines, qui sont alors troubles, donnent peu à peu au fond d'un verre à expérience où on les a versées, un dépôt qui est souvent d'une blancheur éclatante, et se trouve constitué par du phosphate ammoniaco-magnésien presque sans mélange.

Ce qui est grave, c'est que ce composé peut former dans la vessie des dépôts agrégés, plus ou moins volumineux, qui sont libres ou qui adhèrent parfois aux parois de la vessie. Les dépôts agrégés libres sont tantôt suffisamments petits pour être éliminés facilement avec les urines (gravelle phosphatique), tantôt suffisamment gros pour que l'élimination naturelle en soit impossible (calculs phosphatiques). Ces derniers peuvent avoir des dimensions considérables. La figure 22 représente l'un de ces calculs, qui a été extrait par Reliquet (1) au moyen de la taille, chez un sujet de trente-deux ans. Cette pierre avait la forme et presque le volume d'un œuf de poule; l'une de ses faces, celle qui n'était pas adhérente, était polie; la face opposée et les parties latérales, rugueuses, mamelonnées, avaient été en contact immédiat et longtemps prolongé avec la paroi vésicale

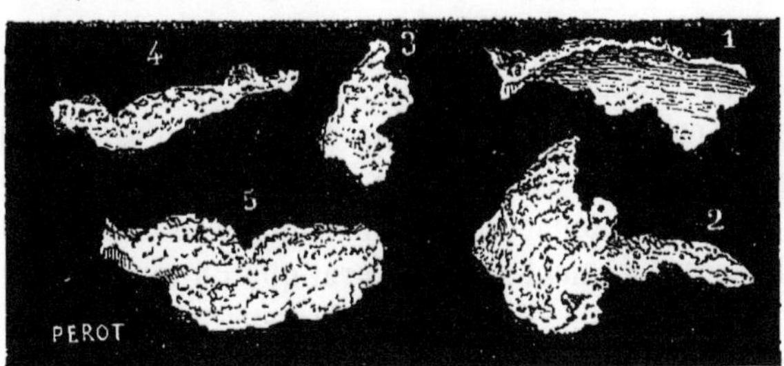

FIG. 23. — Plaques phosphatiques retirées de la vessie. — 1, plaque vue par sa face adhérente aux parois de la vessie; 2, 3, 4, 5, plaques vues par leurs faces libres.

qui immobilisait la pierre en arrière du col, sur le plancher de

(1) Reliquet, *Incrustations de la paroi vésicale et pierre volumineuse immobile non adhérente* (*Gazette des hôpitaux*, 1870

la vessie. Cette pierre était constituée presque uniquement par du phosphate ammoniaco-magnésien.

Indépendamment de ce calcul volumineux, la vessie du malade précité contenait des plaques phosphatiques (fig. 23) adhérentes aux parois de cet organe. Les faces adhérentes en étaient tapissées de lambeaux de la muqueuse vésicale, les faces libres en étaient rugueuses, formées de cristaux agglomérés. Ces plaques étaient constituées, d'après Ch. Robin qui les a analysées, par du phosphate ammoniaco-magnésien accompagné d'urates de soude et d'ammoniaque formant environ le quart de la masse, et de traces de carbonate de chaux. — Le malade dont la vessie contenait cette pierre et ces plaques phosphatiques guérit très-bien.

Les graviers phosphatiques sont tantôt polis, tantôt rugueux et même hérissés de pointes. La figure 24 représente de ces graviers, grossis du double, qui ont été évacués spontanément par l'urèthre. Ils étaient enveloppés de caillots de sang.

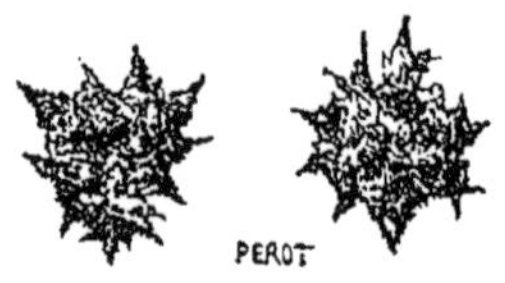

Fig. 24. — Graviers phosphatiques (représentés grossis du double).

Les concrétions phosphatiques présentent souvent un noyau plus ou moins volumineux qui est formé d'urates ou d'acide urique ou d'oxalate de chaux. La production des couches de phosphate ammoniaco-magnésien autour de ce noyau s'explique facilement. Le calcul primitif, uratique ou oxalique, a irrité les parois de la vessie; il y a eu écoulement de sang comme il arrive souvent; il y a eu inflammation, formation de muco-pus; enfin les urines sont devenues ammoniacales par suite de la décomposition de l'urée. A ce moment, le phosphate ammoniaco-magnésien s'est formé et s'est déposé autour du calcul pour le grossir et en constituer finalement la majeure partie.

En somme, la gravelle et les calculs phosphatiques se produisent lorsque les urines sont ammoniacales. Pour en éviter la formation, il faut donc chercher à empêcher au moyen d'injections antiseptiques, la décomposition de l'urée dans la vessie, et à rendre les urines acides, puisque les phosphates sont solubles dans une liqueur acide. On arrive rapidement à ce dernier résultat par une bonne hygiène, par une alimentation fortifiante, par l'administration du protochlorure de fer dont l'absorption est facile, et les effets par conséquent rapides. On peut administrer en même temps une mixture contenant 1 gramme d'acide benzoïque. Cet acide se transforme dans l'organisme en acide hippurique qui augmente l'acidité des urines.

Sédiments d'urate d'ammoniaque. — Lorsque les urines deviennent ammoniacales, elles laissent déposer non-seulement du phosphate ammoniaco-magnésien, mais de l'urate acide d'ammoniaque.

Ce dernier sel est très-peu soluble dans l'eau. Il faut

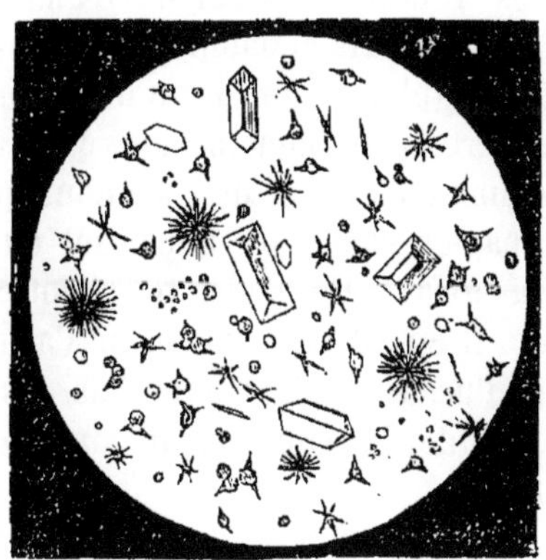

Fig. 25. — Sédiments d'urate acide d'ammoniaque accompagné de quelques cristaux de phosphate ammoniaco-magnésien.

1608 parties d'eau à 15 degrés pour en dissoudre 1 partie. Lorsqu'il est préparé artificiellement, à l'état pur, en traitant à chaud l'acide urique par une solution aqueuse d'ammoniaque, il se dépose en aiguilles brillantes et incolores; mais, lorsqu'il s'est déposé de l'urine, il se présente en sphérules opaques étoilées ou garnies de quelques pointes ressemblant à des aiguillons ou à des épines (fig. 25). Lorsqu'on fait glisser, sous le microscope, entre le porte-objet et la lame de verre mince, une goutte d'acide chlorhydrique, on voit ces cristaux se dissoudre, et l'on aperçoit bientôt à leur place des cristaux d'acide urique (fig. 13, p. 98), et une cristallisation dendritique de chlorhydrate d'ammoniaque. Si l'on traite par la soude les dépôts d'urate d'ammoniaque, il se dégage de l'ammoniaque gazeuse.

L'urate acide d'ammoniaque est peut-être l'urate qui existe le plus fréquemment à l'état de mélange dans les calculs phosphatiques et dans les autres calculs.

RECHERCHE ET DOSAGE DES COMPOSÉS AMMONIACAUX DANS DES URINES.

D'après ce qui précède, l'urine peut contenir des substances ammoniacales volatiles (carbonate d'ammoniaque et ammoniaque libre) et des sels ammoniacaux non volatils à la température ordinaire (phosphate, urate d'ammoniaque).

Une urine fortement ammoniacale, c'est-à-dire contenant du carbonate d'ammoniaque et de l'ammoniaque libre, bleuit fortement un papier rouge de tournesol que l'on expose au-dessus de sa surface. Ce papier redevient rouge par la dessiccation à l'air. Il en est de même si on l'a trempé dans l'urine. Toutefois, si l'urine contient à la fois des carbonates de potasse ou de soude, le papier bleui conserve sa couleur après la dessiccation.

Une urine qui ne renferme que des sels ammoniacaux fixes, tels que le chlorure d'ammonium après l'ingestion de ce sel, ne dégage pas de vapeurs ammoniacales. Dans ce cas, elle ne bleuit pas un papier rouge de tournesol. Il pourrait en être de même si elle ne contenait que de l'urate d'ammoniaque ou du phosphate ammoniaco-magnésien; mais, comme ces sels ne se forment en général que dans une urine contenant déjà de l'ammoniaque ou du carbonate d'ammoniaque, cette circonstance ne se présente presque jamais.

Dosage de l'ammoniaque totale libre ou combinée. —

On a proposé et employé : 1° le procédé par la chaux ; 2° le procédé par la magnésie ; 3° le procédé par l'hypochlorite de soude.

Procédé par la chaux. — On introduit un poids donné d'urine, 50 à 100 grammes par exemple, dans une cuvette de verre à fond plat vulgairement appelée cristallisoir, puis on l'additionne d'un lait de chaux. On place ensuite sur ce cristallisoir un autre cuvette contenant de l'acide sulfurique, puis on recouvre le tout d'une cloche qui repose sur une plaque de verre dépolie comme celle des machines pneumatiques. On laisse les choses en cet état pendant deux jours. Au bout de ce temps, toute l'ammoniaque s'est dégagée sous l'influence de la chaux, et s'est fixée dans l'acide sulfurique. Il ne reste plus qu'à en déterminer la quantité, à l'aide d'une liqueur de soude titrée. Soit N, le nombre des divisions de cette liqueur qui sont nécessaires pour neutraliser complétement l'acide sulfurique avant le dégagement de l'ammoniaque ; soit N', le nombre de divisions qu'il suffit d'employer pour obtenir la neutralisation après le dégagement de l'ammoniaque. La différence N—N' permet de déterminer le poids de la soude qu'il a fallu employer en moins, par conséquent le poids de l'ammoniaque qui s'est fixée dans l'acide sulfurique. A 1 de soude, NaHO, correspondent 0,425 d'ammoniaque.

Ce procédé, qui est dû à Schlœsing, de la manufacture des tabacs de Paris, et qui a été employé par lui pour doser l'ammoniaque, est excellent quand il s'agit de sels ammoniacaux dissous dans l'eau pure. Mais, dans le cas de l'urine, il est douteux et même très-peu exact. En effet, l'addition de la chaux favorise la transformation de l'urée en carbonate d'ammoniaque. C'est ainsi qu'on peut s'expliquer l'erreur dans laquelle est tombé Neubauer (note de la page 139), lorsqu'il a admis la présence d'une quantité exagérée de composés ammoniacaux dans l'urine normale.

Boussingault a rendu l'opération plus rapide, et par conséquent plus exacte, en chauffant légèrement les liqueurs additionnées de lait de chaux dans un ballon, et favorisant à l'aide du vide produit par une pompe pneumatique le dégagement des vapeurs ammoniacales qui étaient recueillies dans une liqueur acide titrée. Mais on pouvait toujours objecter qu'une certaine quantité d'urée, quelque minime qu'elle fût, était décomposée par la chaux.

Procédé par la magnésie. — L'urée et les autres matières azotées de l'urine n'étant pas décomposées par un lait de ma-

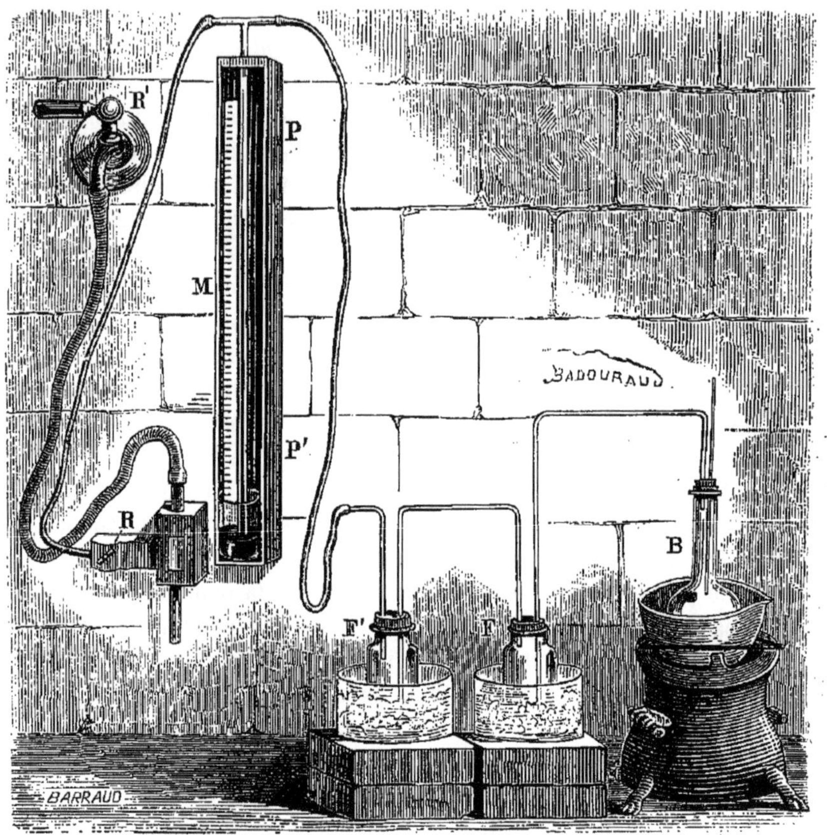

Fig. 26. — Appareil de Rabuteau.

gnésie, il est avantageux d'employer cette dernière base à la place de la chaux. On introduit une quantité donnée d'urine, 50 grammes par exemple, dans un ballon, avec un lait de magnésie. On chauffe légèrement et, en même temps, on active l'évaporation et le dégagement de l'ammoniaque à l'aide du vide. J'opère avec l'appareil que j'ai déjà décrit (p. 28). Cet appareil diffère de celui de Boussingault par divers détails, mais il s'en distingue surtout en ce que la pompe aspiratrice est remplacée par une trompe à eau.

Dans le ballon B (fig. 26), on introduit l'urine avec un lait de magnésie et, dans les flacons F et F′, une liqueur acide titrée. Puis on chauffe légèrement le bain-marie à une température de 50 degrés, et l'on fait le vide à l'aide de la trompe à eau PP' en ouvrant d'abord le robinet R′, puis le robinet R. Si l'appareil fonctionne bien, l'opération est terminée en une ou deux heures au plus. Le ballon B ne contient plus qu'un résidu sec formé des matières solides de l'urine et de la magnésie qui a été ajoutée.

Procédé par l'hypochlorite de soude. — Celui-ci est le plus rapide de tous et peut-être le plus exact. Je l'ai proposé dans ces dernières années (1). Il est fondé, comme le dosage de l'urée par l'hypochlorite de soude, sur ce fait que les sels ammoniacaux se décomposent avec la plus grande facilité sous l'influence des hypochlorites, et que tout leur azote est mis en liberté (2). Ce qui m'a fait étudier cette question, c'est que j'avais remarqué un dégagement insolite d'azote, même à froid, lorsque je voulais doser par l'hypochlorite de soude l'urée contenue dans des urines déjà devenues ammoniacales.

Je dirai d'abord comment on peut opère pour doser l'azote d'un sel ammoniacal dissous dans l'eau pure.

(1) Rabuteau, *D'un nouveau dosage simple et rapide des sels ammoniacaux; de la cause pour laquelle ces sels ne peuvent exister normalement dans l'organisme qu'en quantité infinitésimale* (*Comptes rendus des séances de l'Acad. des sc.*, 20 juin 1870).

(2) Lorsqu'on fait arriver un courant de chlore dans une solution aqueuse d'ammoniaque pour obtenir de l'azote par un procédé bien connu, l'ammoniaque n'est pas décomposée totalement: il reste dans l'appareil une grande quantité de chlorure d'ammonium

$$3Cl + 4AzH^3 = 3AzH^4Cl + Az$$

Mais lorsqu'on emploie l'hypochlorite de soude, tout l'azote se dé-

On prépare une solution de soude suivant la méthode ordinaire, c'est-à-dire en dissolvant, d'une part, le carbonate de soude dans l'eau bouillante, et, d'autre part, le chlorure de chaux dans de l'eau récemment bouillie et froide, puis mélangeant cette dernière solution à la première après refroidissement. 100 grammes de chlorure de chaux et 200 grammes de chlorure de soude servent à préparer 2 litres de liqueur d'hypochlorite. On introduit, dans une fiole de 200 centimètres cubes

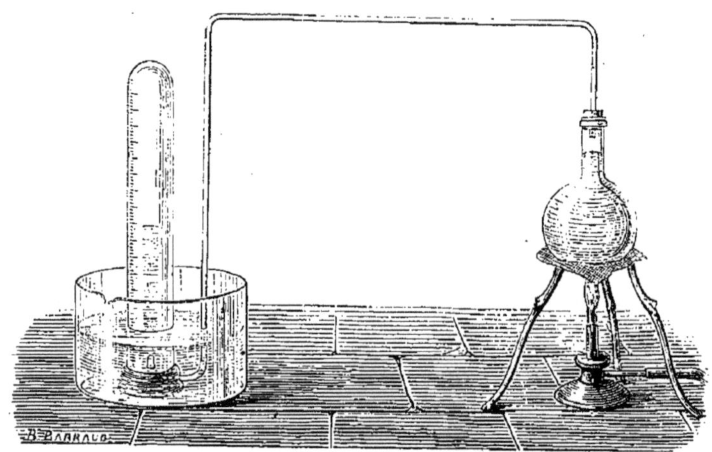

FIG. 27. — Appareil pour le dosage des sels ammoniacaux et de l'urée.

de capacité (fig. 27) quelques centimètres cubes de la solution aqueuse contenant le sel ammoniacal suffisamment dilué, et

gage non-seulement de l'ammoniaque libre, mais d'un sel ammoniacal quelconque, par exemple du carbonate d'ammoniaque

$$2AzH^3 + 3NaClO = 3NaCl + 3H^2O + Az^2$$

$$\underbrace{(AzH^4)^2CO^3}_{\text{Carbonate d'ammonium (ou d'ammoniaque).}} + \underbrace{3NaClO}_{\text{Hypochlorite de soude.}} = 3NaCl + 4H^2O + CO^2 + Az^2$$

L'acide carbonique, qui a pris naissance, demeure dans la solution de soude.

L'hypobromite de soude se comporte comme l'hypochlorite de soude.

l'on achève de remplir avec la solution de chlorure de soude. On chauffe ensuite. L'azote est recueilli dans l'éprouvette graduée où se rend le tube abducteur qui part du ballon de l'appareil. En effectuant les corrections relatives à l'état hygrométrique, à la température et à la pression de l'azote recueilli, on arrive à doser les sels ammoniacaux avec une exactitude remarquable.

On sait que 1 volume d'azote obtenu correspond à 2 volumes d'ammoniaque. Par conséquent, il n'y a qu'à multiplier par 2 le volume de gaz recueilli dans l'éprouvette, et recourir à la formule $P = V\,1{,}3\,D$ pour avoir le poids de l'ammoniaque (1) contenue soit à l'état de liberté, soit à l'état de combinaison dans la liqueur soumise à l'analyse.

L'urine contenant de l'urée, qui est décomposée par l'hypochlorite en donnant de l'azote, il faut faire deux opérations pour évaluer la quantité d'ammoniaque que ce liquide pourrait contenir à l'état de liberté ou à l'état de combinaison.

On traite par l'hypochlorite de soude un poids donné d'urine, 10 grammes par exemple. Soit V le volume d'azote obtenu. Ensuite on fait bouillir 10 grammes de cette urine avec 1 gramme de carbonate de soude qui décompose les sels ammoniacaux et en dégage l'ammoniaque. Au bout de cinq minutes d'ébullition, et même moins, il ne se dégage plus d'ammoniaque; l'urine ne contient plus de composé ammoniacal. (La magnésie hydratée pourrait être employée au lieu du carbonate de soude.) Les liqueurs filtrées et refroidies sont traitées comme précédemment par l'hypochlorite de soude. Soit V' le volume d'azote obtenu cette fois. La différence $V - V'$ représente le volume d'azote provenant des composés ammoniacaux qui auraient existé dans l'urine. Si l'on a $V - V' = 0$, l'urine ne renfermait point de composé ammoniacal.

(1) La densité D de l'ammoniaque gazeuse est égale à 0,596.

ANALYSE DES SÉDIMENTS ET DES CALCULS AMMONIACAUX.

Les sédiments et les calculs de cette nature ont été déjà cités. Ils sont formés soit d'*urate acide d'ammoniaque*, soit de *phosphate ammoniaco-magnésien*.

Les sédiments d'*urate d'ammoniaque* se reconnaissent à leur aspect vu au microscope (fig. 25, p. 145). Ils se reconnaissent chimiquement en ce que, traités par un alcali, ils laissent dégager de l'ammoniaque, et en ce que, traités par un acide, ils donnent de l'acide urique facile à caractériser par sa cristallisation et par ses réactions (p. 99 et 102). Il suffit de placer une minime quantité de ces sédiments sur une plaque de verre, de recouvrir ensuite d'une lame de verre mince, et de faire glisser, entre la plaque et la lame mince, une goutte d'acide chlorhydrique : on voit bientôt apparaître des cristaux d'acide urique et une cristallisation de chlorhydrate d'ammoniaque.

Les cristaux de *phosphate ammoniaco-magnésien* se reconnaissent facilement à leur forme caractéristique (fig. 21), qui est celle de cristaux prismatiques.

Ils sont solubles dans les acides, et reparaissent par la neutralisation de ces derniers.

Les sédiments et les calculs de phosphate ammoniaco-magnésien présentent à la fois les réactions de l'ammoniaque et les réactions des phosphates.

Le dosage de l'ammoniaque se fait en traitant, par une solution de potasse, les sédiments ou les calculs préalablement réduits en poudre, et recevant dans une liqueur acide titrée l'ammoniaque qui se dégage. On peut aussi recevoir le gaz ammoniac dans l'acide chlorhydrique, ajouter ensuite du chlorure de platine, recueillir le précipité jaune de chloroplatinate d'ammoniaque qui s'est formé, le dessécher, le calciner, et peser le résidu de platine qu'il abandonne. A 1 de platine obtenu correspondent 0 d'ammoniaque.

Le dosage de l'acide phosphorique et le dosage de la magnésie sont effectués d'après les procédés indiqués précédemment (pages 56 et 58).

II. — HYDROGÈNE SULFURÉ.

Les urines peuvent contenir de l'acide sulfhydrique libre ou des sulfures, soit après les inspirations d'acide sulfhydrique, soit après l'ingestion de ce gaz ou de sulfures alcalins en solution aqueuse. Il peut en être de même chez les personnes ayant pris du soufre.

Le passage de l'acide sulfhydrique dans les urines consécutivement à l'absorption de ce gaz par les voies pulmonaires ou par les voies digestives se comprend facilement. Toutefois, si la dose absorbée a été très-faible, on peut n'en point retrouver, ce gaz s'éliminant facilement par les voies respiratoires et pouvant d'ailleurs se transformer dans l'organisme en sulfure de sodium, lequel se transforme à son tour en sulfate de soude dont on retrouve alors un excès dans les urines. On sait, en effet, que les sulfures s'oxydent facilement dans la profondeur de l'organisme vivant, de sorte qu'après l'ingestion de ces sels à faible dose on retrouve également un excès de sulfates dans les urines. Lorsque les sulfures ont été pris à des doses un peu élevées, par exemple, le monosulfure de sodium à la dose de 2 ou 3 grammes dans 400 à 500 grammes d'eau, ils s'éliminent partiellement en nature.

Telles sont les circonstances relatives à l'élimination de l'acide sulfhydrique et des sulfures qui ont été introduits d'une manière quelconque dans l'organisme. Mais, dans certains cas anomaux et tout à fait rares, les urines ont renfermé soit de l'acide sulfhydrique libre, soit du sulfhydrate d'ammoniaque. Ainsi Neubauer a constaté pendant longtemps, et d'une manière périodique, la présence de l'hydrogène sulfuré dans les urines d'un homme goutteux et paraplégique. Aussitôt que les urines de cet homme contenaient de l'hydrogène sulfuré, elles avaient une couleur jaune clair, étaient faiblement acides et, le plus souvent, sédimenteuses. Retz a décrit divers cas où les urines, au moment même de l'émission, auraient présenté les réactions de l'acide sulfhydrique et de l'ammoniaque.

La présence de l'acide sulfhydrique, dans le cas de Neubauer, peut s'expliquer par ce fait que les sulfates, au contact des matières organiques privées de vie, se transforment à la longue en sulfures. Il n'y a, par conséquent, rien d'étonnant que les choses puissent se passer de cette manière chez un paraplégique lorsqu'il y a rétention de l'urine dans la vessie.

Dans les cas où le sulfhydrate d'ammoniaque a été trouvé libre dans les urines récemment émises, Retz a pensé que ce composé provenait de l'intestin où il se forme d'ailleurs spontanément par la décomposition des matières sulfurées et azotées.

Recherche de l'hydrogène sulfuré et des sulfures dans l'urine. — On ajoute aux urines un peu d'acétate de plomb; elles prennent une couleur noire par suite de la formation de sulfure de plomb. Si l'on expose au-dessus de ces urines, par exemple si on laisse à demeure sur l'ouverture du bocal qui les contient, un papier imprégné d'acétate de plomb, ou sur lequel on a tracé des caractères invisibles avec une plume d'oie ou avec un stylet de bois qu'on a trempé dans la solution d'un sel de plomb, on voit ce papier noircir en entier, ou seulement aux points où l'on a écrit avec le sel de plomb. La trace, invisible naguère, apparaît alors sous l'aspect de lignes d'un noir brillant dû à la formation de sulfure de plomb

Il en est de même lorsque les urines renferment un sulfate alcalin. Elles laissent dégager de l'hydrogène sulfuré soit sous l'influence de leur acidité propre, soit sous l'influence de l'acide carbonique de l'air. Si elles sont neutres ou alcalines, l'addition d'un acide active immédiatement le dégagement de l'acide sulfhydrique qu'on reconnaît à son odeur et à la coloration noire obtenue avec les sels de plomb.

SUBSTANCES ORGANIQUES EXISTANT ANOMALEMENT DANS LES URINES.

I. — GLYCOSE ($C^6H^{12}O^6+H^2O$).

Propriétés. — La *glycose*, que l'on appelle encore *sucre d'amidon* ou *de fécule, sucre de raisin, sucre de diabète,* se présente, lorsqu'elle est pure, sous la forme de masses blanches demi-globulaires, mamelonnées, inodores, d'une saveur farineuse et moins sucrée que celle du sucre de canne. Elle est soluble dans une fois et un tiers son poids d'eau froide, assez soluble dans l'alcool, insoluble dans l'éther.

Cette substance cristallise difficilement dans l'eau pure d'où elle se dépose en mamelons formés de lamelles rhomboïdales. Elle cristallise plus facilement dans l'alcool d'où elle se dépose en tables carrées ou en cubes.

La glycose se combine facilement avec diverses bases telles

que la chaux, la baryte, l'oxyde de plomb. Le glycosate de chaux s'obtient en précipitant par l'alcool une dissolution de chaux dans la glycose; le glycosate de baryte, par un procédé analogue; le glycosate de plomb, en versant une solution d'acétate de plomb ammoniacal dans une solution de glycose.

Elle se combine également avec le chlorure de sodium. En abandonnant à l'évaporation spontanée à l'air libre une solution aqueuse de glycose mélangée avec une solution de sel marin, il se dépose des cristaux rhomboédriques ou des prismes hexagonaux terminés par des pyramides. Ces cristaux peuvent se former par l'évaporation d'une urine diabétique en présence du sel qui existe dans les urines. La combinaison obtenue satisfait à la formule $(C^6H^{12}O^6)^2NaCl+H^2O$ et contient 13,3 pour 100 de chlorure de sodium.

La glycose se combine également avec la potasse lorsqu'on mélange des solutions alcooliques de l'une et de l'autre. Il se dépose alors des flocons blancs. Mais lorsqu'on fait bouillir une solution aqueuse de glycose avec la potasse, la *liqueur brunit*. Ce caractère important sera signalé de nouveau dans la recherche du sucre de diabète.

Lorsqu'on fait bouillir une solution aqueuse de sucre de diabète avec de la potasse et du nitrate de bismuth, la liqueur brunit et donne un dépôt de bismuth qui est noir, parce que ce métal est alors en poudre impalpable,

La glycose réduit plusieurs sels métalliques tels que le sulfate de cuivre, le bichlorure de mercure, le chlorure d'or, le nitrate d'argent. Quand on mélange une solution de sucre de diabète avec une solution de sulfate de cuivre et qu'on ajoute une petite quantité de potasse, il ne se forme pas de précipité, ou, du moins, le précipité qui peut avoir lieu d'abord se dissout ensuite, de sorte que la liqueur reste bleue; mais si l'on chauffe, la liqueur se trouble et laisse déposer de l'oxydule rouge de cuivre (Trommer). La glycose réduit, à la température de l'eau bouillante, le tartrate de cuivre en solution aqueuse additionnée de potasse (Frommherz). La réduction n'a pas lieu sous l'influence du sucre de canne. Il faut remarquer que cette réduction est produite par certaines substances (acide urique, hypoxanthine, mucus, etc.), qu'elle est empêchée par d'autres substances (albumine, créatine, composés ammoniacaux).

La glycose dévie à droite le plan de polarisation des rayons lumineux.

Elle est directement fermentescible au contact de la levûre de bière. Il se produit alors une fermentation alcoolique normale, celle dans laquelle il se forme de l'alcool ordinaire, de l'acide carbonique, un peu de glycérine et d'acide succinique, et une certaine quantité d'alcools de la série $C^nH^{2n+2}O$ (alcools amylique, butylique, et traces d'alcool propylique). Mais une solution aqueuse de glycose, mélangée avec des matières azotées, telle sque la caséine altérée, subit la fermentation lactique, puis la fermentation butyrique. L'urine des diabétiques peut éprouver, dans des circonstances qui ont été signalées (p. 135), les fermentations acétique, butyrique et même lactique; mais jamais on ne trouve les acides en question dans les urines diabétiques récemment émises.

DE LA GLYCOSE DANS LES URINES.

Historique. — Les anciens, qui connaissaient le diabète considéré d'une manière générale, paraissent avoir confondu le diabète insipide ou polyurie, et le diabète sucré ou glycosurie. Du moins, les descriptions de Celse, d'Aretée, de Galien, n'établissent point de distinction entre ces deux états morbides. Ce n'est que vers la fin du moyen âge, ou un peu plus tard, au XVIe siècle, que les urines sucrées furent signalées sans doute par l'un de ceux qui partageaient, à cette époque, l'illusion de reconnaître toutes les maladies à l'examen des urines, mais qui furent en réalité les fondateurs de l'urologie, comme les alchimistes furent les créateurs de la chimie. Toujours est-il qu'au XVIIe siècle, Thomas Willis (1681) parle des urines sucrées comme d'une chose vulgaire. Plus tard, Pool et Dobson (1775) et surtout Cowley (1778) reconnurent que ces urines renfermaient un véritable sucre dont l'identité avec le sucre de raisin ou sucre de fécule ne fut constatée que dans notre siècle, lorsque Saussure et Proust eurent déjà déterminé la composition de la glycose. C'est également dans notre siècle que l'on a appris à reconnaître et à doser exactement le sucre de diabète dans les urines. Les travaux de Cl. Bernard sont venus ensuite jeter un grand jour sur la question encore difficile de la glycosurie.

Origine de la glycose dans l'organisme. — La glycose que l'on rencontre dans le sang, et qui peut passer dans les urines en quantité variable et d'une manière passagère ou temporaire, reconnaît pour origine : 1° l'ingestion de cette même substance ou de diverses matières sucrées ou féculeuses; 2° la fonction glycogénique du foie.

La glycose est absorbée en nature après son ingestion dans le tube digestif. Le sucre de canne, au contact de l'acide chlorhydrique du suc gastrique, commence à se transformer en sucre interverti, c'est-à-dire en un mélange de glycose et de lévulose (1). Tout le sucre n'est pas absorbé dans l'estomac; la transformation du sucre de canne se continue dans l'intestin sous l'influence du *ferment universif* signalé par Cl. Bernard, et sous l'influence de l'acide qui communique au suc intestinal son acidité. En effet, le suc intestinal n'est pas alcalin comme on le croyait jadis; il est au contraire très-acide (2). L'amidon, la fécule, la dextrine se transforment en glycose dans le tube digestif; l'inuline, en lévulose. Il résulte de ces faits que le sang de la veine porte peut renfermer, après l'ingestion des substances précitées, une quantité considérable de glycose qui se trouve seule ou mélangée avec la lévulose.

Cl. Bernard découvrit, en 1848, que le sang des veines sus-hépatiques renferme toujours plus de sucre que le sang de la veine porte qui peut n'en pas contenir; puis, en 1855, il démontra que le sucre trouvé dans les veines sus-hépatiques se formait dans le foie aux dépens d'une matière qui y pré-

(1) Le sucre interverti est appelé ainsi parce qu'il dévie à gauche la lumière polarisée. Ce résultat tient à ce que la lévulose dévie plus à gauche que la glycose ne dévie à droite.

(2) Leven et Rabuteau, *Comptes rendus de la Société de biologie*, 1874.

existait. Les caractères de cette matière, qu'il a appelée *glycogène*, furent donnés ensuite par lui, en 1857. Le glycogène, auquel on peut donner la dénomination d'*amidon végétal*, appartient au groupe des amyloses. C'est une substance blanche que l'iode colore en bleu violet, que l'acide nitrique fumant transforme en xyloïdine, matière explosible comme le coton-poudre. Le glycogène se change en sucre sous l'influence des mêmes agents qui saccharifient l'amidon et la fécule. Enfin, Cl. Bernard a reconnu que le foie renferme également un *ferment hépatique* ayant la propriété de transformer le glycogène en sucre de diabète.

Glycosurie. — La glycémie, c'est-à-dire la présence du sucre dans le sang, est donc un fait normal, non-seulement chez l'homme et chez les mammifères, mais chez presque tous les êtres de la série animale. Cependant la glycose, substance cristalloïde, et par conséquent dialysable, ne passe point dans les urines. Elle est détruite dans le sang où elle éprouve des métamorphoses dont les termes ultimes sont l'eau et l'acide carbonique.

Mais, dans certaines circonstances, les urines contiennent du sucre en quantité variable. Il y a glycosurie.

Tantôt la glycosurie est légère, fugace, passagère et temporaire; tantôt elle est plus ou moins intense et permanente. Dans le premier cas, il s'agit soit d'un état pathologique passager, soit d'un état physiologique, tellement qu'on peut dire que nous sommes tous plus ou moins diabétiques à certains moments. Dans le second cas, il s'agit d'un état alarmant, du diabète proprement dit avec son cortége de symptômes.

Glycosurie temporaire. — La glycosurie temporaire ou passagère est provoquée par l'ingestion d'une grande quantité de matières sucrées, surtout de glycose. Les autres cas où l'on a observé une glycosurie temporaire sont relatifs à la parturition, à divers états morbides caractérisés par un trouble de l'hématose, à diverses intoxications et à certaines lésions du système nerveux.

Blot ayant signalé devant l'Académie des sciences, en 1856, la présence du sucre dans les urines des femmes en couches, des nourrices et d'un certain nombre de femmes enceintes, cette question devint bientôt l'objet de recherches nombreuses dont les résultats furent tantôt affirmatifs, tantôt négatifs. Mais Kirschten, en 1858, et plus récemment, de Sinety (1), précisèrent cette même question en déterminant les cas où l'on retrouve du sucre dans les urines des accouchées et ceux où l'on n'en retrouve pas. Suivant Kirschten, si la sécrétion lactée est entravée, le sucre augmente dans les urines des accouchées, tandis que, chez des femmes ayant beaucoup de lait et dont les nourrissons prospèrent, on ne trouve pas de sucre dans les urines. De Sinety, ayant non-seulement recueilli des observations cliniques, mais ayant fait des expériences nombreuses, a reconnu que la présence du sucre n'était point constante chez les femmes qui nourrissent, ni chez les femelles des chiens et des lapins en lactation; il s'est assuré qu'elle devenait évidente au contraire toutes les fois que la sécrétion lactée était entravée, ou que l'allaitement était supprimé ou incomplet. Ainsi, vers le deuxième ou le troisième jour après l'accouchement, à cette période qu'on a appelée fièvre de lait, il a toujours trouvé du sucre dans les urines. En effet, à ce moment, la sécrétion lactée est très-abondante et l'enfant ne consomme encore que peu de lait.

On a signalé la présence de la glycose dans les urines des *cholériques*. Cette substance provenait probablement de l'hydratation de l'indican ou uroxanthine (p. 127) qui s'y trouve en assez grande quantité. Ce serait de l'indiglucine.

Beale a trouvé du sucre dans les urines de sujets atteints de *pneumonie*, de *phthisie*, d'*atrophie aiguë du foie*. Burdel en a rencontré 92 fois dans les urines de 383 malades atteints de *fièvres intermittentes*.

Dans l'*empoisonnement par le curare* les urines sont excrétées en plus grande quantité; elles deviennent claires et contiennent du sucre de diabète (Cl. Bernard).

(1) De Sinety, *Recherches sur l'urine pendant la lactation* (*Mémoires de la Société de biologie*, 1873, p. 91).

Quant aux lésions qui peuvent provoquer la glycosurie, il suffit de rappeler les expériences de Cl. Bernard qui a démontré qu'en piquant le plancher du quatrième ventricule chez les animaux, on provoque une glycosurie passagère.

Le diabète accidentel dure en général très-peu. C'est ce qui arrive, par exemple, après l'ingestion des matières sucrées en abondance. Le diabète artificiel consécutif à la piqûre du quatrième ventricule cesse au bout de cinq heures chez les lapins. Les quantités de sucre éliminées par les urines sont variables, quelquefois presque infinitésimales, d'autres fois très-appréciables; mais, en général, elles ne sont jamais aussi considérables que dans le diabète ordinaire.

Glycosurie permanente ou diabète proprement dit. — D'après ce qui précède, c'est moins l'existence du sucre que la permanence et la proportion de cette substance dans les urines qui caractérise le diabète. Or, dans cette maladie, le sucre ne disparait presque jamais complétement et la proportion en est généralement considérable. Elle est fréquemment de 400 à 500 grammes par jour, parfois de 1000 grammes et même davantage.

Le diabète se trouvant décrit dans les livres de pathologie avec sa marche et ses symptômes, je n'en traiterai pas. Je rappellerai seulement qu'on n'a pas encore réussi à produire artificiellement un diabète permanent, et je me bornerai à indiquer les caractères que présentent les urines des sujets atteints de cette affection.

Caractères des urines diabétiques. — Ces urines sont généralement abondantes, pâles ou d'un jaune-verdâtre, d'une saveur sucrée, à moins que le sucre ne s'y trouve en faible quantité, d'une odeur *sui generis*, difficile à caractériser, puisqu'on a dit que ces urines sentaient la violette, le musc, le petit-lait, le foin, l'urine de cheval, etc.

Elles sont généralement peu mobiles, possèdent une acidité prononcée et une densité considérable, laquelle est, le plus souvent, de 1030, quelquefois de 1050; mais, d'autres fois, lorsqu'elles sont très-abondantes, la densité peut en descendre à 1010. Elles donnent rarement des dépôts, et ceux-ci seraient formés, suivant Beale, de phosphates terreux et d'acide urique. Au bout de deux à trois jours, elles entrent en fermentation; on y trouve alors le *penicillum glaucum* et le ferment de la levûre de bière que ne contiennent pas les urines fraîches. Les urines sucrées donnent, en se desséchant, un dépôt blanchâtre pulvérulent; elles produisent des taches blanches aux points où elles se sont éclaboussées. Ce sont ces taches qui attirent souvent, au premier abord, l'attention des malades.

A ces caractères généraux qui permettent déjà de reconnaître une urine sucrée, sans recourir à l'analyse chimique à moins que le sucre ne s'y trouve en faible quantité, il faut ajouter les caractères particuliers suivants :

L'urée est tantôt diminuée, tantôt augmentée. Ce dernier point doit être noté. Il a trait à cette distinction importante qu'on a établie entre le *diabète gras* et le *diabète maigre*. Dans le diabète gras, les malades perdent peu d'urée, ils s'usent peu, ne maigrissent pas et présentent même de l'embonpoint; aussi peuvent-ils vivre longtemps. Dans le diabète maigre, les malades perdent beaucoup d'urée (Garrod a trouvé 70gr,19 de ce principe éliminé chaque jour avec 226gr,46 de sucre), ils maigrissent, s'épuisent assez vite et succombent en général à la phthisie qui est une terminaison fréquente du diabète sucré. Aussi doit-on toujours effectuer le dosage de l'urée et même celui de l'azote total (voy. *Matières extractives*) dans les urines émises en un jour par les glycosuriques. Si l'urée est augmentée, c'est le cas d'administrer les alcalins et la valériane qui ont la propriété de modérer la production de ce principe.

Les urines diabétiques contiennent parfois de l'albumine. Rayer attribue, dans ce cas, l'albuminurie à une affection rénale, ce qui est tout à fait plausible. Il faut, dans la recherche de la glycose par le tartrate cupro-potassique, s'assurer que l'urine ne contient pas d'albumine. Si elle en contient, il faut l'éliminer en faisant bouillir l'urine préalablement additionnée d'une goutte d'acide acétique et d'un peu de sulfate de soude et la filtrer ensuite. L'albumine empêche la réduction des sels de cuivre.

Suivant Lehmann, les urines sucrées contiendraient toujours de l'acide hippurique et jamais d'acide urique. Beale s'est élevé contre cette assertion. Les urines des diabétiques ne paraissent pas contenir plus d'acide hippurique que les autres urines, et l'acide urique s'y rencontre également. Il est probable que l'acide urique diminue quand l'urée diminue, qu'il augmente au contraire quand cette dernière est éliminée en plus grande quantité.

Le chlorure de sodium ferait parfois défaut dans les urines des diabétiques.

RECHERCHE ET DOSAGE DE LA GLYCOSE.

Pour reconnaître rapidement la présence du sucre dans une urine, on recourt en général à l'un des trois procédés suivants : par la potasse, par le tartrate cupro-potassique, par le sous-nitrate de bismuth et un alcali.

1° On verse dans un tube de verre quelques grammes d'urine, 5 à 10 grammes par exemple, puis on y ajoute 1 à 2 centimètres cubes d'une forte lessive de potasse, ou gros comme un pois de potasse caustique. On porte à l'ébullition. Si l'urine contient du sucre, elle prend, par l'ébullition, une couleur brune d'autant plus foncée qu'elle contient plus de sucre. La coloration brune est due à la formation, sous l'influence de la potasse, d'acides noirs tels que les acides mélassique et apoglucique. — Ce moyen, qui est l'un des plus simples, est également le plus usité.

2° On verse dans l'urine la moitié de son volume d'une solution cupro-potassique (liqueurs de Fehling (1), de Barreswill),

(1) La liqueur de Fehling se prépare en dissolvant, d'une part, 34gr,64 de sulfate de cuivre cristallisé dans six fois autant d'eau ; d'autre part, 173 grammes de tartrate double de potasse et de soude cristallisé (sel de Seignette) dans 500 grammes d'une lessive de soude ayant une densité égale à 1,12, puis mélangeant ces deux solutions et complétant avec de l'eau distillée de manière à obtenir 1 litre.

Un centimètre cube de cette liqueur est réduit totalement à l'ébullition par un demi-centigramme de glycose.

La liqueur de Fehling se conserve mieux que la liqueur de Barreswil.

puis on fait bouillir. La couleur bleue du réactif persiste, et l'on n'observe pas de dépôt d'oxydule rouge de cuivre si l'urine ne contient pas de sucre; la couleur disparait partiellement ou totalement suivant que l'urine contient peu ou beaucoup de sucre, et l'on observe un dépôt rouge d'oxydule de cuivre, lequel est d'autant plus abondant que le sucre se trouvait en plus grande quantité.

Ce procédé permet de reconnaître des traces de sucre. Néanmoins il peut être infidèle parfois, ce qui arriverait si l'urine contenait peu de sucre et en même temps du chlorhydrate ou de l'urate d'ammoniaque ou divers autres sels ammoniacaux. Dans ces cas, bien qu'il y ait décoloration de la liqueur, on n'observe pas de précipité d'oxydule de cuivre. Pour éviter cette cause d'erreur, on a soin, d'après le précepte de Beale, d'ajouter préalablement à l'urine un peu de potasse qui, par l'ébullition, décompose le sel ammoniacal contenu dans l'urine. — Je rappellerai que l'albumine empêche la réduction de la liqueur cupro-potassique.

3° On ajoute à l'urine un peu de sous-nitrate de bismuth et de potasse caustique, puis on fait bouillir. Si l'urine ne contient pas de sucre, il se forme un précipité jaune d'oxyde de bismuth; si elle contient du sucre, il se forme un précipité noir de bismuth réduit. On doit s'assurer préalablement que l'urine ne contient pas d'albumine; si elle en contenait, bien qu'elle ne renfermât pas de sucre, on obtiendrait un précipité noir de sulfure de bismuth, car la potasse décompose l'albumine, qui est une substance sulfurée, en donnant lieu à un dégagement d'acide sulfhydrique.

Telles sont les principales réactions qui permettent de reconnaître la présence de la glycose dans les urines. La première est la plus importante; elle est applicable même dans les cas où les urines contiendraient de l'albumine.

Dosage de la glycose. — On opère de trois manières différentes : par les liqueurs titrées; par la fermentation; par la polarimétrie, c'est-à-dire à l'aide du saccharimètre optique.

Procédé par les liqueurs titrées. — On se sert, soit de la liqueur de Fehling, soit d'une liqueur préparée suivant les indications de Violette.

On sait que chaque centimètre cube de la liqueur ou réactif de Fehling est décolorée complétement par 1 demi centigramme de glycose. Mais ce réactif, bien que plus stable que celui de Barreswill, finit néanmoins par s'altérer, surtout au contact de la lumière.

Le réactif cupro-potassique de Violette offre l'avantage de se conserver même à la lumière. Ce réactif se prépare en dissolvant 260 grammes de tartrate double de potasse et de soude (sel de Seignette) dans 200 grammes d'eau, ajoutant à la solution 500 grammes de lessive de soude marquant 24 degrés à l'aréomètre de Baumé, dissolvant ensuite 36gr,46 de sulfate de cuivre cristallisé pur dans 140 grammes d'eau; mélangeant enfin les deux solutions et les complétant avec de l'eau distillée jusqu'à ce que le volume total soit de 1 litre. La liqueur ainsi obtenue est conservée pour l'usage dans des flacons de faible capacité bouchés à l'émeri. Chaque centimètre cube de cette solution est décolorée complétement à l'ébullition par 1 centigramme de glycose.

Voici maintenant comment on opère pour effectuer, à l'aide de ce réactif, le dosage du sucre contenu dans une urine que je supposerai privée d'albumine.

On prend 10 centimètres cubes de la solution de cuivre, on l'introduit dans un ballon avec 40 grammes d'eau distillée. D'un autre côté, on prend un volume donné d'urine, par exemple, 20 centimètres cubes que l'on additionne de trois à quatre fois son volume d'eau distillée, à moins qu'elle ne soit déjà étendue, comme il arrive chez les polyuriques, ou que l'urine soit très-pauvre en sucre. Règle générale, pour que l'opération devienne nette et facile, il faut faire en sorte que l'urine contienne peu de sucre sous un volume donné. Cela fait, on porte à l'ébullition la liqueur cuivrique, puis on y verse peu à peu, avec une burette graduée (fig. 1, p. 20), l'urine sucrée dont chaque goutte produit un dépôt d'oxydule rouge de cuivre et, finalement, la décoloration de la liqueur. A ce moment, on s'arrête et on lit le volume d'urine employé. Supposons, pour fixer les idées, que, d'une part, on ait pris 20 grammes d'urine, et qu'on l'ait additionnée de 80 grammes d'eau, pour en faire 100 centimètres cubes, et que, d'autre part, il ait suffi, pour décolorer la liqueur, de verser dans le ballon 25 centimètres cubes de l'urine ainsi étendue; on saura que le quart de l'urine prélevée, c'est-à-dire 5 centimètres cubes, renfermaient 10 centigrammes de sucre, soit 20 grammes par litre.

Lorsque l'urine contient de l'albumine, on l'en débarrasse en la faisant bouillir et la filtrant ensuite sur du noir animal. Par ce moyen, l'urine est dépouillée, non-seulement de l'albumine, mais des matières colorantes, des matières grasses, si elle en contenait, ainsi que de l'acide urique qui masque la réduction du sel de cuivre.

On peut également opérer en portant à l'ébullition l'urine préalablement additionnée d'un peu d'acide acétique et de sulfate de soude, et la filtrant ensuite.

Procédé par la fermentation. — On introduit dans une petite fiole ou ballon à fond plat B (fig. 28) 20 à 30 centimètres cubes d'urine, puis un peu de levûre de bière bien lavée, et une parcelle d'acide tartrique. On ferme le col du ballon avec un bouchon percé de deux trous dans l'un desquels passe un tube *t* allant jusque vers le fond du ballon, et un second tube *t'* qui vient se rendre dans une fiole B', au fond de laquelle il plonge également. La fiole B' contient un peu d'acide sulfurique concentré. Cela fait, on pèse l'appareil, puis on bouche avec un peu de cire le tube *t*. La fermentation s'établit bientôt; elle est terminée au bout de deux à trois jours, lorsque l'appareil a été placé dans un endroit maintenu à une température de 25 à 30 degrés. L'acide carbonique formé s'est dégagé par le tube *t'*, s'est desséché dans l'acide sulfurique et s'est répandu ensuite dans l'atmosphère par le tube *t''*. On enlève la cire du tube *t*, on aspire par l'extrémité effilée de *t''* pour entraîner l'acide carbonique resté dans l'appareil. On pèse de nouveau cet appareil. La différence entre la première pesée et celle-ci représente le poids de l'acide carbonique formé, lequel correspond à un poids donné de glycose qui a été détruite dans la fermentation.

Théoriquement, 48,89 parties d'acide carbonique correspondent à 100 parties de glycose. Mais on sait, d'après les recherches de Pasteur, qu'il se forme non-seulement de l'alcool et de l'acide carbonique dans la fermentation alcoolique, mais un peu de glycérine et d'acide succinique. La pratique a démontré qu'il fallait prendre le nombre 46,88 comme corres-

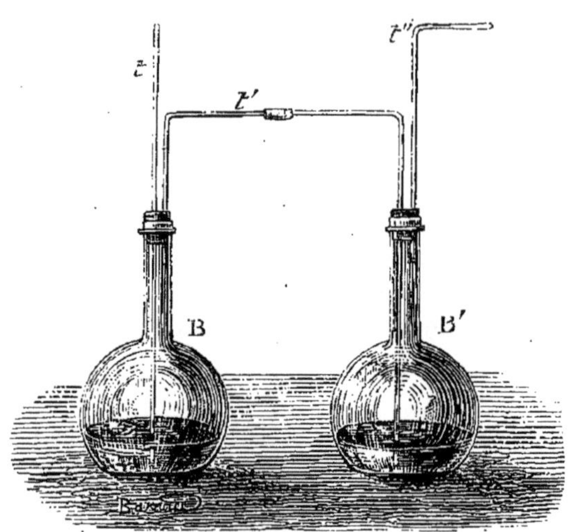

Fig. 28. — Appareil pour le dosage de la glycose par la fermentation.

pondant à 100 de glycose. Par conséquent, pour déterminer la quantité de sucre de diabète correspondant à un poids donné p d'acide carbonique dégagé, il faut multiplier p par le rapport 100/46,88 ou par le coefficient 2,133.

Procédé par le saccharimètre optique. — On sait que la glycose, de même que la saccharose ou sucre de canne, dévie à droite la lumière polarisée, et que la déviation est proportionnelle à la quantité de sucre contenue dans une liqueur sucrée traversée par cette lumière. C'est sur ces deux propriétés qu'est fondé un procédé ingénieux pour doser le sucre en solution aqueuse.

Le premier saccharimètre optique fut imaginé par Biot. Soleil construisit plus tard un instrument plus compliqué, mais plus précis que celui de Biot. La figure 29 représente un saccharimètre tel que les construit M. Laurent, successeur de Soleil.

La théorie du saccharimètre optique et des polarimètres en général exige, pour être bien comprise, des détails dans les-

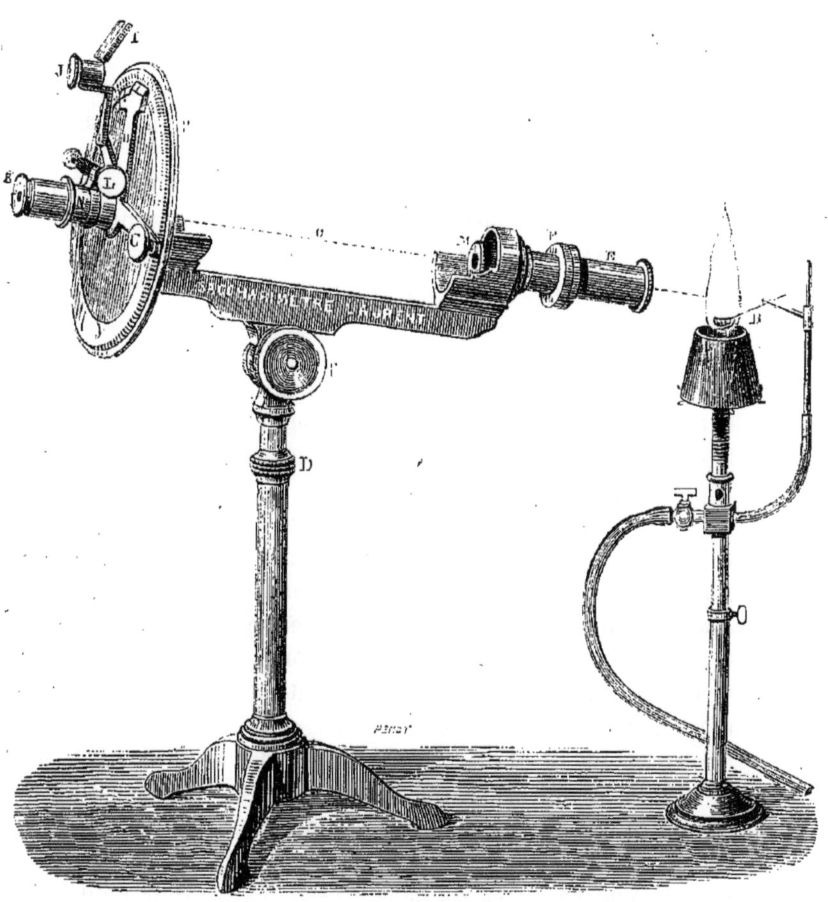

FIG. 29. — Saccharimètre.

quels je ne puis entrer ici (voy. mon *Manuel de chimie, physique et histoire naturelle médicales*). Je dirai seulement en quoi consiste le saccharimètre qui est représenté ci-dessus, et comment on en fait usage pour doser la glycose dans les urines.

Cet appareil se compose essentiellement de trois parties qui sont, d'arrière en avant : 1° une partie postérieure EFM, qui contient en E un prisme biréfringent appelé *polariseur ;* 2° une partie moyenne O, destinée à recevoir un tube fermé à chacun de ses deux bouts par une glace à faces parallèles ; 3° une partie antérieure contenant en N un prisme de Nicol qui est l'*analyseur*.

Supposons que les choses soient disposées comme dans la figure 29. L'appareil est dirigé vers le brûleur à gaz dans la flamme duquel se trouve une cuiller B contenant du chlorure de sodium. En plaçant l'œil en K, à la partie antérieure de l'appareil, on voit une surface circulaire colorée en jaune, située en M, et divisée en deux par une ligne verticale. Les deux moitiés ont une apparence égale, lorsque l'alilade H correspond au zéro du cercle gradué P. Les choses restent en cet état si l'on interpose en O, entre le polarisateur et l'analysateur, un tube contenant de l'eau distillée. Si l'égalité de ton des deux demi-disques n'était pas complète, on agirait sur le bouton molleté L, c'est-à-dire sur l'analyseur placé en N, jusqu'à ce que l'égalité de ton fût rigoureuse.

L'appareil étant ainsi réglé pour le zéro, si l'on remplace en O le tube d'eau distillée par un autre tube contenant une solution de sucre, *les images des deux demi-disques ne sont plus égales*. L'un de ces demi-disques s'est foncé, l'autre s'est éclairci. Les choses se sont passées comme si les rayons lumineux qui se sont polarisés en E, avaient subi un mouvement de torsion en traversant la solution sucrée. Le reste se comprend. Pour que l'œil placé en K voie les deux demi-disques colorés de la même manière, il faut tourner le prisme de Nicol N, soit à droite soit à gauche, suivant que la solution interposée en O renferme une substance dextrogyre ou lévogyre. Dans le cas du sucre de canne et de la glycose, c'est à droite qu'il faut tourner. La rotation s'effectue à l'aide du bouton C et l'angle de rotation se mesure exactement à l'aide de l'alidade H munie d'un vernier. On lit exactement, à l'aide de la loupe J, les divisions qui sont éclairées par un miroir I.

Ces données étant établies, il est facile de déterminer la quantité de glycose contenue dans une urine.

Si l'urine est claire et limpide, on peut l'employer telle. Si elle est colorée, on la traite par le noir animal. Si elle contient de l'albumine on l'en débarrasse en la traitant par l'acide acétique et le sulfate de soude, faisant bouillir et filtrant ensuite. On tient un compte exact de la quantité d'eau employée dans ces opérations. Il est bon de faire en sorte que le volume primitif de l'urine sur lequel on a opéré soit amené à deux volumes; dès lors les résultats obtenus par le saccharimètre devront être multipliés par 2.

On introduit 20 centimètres cubes de l'urine dans le tube déjà cité, et on le place en O, entre le polariseur et l'analyseur. (Ce tube a une longueur intérieure de 20 centimètres et une capacité de 20 centimètres cubes.) L'alidade, qui était au zéro quand ce tube était primitivement remplacé par un autre tube contenant de l'eau distillée, doit maintenant être déplacée à droite pour que les deux demi-disques, vus en M, présentent l'égalité de ton qu'ils offraient auparavant à l'observateur dont l'œil est appliqué à l'oculaire K. L'angle de rotation permet de calculer la quantité de sucre.

En effet, l'appareil est construit de telle manière que *chaque degré correspond à* 2^{gr},25 *de glycose par litre* d'eau pure ou d'urine.

II. — INOSITE ($C^6H^{12}O^6 + 2H^2O$).

Cette substance, qui est isomère avec la glycose, a été découverte par Scherer dans les eaux-mères d'extraction de la créatine, c'est-à-dire dans les muscles. Elle a été trouvée ensuite dans les poumons, dans le foie, la rate, les reins, et dans l'urine (Cloetta), dans le cerveau (Muller), enfin dans les haricots verts (Vohl).

Propriétés. — L'inosite est une substance incolore d'une saveur sucrée, cristallisant en aiguilles prismatiques qui perdent à 100 degrés leur eau de cristallisation. Elle est très-soluble dans l'eau, peu soluble dans l'alcool, insoluble dans l'éther. Elle n'éprouve pas la fermentation alcoolique; mais, en présence d'une matière animale en putréfaction, elle donne naissance à de l'acide lactique et à de l'acide butyrique. L'inosite ne brunit pas sous l'influence de la potasse; elle ne réduit pas le tartrate cupro-potassique et ne dévie pas la lumière polarisée.

Elle n'est point précipitée par l'acétate neutre de plomb, mais le sous-acétate de plomb la précipite en une gelée transparente qui offre bientôt l'aspect de l'empois.

L'acide azotique ordinaire bouillant la transforme en acide oxalique; l'acide azotique fumant la transforme en nitro-inosite.

Si l'on évapore presque à siccité une solution aqueuse d'inosite avec de l'acide nitrique, et si l'on ajoute ensuite de l'ammoniaque, puis une solution de chlorure de calcium, et que l'on chauffe de nouveau pour évaporer à sec, le résidu prend une coloration rouge. On peut reconnaître ainsi 1 milligramme d'inosite.

L'azotate mercurique produit à chaud, avec l'inosite, une coloration rouge dont il sera question au sujet de la recherche de cette substance dans l'urine.

DE L'INOSITE DANS LES URINES PATHOLOGIQUES.

Inosurie. — On désigne par cette expression, qui est due à Gallois (1), l'ensemble des états morbides caractérisés par la présence de l'inosite dans les urines.

L'inosurie est rare. En effet, Gallois ayant examiné les urines de 102 malades, parmi lesquels il y avait 30 diabétiques et 25 albuminuriques, n'a rencontré l'inosite que sept fois, savoir, chez 5 diabétiques et chez 2 albuminuriques. Déjà Cloetta, qui, le premier, a trouvé l'inosite dans les urines, ne l'avait rencontrée que dans celles qui contenaient déjà de la glycose ou de l'albumine.

On a pensé qu'il pouvait y avoir alternance entre la glycosurie et l'inosurie Cette supposition n'est pas démontrée. En piquant le plancher du quatrième ventricule, on peut déterminer l'inosurie. On ne sait point pourquoi une même lésion, qui produit dans la grande majorité des cas la glycosurie, détermine parfois l'inosurie.

(1) Gallois, *Mémoire sur l'inosurie* (*Comptes rendus et mémoires de la Société de biologie*, 1863).

RECHERCHE ET EXTRACTION DE L'INOSITE.

L'un des meilleurs moyens pour reconnaître cette substance dans les urines est celui qui a été signalé par Gallois.

Si les urines contiennent de la glycose ou de l'albumine, on les débarrasse d'abord de la première par la fermentation; de la seconde, en ajoutant une ou deux gouttes d'acide acétique et un peu de sulfate de soude, faisant bouillir et filtrant ensuite. On en évapore alors quelques grammes jusqu'à consistance sirupeuse, dans une capsule de porcelaine, puis on ajoute une goutte ou deux d'une solution d'azotate mercurique (obtenue en dissolvant 1 partie de mercure dans 2 parties d'acide nitrique, et ajoutant 1 partie d'eau). Il se forme d'abord un précipité *jaunâtre*. On étend le précipité sur les parois de la capsule, et l'on chauffe légèrement. Le résidu devient blanc jaunâtre après dessiccation, et, si l'on continue de chauffer légèrement, il prend une coloration d'un *rose plus ou moins foncé* qui disparaît par le refroidissement et reparaît par la chaleur. L'urée, l'acide urique, la cystine, le glycogène, ne donnent pas cette réaction. L'albumine donnerait une coloration rose et la glycose une coloration noire; c'est pourquoi les urines ne doivent pas en contenir avant de les soumettre à l'essai.

Pour extraire l'inosite des urines, on suit avantageusement la méthode suivante, qui a été indiquée par Cooper-Lane, et qui est fondée sur la propriété que possède l'inosite d'être précipitée par le sous-acétate de plomb.

On verse d'abord dans l'urine une solution d'acétate neutre de plomb jusqu'à ce qu'il n'y ait plus de précipité, on fait bouillir et l'on filtre. De cette manière, l'urine est débarrassée de l'albumine si elle en contenait, ainsi que des phosphates et de la majeure partie des chlorures et des urates. Elle est évaporée ensuite au quart, puis additionnée cette fois de sous-acétate de plomb qui précipite l'inosite. Le précipité est recueilli, lavé et mis en suspension dans l'eau où l'on fait passer un courant d'hydrogène sulfuré. On filtre. Le sulfure de plomb reste sur le filtre, tandis qu'il passe une solution incolore d'inosite. On concentre ensuite par évaporation, et l'on verse de l'alcool fort qui précipite l'inosite. Enfin celle-ci est recueillie, dissoute de nouveau dans l'eau distillée que l'on réduit par l'ébullition. Il suffit alors de verser dans la liqueur de l'alcool concentré ou de l'éther, et d'abandonner au repos pour obtenir des cristaux d'inosite pure.

III. — ALBUMINE.

Le groupe des *matières albuminoïdes*, que l'on appelle parfois *matières protéiques*, contient diverses substances azotées qui sont : 1° les *substances albumineuses*; 2° la *fibrine*; 3° la *caséine*; 4° la *globuline*.

Les substances albumineuses présentent elles-mêmes diverses variétés. Ainsi on distingue l'*albumine* proprement dite qui existe dans le sang et dans divers liquides de l'organisme et constitue le blanc de l'œuf; la *métalbumine*, l'*hydropisine* qui existent avec l'albumine dans le liquide pleural, dans les liquides de l'ascite, de l'hygroma, dans les kystes de l'ovaire; la *paralbumine* qui communique au liquide de certains kystes ovariques une consistance filante et visqueuse (1).

L'albumine proprement dite est la seule qui nous intéresse en urologie.

Propriétés. — L'albumine, lorsqu'elle est desséchée, se

(1) Les principaux caractères distinctifs de ces substances albumineuses sont résumés dans le tableau suivant :

La solution aqueuse de ces substances donne avec le sulfate de magnésie	Pas de précipité. Elles donnent avec l'alcool	Un précipité insoluble dans l'eau		*Albumine.*
		Un précipité soluble dans l'eau. La liqueur est	Non filante	*Métalbumine.*
			Filante	*Paralbumine.*
	Un précipité			*Hydropisine.*

Ces diverses substances sont toutes coagulables par la chaleur et par l'acide azotique.

présente sous l'aspect d'une substance amorphe, transparente, incolore ou légèrement jaunâtre, inodore, insipide, soluble dans l'eau à laquelle elle donne la propriété de mousser par l'agitation. Elle est insoluble dans l'alcool.

Une solution aqueuse d'albumine commence à devenir opaline à la température de 65 degrés; elle donne un précipité d'albumine coagulée lorsqu'elle a été portée à la température de 75 degrés. (Le précipité se dissout dans l'eau portée à 150 degrés dans un tube scellé.)

L'albumine est coagulée par tous les acides minéraux, excepté l'acide phosphorique ordinaire; elle est coagulée par la plupart des organiques tels que l'acide picrique ; mais elle n'est pas coagulée par l'acide formique (Rabuteau), ni par l'acide tartrique.

L'acide azotique est l'un des acides qui coagule le plus facilement l'albumine. Lorsqu'on fait bouillir le précipité avec cet acide, il se dissout en donnant un liquide coloré en jaune (acide xanthoprotéique). — L'acide chlorhydrique fumant dissout l'albumine en donnant une liqueur qui reste jaune à l'abri de l'air, mais qui bleuit à l'air. Par une ébullition prolongée, il se forme de l'ammoniaque, de la leucine et de la tyrosine.

Une liqueur très-acide obtenue en dissolvant 1 partie de mercure dans 1 partie d'acide azotique colore l'albumine en rouge intense, même dans l'eau contenant seulement 1 cent millième d'albumine.

L'albumine est coagulée par plusieurs sels minéraux tels que le bichlorure de mercure, l'azotate d'argent, l'acétate de plomb, etc. (1).

(1) Parmi les résultats que j'ai obtenus dans une série de recherches faites à ce sujet, je citerai les suivants :

1° *L'albumine n'est pas coagulée* par les sels (chlorures, sulfates, azotates, acétates qui ont été essayés) des métaux suivants : sodium, potassium, ammonium, rubidium, thallium, lithium, baryum, strontium, calcium, magnésium, nikel, cobalt. Il en est de même des sels ferreux, c'est-à-dire des sels de protoxyde, tels que le protochlorure de fer.

2° *L'albumine est coagulée et le précipité de l'albuminate est soluble dans un excès* d'une solution de perchlorure de fer neutre

La potasse et la soude, ainsi que les carbonates de ces bases, maintiennent au contraire l'albumine en dissolution et empêchent qu'elle soit coagulée par la chaleur.

Le tannin, la créosote, l'aniline coagulent cette substance.

Tels sont les principaux caractères de l'albumine. Ils sont les mêmes pour l'albumine du sang et pour l'albumine de l'œuf. Cependant l'albumine du sang n'est pas identique avec cette dernière. Elle contient moins de soufre (Mülder); le précipité qu'elle donne avec l'acétate de plomb étant mis en suspension dans l'eau où l'on fait passer un courant d'hydrogène sulfuré, régénère une albumine insoluble dans l'eau, tandis que, dans les mêmes circonstances, le précipité plombique de l'albumine de l'œuf régénère cette même albumine soluble dans l'eau. — L'éther coagule l'albumine de l'œuf, non l'albumine du sang.

DE L'ALBUMINE DANS LES URINES.

La présence de l'albumine dans les urines constitue l'*albuminurie*.

Des traces d'albumine dans l'urine constituent toujours un symptôme pathologique. Il n'en est point de cette substance comme de la glycose. En effet, tandis que les urines peuvent renfermer de faibles quantités de glycose dans des circon-

(le perchlorure de fer acide ne coagule pas ou ne coagule guère l'albumine de l'œuf) et des solutions des sels d'aluminium, de cuivre, d'étain, de platine, de cadmium, de zinc.

3° *L'albumine est coagulée et le précipité est insoluble dans un excès* des solutions des sels d'argent, de plomb, d'uranium, de palladium, d'or, d'iridium.

4° Les métaux dont les solutions précipitent l'albumine ne les *coagulent pas ou ne les coagulent qu'au bout de quelque temps* lorsque ces métaux se trouvent à l'état de *sels doubles contenant un métal alcalin*. Ainsi l'hyposulfite d'argent et de soude, l'iodure double de mercure et de potassium ou de sodium, le chlorure double d'iridium et de potassium ne coagulent pas l'albumine; le chlorure double de palladium et de sodium ne donne lieu à un précipité qu'au bout de quelques secondes. (*Comptes rendus de la Société de biologie*, 1873, p. 341, et 1874, p. 249.)

stances déterminées, par exemple après l'ingestion d'assez grandes quantités de cette substance, on peut faire ingérer à un individu sain une masse quelconque de matières albuminoïdes, sans qu'on retrouve de l'albumine dans ses urines (1). (Il n'en est pas de même lorsqu'on porte l'albumine directement par injection dans le sang chez les animaux.)

L'albuminurie, ou maladie de Bright, résulte en général d'une altération primitive des matières albuminoïdes du sang, laquelle est liée à des troubles de la nutrition ; plus tard, les reins s'altèrent et la maladie revêt un caractère de gravité qu'elle n'avait pas au début. J'ai produit souvent l'albuminurie, d'une manière rapide, en faisant prendre à des animaux, ou en injectant dans leur sang diverses substances capables de modifier ce liquide ou la nutrition. Tantôt les reins n'étaient pas altérés, comme après l'introduction du nitrite et du nitrate de soude dans le sang, mais le sang présentait une altération remarquable produite sous l'influence du nitrite de soude. Il est probable que les reins auraient été atteints à leur tour si les animaux avaient vécu plus longtemps. Parmi les albuminuries dans lesquelles les tubuli des reins étaient altérés, c'est-à-dire devenus tantôt granuleux, tantôt graisseux et même desquamés, je citerai celles que j'ai observées dans l'empoisonnement par divers métaux : platine, or, palladium, nickel, cadmium et par divers sels : sélénites, tellurites, etc. En réunissant tous ces cas et l'albuminurie saturnine signalée par A. Ollivier, que j'ai observée également chez les animaux, et l'albuminurie argentique signalée par Liouville, j'ai rangé ces divers états morbides sous le nom d'*albuminuries métalliques* (2).

L'albuminurie produite par les cantharides est connue depuis longtemps. Sous l'influence de la cantharidine, les tubuli se desquament. Je signalerai en outre l'albuminurie qu'ont présentée divers animaux que j'avais empoisonnés par le col-

(1) J'avais cru d'abord, suivant une opinion vulgaire, que l'ingestion de l'albumine en grande quantité produisait une albuminurie passagère. Il n'en est pas ainsi, d'après des expériences nouvelles faites par A. Ollivier.

(2) *Comptes rendus de l'Acad. des sciences,* 11 décembre 1871.

chique. Les reins de ces animaux étaient fortement injectés et les cellules épithéliales des tubuli étaient partiellement graisseuses ou détachées. On observe également une desquamation des tubuli dans l'albuminurie scarlatineuse.

En somme : l'albuminurie reconnaît pour cause soit une altération primitive du plasma liée à un trouble de la nutrition, soit une altération primitive des tubuli des reins. Ces deux causes présentent un lien étroit, de sorte qu'il est parfois difficile d'en préciser l'ordre de succession. Quand elles se compliquent, l'albuminurie présente une gravité particulière.

Lorsque l'urine éliminée en un jour par un malade ne contient que 1 à 2 grammes d'albumine dosée à l'état sec, l'état de ce malade doit être considéré comme peu grave, du moins au début; ce n'est qu'à la longue qu'une déperdition semblable exerce sur la nutrition une altération dont elle est non plus seulement le symptôme, mais une cause efficiente. A 10 grammes, l'état est déjà très-grave; à 20 ou 30 grammes, c'est presque fatalement la mort. Chez les sujets dans l'urine desquels j'ai trouvé ces dernières quantités, il y avait de l'amaurose albuminurique; l'état général était désespéré et la terminaison fatale ne s'est guère fait attendre.

RECHERCHE ET DOSAGE DE L'ALBUMINE.

Pour reconnaître la présence de l'albumine dans l'eau en l'absence de tout corps étranger, on pourrait se fonder sur l'une quelconque des réactions précitées. Il ne peut en être toujours ainsi quand il s'agit de l'urine qui renferme un si grand nombre de principes. Je n'insisterai que sur les deux réactions principales, celles de l'*acide nitrique* et de la *chaleur*, et je signalerai les précautions auxquelles on doit recourir pour éviter toute cause d'erreur.

Recherche de l'albumine par l'acide nitrique. — On verse peu à peu dans l'urine une certaine quantité d'acide nitrique ordinaire, un dixième à un cinquième du volume de cette urine. Il se produit un précipité blanc plus ou moins considérable, présentant les colorations que prend l'urine au contact des oxydants (couleur rouge de l'uroérythrine, très-rarement bleu d'indigo, etc.). Le précipité d'albumine se dissout parfois dans une grande quantité d'eau ajoutée ensuite à l'urine.

Une urine, quoique *non albumineuse*, peut se troubler ou donner lieu à des précipités dans les cas suivants :

a. Lorsqu'elle est très-chargée d'urée, comme l'urine de chien par exemple, il se forme de l'azotate d'urée qui est beaucoup moins soluble que l'urée, surtout dans une liqueur acide. Le précipité se distingue de celui que produit l'albumine en ce qu'il est cristallin et qu'il se dissout facilement par l'addition d'une faible quantité d'eau.

b. Une urine chargée de substances résineuses, comme celles des sujets qui ont absorbé des substances térébenthinées telles que la térébenthine ordinaire et le copahu, donnent un précipité jaune blanchâtre par l'addition de l'acide azotique ou de l'acide chlorhydrique. Ce précipité résineux se distingue facilement du précipité d'albumine en ce qu'il est soluble dans l'alcool.

c. Les urates sont décomposés par l'acide azotique, d'où la mise en liberté de l'acide urique qui peut produire un trouble plus ou moins apparent. Ce trouble est toujours faible lors même que l'urine est très-chargée d'urates. Au bout de quelques heures, l'acide urique s'est déposé au fond et contre les parois du vase. On le reconnait facilement aux réactions indiquées précédemment (p. 99). Il est d'ailleurs impossible de confondre le trouble en question avec celui que produirait l'albumine, si l'on se rappelle que l'acide acétique qui ne coagule pas l'albumine agit, dans ce cas, de la même manière que l'acide nitrique mais moins rapidement.

Recherche de l'albumine par la chaleur. — Une urine qui contient une notable quantité d'albumine donne un coagulum abondant lorsqu'on la fait bouillir; elle se trouble seulement lorsque la quantité d'albumine est faible.

Avant de traiter l'urine par la chaleur, il faut s'assurer qu'elle est acide, ou mieux, on doit l'aciduler faiblement avec quelques gouttes d'acide acétique. En effet, si elle était alcaline, et si la proportion d'albumine était très-faible, cette dernière ne serait pas coagulée, mais dissoute à la faveur de l'alcali. L'addition de l'acide acétique présente l'avantage d'empêcher la précipitation de phosphates de chaux ou de magnésie qui pourraient induire en erreur.

Il ne faut ajouter ni acide azotique, ni acide chlorhydrique à l'urine avant de la faire bouillir. Ces acides libres peuvent maintenir en dissolution soit à froid, soit à chaud, l'albumine contenue en faible quantité dans une urine. Ce fait important a été signalé d'abord par Bence Jones qui avait cru qu'il se formait des combinaisons solubles de l'albumine avec l'acide nitrique, ou avec l'acide chlorhydrique. Mais Beale a expliqué ce même fait en démontrant que l'albumine se trouvait alors maintenue en dissolution par l'acide phosphorique provenant de la décomposition des phosphates de l'urine. En effet, si, à l'exemple de Beale, on fait bouillir une solution très-étendue d'albumine additionnée d'une très-petite quantité d'acide nitrique, on observe la coagulation de l'albumine par la chaleur, mais si l'on ajoute à cette même solution, soit de l'acide phosphorique seul, soit un phosphate soluble et un peu d'acide nitrique, la coagulation de l'albumine n'a plus lieu. C'est pourquoi l'auteur anglais croit pouvoir conclure que des traces d'acide nitrique n'empêchent la coagulation par la chaleur que parce que cet acide met en liberté l'acide phosphorique des phosphates contenus dans l'urine. Mais il faut remarquer qu'en ajoutant un excès d'acide nitrique, la coagulation s'effectue. Ainsi pouvons-nous comprendre comment une urine faiblement albumineuse peut ne présenter aucun trouble lorsqu'on la chauffe dans un tube où l'on a laissé par mégarde un peu d'acide nitrique.

Dosage de l'albumine. — On prélève un poids donné d'urine, 50 à 150 grammes, suivant sa teneur déjà présumée en albumine d'après l'analyse qualitative. Lorsqu'elle est concentrée, on y ajoute un peu d'eau distillée. On s'assure que la réaction de l'urine est franchement acide; si elle ne l'est pas, on ajoute un peu d'acide acétique, deux ou trois gouttes seulement, puis on fait bouillir. Après quelques minutes d'ébullition, on jette sur un filtre dont le poids a été déterminé d'avance ; on lave ensuite ce filtre en se servant d'une pipette contenant de l'eau distillée bouillante, et dirigeant le jet liquide de manière à rassembler l'albumine vers la partie la plus déclive du filtre. Ce lavage a pour effet de débarrasser l'albumine des chlorures qu'elle peut retenir. Le filtre est ensuite enlevé avec précaution et desséché dans une étuve à la température de 100 degrés. Il faut avoir soin de diviser la masse de manière à faciliter la dessiccation qui met longtemps à s'effectuer, cinq ou six heures par exemple. On est certain que la dessiccation est complète lorsque deux pesées pratiquées à des intervalles d'une demi-heure ou d'une heure dans le séjour à l'étuve donnent des résultats identiques. On retranche de la dernière pesée le poids du filtre; la différence donne le poids de l'albumine.

Ce procédé est très-commode et très-avantageux, bien qu'il présente deux causes d'erreur. En premier lieu, l'albumine retient toujours une certaine quantité de matières colorantes; c'est pourquoi elle présente un aspect brunâtre lorsqu'elle est desséchée. Cette cause d'erreur est complétement négligeable, attendu que le poids des matières colorantes retenues est toujours très-faible. En second lieu, l'albumine peut retenir des traces de phosphates de chaux et de magnésie, surtout si l'on n'a pas additionné l'urine d'acide acétique. Pour éviter cette cause d'erreur, on incinère l'albumine desséchée, et l'on retranche le poids des cendres obtenues, ou bien on emploie le procédé de dosage suivant.

Procédé de Méhu. — Ce procédé est fondé sur la coagulation de l'albumine par l'acide phénique.

A 100 grammes d'urine on ajoute deux ou trois gouttes d'acide acétique, puis 2 centimètres cubes d'acide azotique ordinaire, enfin 10 centimètres cubes de la solution suivante :

Acide phénique cristallisé...............	1
Acide acétique du commerce............	1
Alcool à 90°.........................	2

On agite le mélange et on le jette sur un filtre. Le liquide s'écoule rapidement, si rapidement même que l'acide urique se retrouve presque en totalité dans le liquide filtré, où il cristallise peu à peu. L'albumine recueillie sur le filtre est lavée avec de l'eau bouillante contenant 1 pour 100 d'acide phénique, puis desséchée et pesée.

L'application de ce procédé n'est pas gênée par la présence dans l'urine de la glycose ou de diverses substances minérales telles que le chlorure de sodium, le nitre, l'iodure de potassium, le sulfate de magnésie, les carbonates ammoniacaux. Lorsque les urines albumineuses sont additionnées de carbonate d'ammoniaque, le précipité d'albumine par la solution phéniquée présente l'aspect de la crème de lait.

L'albumine déviant à gauche la lumière polarisée, on devait penser à la polarimétrie pour doser cette substance par un procédé analogue à celui qui sert à doser la glycose (p. 166). Des essais nombreux ont été faits, mais n'ont pas été satisfaisants. Les erreurs commises par ce procédé ont varié parfois de la moitié au double.

IV. — CYSTINE ($C^3H^7AzSO^2$).

La *cystine* a été découverte en 1810 par Wollaston, dans un calcul vésical. Ce chimiste l'avait appelée d'abord *oxyde cystique* (de κυστις, vessie). Elle fut étudiée plus tard par Baudrimont et Malaguti qui reconnurent qu'elle renfermait du soufre.

Propriétés. — Cette substance, examinée dans les calculs *cystiques* qu'elle constitue presque exclusivement, est jaunâtre et translucide. La cystine est au contraire incolore, transparente ou diaphane lorsqu'elle est complétement pure. Elle est inodore, insipide, insoluble dans l'eau, dans l'alcool et dans l'éther, mais soluble dans les alcalis (ammoniaque, potasse, soude) et dans les carbonates alcalins, excepté le *carbonate d'ammoniaque*. Elle se dissout également dans les acides minéraux et dans l'acide oxalique, mais non dans l'acide acétique ni dans l'acide tartrique. C'est pourquoi on peut la précipiter par le carbonate d'ammoniaque de ses solutions acides, et par l'acide acétique de ses solutions alcalines.

La solubilité de la cystine dans l'ammoniaque constitue l'une de ses propriétés les plus importantes. L'ammoniaque, qui a dissout cette substance dans les calculs cystiques et l'a séparée ainsi de quelques matières étrangères, la laisse déposer par évaporation, le plus souvent en tables hexagonales, parfois en cristaux prismatiques à six pans.

La nature azotée et sulfurée de la cystine permet de se rendre compte des réactions suivantes :

Soumise à la distillation, elle laisse dégager de l'ammoniaque, une huile empyreumatique azotée et fétide, et laisse comme résidu un charbon poreux.

Chauffée sur une lame de platine, elle brûle en laissant dégager une odeur analogue à celle de l'acide cyanhydrique.

Traitée par une solution bouillante de potasse ou de soude, elle laisse dégager de l'ammoniaque et donne du sulfure de potassium ou de sodium. C'est pourquoi, si l'on ajoute de l'oxyde de plomb, il se forme un précipité noir de sulfure de plomb, et si l'on plonge dans la liqueur une lame d'argent, ou si l'on chauffe la cystine sur cette lame avec de la potasse ou de la soude, l'argent noircit par suite de la formation de sulfure d'argent.

Lorsqu'on traite la cystine par l'eau régale, ou lorsqu'on la chauffe avec un mélange de potasse et de nitre qui joue le rôle d'oxydant, le soufre qu'elle contient passe à l'état d'acide sulfurique ou à l'état de sulfate de potasse. En ajoutant alors la solution d'un sel de baryte, il se produit un abondant précipité de sulfate de baryte.

État naturel de la cystine. — La cystine est très-rare et les causes qui donnent lieu à la formation de cette substance sont encore inconnues. Scherer ayant trouvé de la cystine dans un foie, on est conduit à admettre avec Vogel qu'elle ne se forme pas dans les reins, mais dans une autre partie du corps, qu'elle passe de là dans le sang et qu'elle est ensuite éliminée par les reins. Elle serait dissoute dans le sang à la faveur de l'alcalinité de ce liquide.

La cystine, qui s'est éliminée par les reins, donne lieu à des sédiments ou à des calculs. Il paraît que la présence de cette substance dans les urines peut se continuer pendant des années sans que la santé soit bien altérée. La gravité de l'affection résulte surtout de la formation de calculs dans la vessie. Ces calculs sont jaunâtres, demi-transparents à la cassure ; ils sont facilement rayés par l'ongle.

Extraction de la cystine. — Cette substance est l'une des plus faciles à isoler à cause de ses caractères physico-chimiques qui sont nettement déterminés.

Pour l'extraire des calculs cystiques, on réduit ceux-ci en poudre ; on traite par l'eau distillée bouillante qui enlève les substances étrangères solubles dans ce liquide, tels que les urates, puis par l'eau distillée additionnée d'acide acétique pour dissoudre les phosphates terreux qui peuvent se trouver dans ces calculs. La cystine se dépose. On la recueille et on la fait cristalliser dans l'ammoniaque.

La séparation de la cystine des sédiments s'effectue de la même manière.

V. — TYROSINE ($C^9H^{11}AzO^3$).

Propriétés. — La *tyrosine* est une substance blanche ou incolore, inodore, insipide, neutre aux réactifs colorés, soluble dans 150 parties d'eau bouillante, peu soluble dans l'eau froide, insoluble dans l'alcool et dans l'éther. *Elle se dissout très-bien dans l'ammoniaque* d'où elle se dépose par évaporation sous l'aspect d'aiguilles soyeuses brillantes, groupées en amas ou en étoiles. Elle se dissout également dans les lessives de soude et de potasse.

Cette substance n'est pas sublimable comme la leucine. Lorsqu'on la chauffe fortement, elle dégage une odeur de corne brûlée.

L'acide azotique la transforme en nitrotyrosine, laquelle se dissout dans l'acide en excès en donnant un nitrate de nitrotyrosine. Le produit obtenu est coloré en jaune orangé. Lorsqu'on verse sur ce produit quelques gouttes d'une solution de potasse ou de soude, on obtient une coloration rouge foncé. Cette réaction est l'une de celles qui permettent de reconnaître la tyrosine.

Une solution d'azotate mercurique, versée dans une solution bouillante de tyrosine, produit un précipité volumineux blanc jaunâtre qui prend une couleur rouge foncé lorsqu'on le traite par l'eau bouillante additionnée de quelques gouttes d'acide nitrique fumant.

La tyrosine se dissout dans l'acide sulfurique concentré qui prend alors une coloration rouge passagère. Si, après avoir étendu d'eau la solution et saturé par le carbonate de baryte, on fait bouillir et l'on filtre, et si ensuite on verse dans la liqueur filtrée une solution neutre et étendue de perchlorure de fer, on observe une coloration violette magnifique. On peut reconnaître ainsi des traces de tyrosine, jusqu'à 1/25000 de cette substance, lorsque le liquide est vu sous une épaisseur de 5 à 6 centimètres.

La tyrosine, soumise à des influences oxydantes, par exemple à l'action d'un mélange de bichromate de potasse et d'acide sulfurique, donne de l'aldéhyde benzylique et divers produits qu'on obtient en traitant de la même manière le glycocolle ou sucre de gélatine (ammoniaque, acides acétique, formique, carbonique, cyanhydrique). D'ailleurs une molécule de tyrosine renferme les éléments d'une molécule d'aldéhyde benzylique ou essence d'amandes amères, et ceux d'une molécule de glycocolle

$$C^9H^{11}AzO^3 = \underbrace{C^7H^6O}_{\text{Aldhéyde benzylique.}} + \underbrace{C^2H^5AzO^2}_{\text{Glycocolle.}}$$

État naturel de la tyrosine. — Présence de cette substance dans les urines pathologiques. — La tyrosine accompagne souvent la leucine. On l'a rencontrée dans le pancréas, dans la rate de bœuf, et, dit-on, dans le thymus, le corps thyroïde, les poumons, le cerveau. Le foie normal n'en contient pas.

On ne l'a pas encore signalée dans les urines normales.

Frerichs et Stœdeler ont trouvé une assez grande quantité de tyrosine et de leucine dans les urines de malades atteints de *fièvre typhoïde*, de *variole*, de *cirrhose hépatique*. Elle a été également rencontrée par d'autres dans cette dernière affection. Suivant Frerichs, les urines des sujets atteints d'atrophie aiguë du foie contiennent très-peu d'urée, mais beaucoup de tyrosine et de leucine. Ces urines donnent un dépôt jaune verdâtre formé d'amas globuleux d'aiguilles de tyrosine ; si l'on en évapore quelques gouttes, on observe au microscope des aiguilles de tyrosine puis des sphérules de leucine qui est plus soluble que la tyrosine.

Recherche de la tyrosine. — Il en sera question dans la recherche de la leucine.

VI. — LEUCINE ($C^6H^{13}AzO^2$).

Propriétés. — La *leucine* se présente, lorsqu'elle est pure, sous l'aspect d'une substance blanche, cristalline, onctueuse, inodore, insipide, peu soluble dans l'eau froide, mieux soluble dans l'eau bouillante, difficilement soluble dans l'alcool, insoluble dans l'éther. Elle se dissout dans les acides et dans les alcalis.

Lorsqu'elle est impure, elle se présente ordinairement sous la forme de sphères souvent colorées en jaune, rappelant assez les cellules adipeuses, si ce n'est qu'elles sont parsemées de pointes fines.

La leucine se sublime à 170°. Chauffée à 180°, elle se dédouble en anhydride carbonique et en amylamine

$$C^6H^{13}AzO^2 = CO^2 + \underbrace{\left.\begin{matrix} C^5H^{11} \\ H \\ H \end{matrix}\right\} Az.}_{\text{Amylamine.}}$$

Fondue avec la potasse, ou mise en contact avec les matières animales en putréfaction, elle se transforme en acide valérianique. On constate en même temps un dégagement d'hydrogène et la formation de carbonate d'ammoniaque.

L'azotate mercurique ne produit rien dans une dissolution bouillante de leucine (caractère qui la distingue de la tyrosine).

La leucine est précipitée par l'acétate neutre de plomb ammoniacal et par le sous-acétate de plomb en donnant des paillettes nacrées d'une combinaison de leucine et d'oxyde de plomb. — Elle se comporte d'ailleurs comme une véritable base organique, car elle donne des sels cristallisables avec les acides azotique, chlorhydrique et sulfurique.

État naturel de la leucine. — De la présence de cette substance dans les urines pathologiques. — L'état naturel de la leucine est le même que celui de la tyrosine. Ainsi on a rencontré cette substance dans le pancréas, la rate, le thymus, le corps thyroïde, etc. On la trouve également dans le gros intestin et dans les matières fécales.

L'origine en est peu connue. Je rappellerai que cette substance peut provenir d'une hydratation de l'indiglucine (p. 128).

La leucine a été trouvée, de même que la tyrosine, dans les urines de sujets atteints d'affections hépatiques. Elle fait quelquefois partie des sédiments et calculs urinaires.

Extraction de la tyrosine et de la leucine des urines. — On évapore les urines à consistance sirupeuse. Le résidu est ensuite lavé avec l'alcool qui enlève l'urée, puis additionné d'une lessive de soude faible qui dissout la tyrosine. On ajoute du sous-acétate de plomb et l'on filtre. La liqueur filtrée et débarrassée de l'excès de plomb par l'hydrogène sulfuré, laisse déposer peu à peu la tyrosine.

La leucine, qui est plus soluble que la tyrosine, se trouve dans les eaux-mères. On concentre par évaporation et l'on ajoute de l'alcool qui précipite, sous la forme d'une matière brune, le restant de la tyrosine. La liqueur alcoolique, étant elle-même soumise à l'évaporation, laisse déposer de la leucine impure que l'on sépare de quelques matières grasses en la comprimant dans du papier buvard. On la purifie en la dissolvant dans une eau alcaline, précipitant par le sous-acétate de plomb, lavant le précipité, puis le mettant en suspension dans l'eau où l'on fait passer un courant d'hydrogène sulfuré et filtrant ensuite. La leucine se dépose par la concentration de la liqueur aqueuse.

VII. — ALLANTOÏNE ($C^4H^6Az^4O^3$).

L'allantoïne a été découverte par Vauquelin et Buniva dans le liquide amniotique de la vache.

Cette substance, lorsqu'elle est pure, se présente sous la forme de cristaux prismatiques brillants, incolores, insipides, solubles dans 160 parties d'eau chaude d'où ils se déposent en grande partie par le refroidissement. Elle est très-peu soluble dans l'alcool froid, insoluble dans l'éther.

On obtient facilement l'allantoïne en faisant bouillir de l'eau dans laquelle on a mis en suspension de l'acide urique, et y ajoutant peu à peu de l'acide plombique ou oxyde puce de plomb, jusqu'à ce que la couleur de ce dernier ne disparaisse plus. L'acide urique s'oxyde rapidement : on constate un vif dégagement d'acide carbonique dont une partie reste dans l'eau en donnant du carbonate de plomb, et il se forme de l'allantoïne et de l'urée. La liqueur chaude étant filtrée laisse déposer, par le refroidissement, des cristaux d'allantoïne, tandis qu'elle retient l'urée qui est très-soluble dans l'eau.

$$\underbrace{C^5H^4Az^4O^3}_{\text{Acide urique.}} + PbO^2 + H^2O = \underbrace{C^4H^6Az^4O^3}_{\text{Allantoïne.}} + PbCO^3$$

L'eau bouillante et l'acide azotique bouillant transforment l'allantoïne en urée et en acide allanturique. Soumise à l'action des alcalis hydratés, elle se comporte comme une amide ; elle fixe de l'eau et se transforme en oxalate d'ammoniaque.

$$C^4H^6Az^4O^3 + 5H^2O = \underbrace{2C^2O^4(AzH^4)^2}_{\text{Oxalate d'ammonium.}}$$

Sous l'influence des ferments, l'allantoïne donne de l'urée, du carbonate et de l'oxalate d'ammoniaque et un acide sirupeux (Wöhler).

L'allantoïne est précipitée par l'azotate mercurique, non par le sublimé. Elle donne, dans une dissolution d'azotate d'argent ammoniacal, un précipité de flocons blancs qui se présentent au microscope sous l'aspect de globules sphériques.

État naturel de l'allantoïne. — Cette substance existe non-seulement dans le liquide amniotique de la vache, mais dans les urines des jeunes veaux à l'époque de leur allaitement. Les urines de ces jeunes animaux sont alors très-acides ; elles contiennent de l'urée et de l'acide urique en assez grande quantité et ne renferment pas ou très-peu d'acide hippurique. Plus tard, lorsque le régime herbacé succède à l'allaitement, l'allantoïne disparaît des urines, tandis que l'acide hippurique y apparaît.

Suivant Parkes, l'allantoïne existerait dans les urines des jeunes enfants.

On n'a pas constaté la présence de cette substance dans les urines de l'homme à l'état de santé, ni à l'état de maladie (peut-être parce qu'on ne l'a guère cherchée). Schottin en aurait trouvé chez l'homme après l'ingestion de grandes quantités de tannin.

Recherche de l'allantoïne dans les urines. — On précipite par une solution mixte de nitrate de baryte et de baryte caustique, on filtre, puis on neutralise exactement l'excès de baryte au moyen de l'acide nitrique. L'urine est débarrassée ainsi des sulfates et des phosphates. On y verse alors un léger excès d'une solution d'azotate mercurique qui a la propriété de précipiter l'allantoïne. Le précipité est recueilli, lavé et mis en suspension dans de l'eau distillée où l'on fait passer un courant d'hydrogène sulfuré qui précipite le mercure. On filtre de nouveau et l'on concentre. La liqueur, abandonnée à elle-même pendant quelques jours, laisse déposer des cristaux d'allantoïne. Si elle se trouve mélangée avec un peu d'urée qui possède également la propriété d'être précipitée par l'azotate mercurique, on l'en débarrasse à l'aide de l'alcool froid. Enfin on peut purifier complétement l'allantoïne en la faisant cristalliser de nouveau après l'avoir dissoute dans l'eau bouillante.

VIII. — ACIDE OXALIQUE ET OXALATE DE CHAUX.

(OXALURIE).

L'*acide oxalique*, $C^2H^2O^4 + 2H^2O$, cristallise en prismes à base carrée, terminés par une surface unie ou par des facettes multiples. La saveur en est désagréable. Il est facilement soluble dans l'eau et dans l'alcool. Sous l'influence de la chaleur, il perd ses deux molécules d'eau de cristallisation, puis une troisième molécule d'eau de constitution. Enfin, le groupe C^2O^3 ne pouvant exister à l'état libre, se détruit en donnant de l'acide carbonique CO^2 et de l'oxyde de carbone CO.

$$C^2H^2O^4 - H^2O = C^2O^3 = CO^2 + CO$$

L'acide sulfurique concentré et bouillant produit le même résultat, d'où une préparation très-usitée de l'oxyde de carbone à l'aide de l'acide oxalique dans les laboratoires.

A l'acide oxalique correspondent des oxalates neutres, des bioxalates, et parfois, des quadroxalates. Les oxalates alcalins sont solubles dans l'eau, les autres sont pour la plupart insolubles dans ce liquide. Ils se comportent comme l'acide oxalique sous l'influence de l'acide sulfurique concentré, avec cette différence qu'ils donnent en même temps naissance à un sulfate.

État naturel et mode d'élimination de l'acide oxalique et des oxalates. — L'acide oxalique existe dans plusieurs plantes de la famille des Polygonées, notamment dans le *Rhœum palmatum* (rhubarbe), dans le *Rumex acetosa* (grande oseille, oseille commune), dans le *Rumex acetosella* (petite oseille). Il se trouve, dans ces *Rumex*, à l'état de bioxalate de potasse (sel d'oseille) mélangé avec du quadroxalate. Mais, ce qui nous intéresse le plus, c'est que, *après l'ingestion de l'acide oxalique ou des oxalates sous une forme quelconque, on retrouve dans les urines de l'oxalate de chaux, lequel peut donner* *lieu à la formation de calculs*. En effet, à l'inverse de la plupart des acides organiques végétaux et de leurs sels, tels que l'acide tartrique et les tartrates, l'acide citrique et les citrates, qui sont brûlés dans l'organisme lorsqu'ils ont pénétré par absorption dans le sang, l'*acide oxalique* et les *oxalates* s'éliminent soit en nature, soit après avoir changé seulement d'espèce, mais non de genre. Ainsi l'oxalate de soude se retrouve en nature dans les urines; l'oxalate de fer et d'autres oxalates métalliques, tels que l'oxalate de cuivre, se retrouvent à l'état d'oxalate de soude, tandis que le fer et le cuivre, qui passent difficilement dans les urines (p. 66), s'éliminent presque en totalité par le tube intestinal (1). De là une cause de l'oxalurie, et, ce qui est plus grave, un danger permanent résultant de la formation de graviers et de calculs d'oxalate de chaux dans la vessie.

En effet, ayant fait ingérer à des chiens soit de l'oxalate de soude, soit de l'oxalate de fer, soit de l'oxalate de cuivre, j'ai

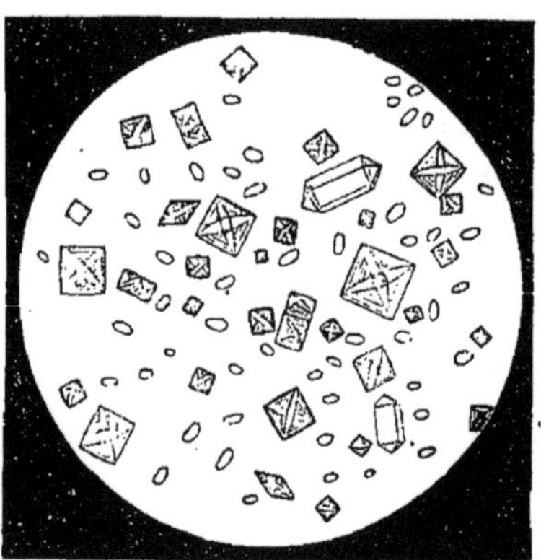

FIG. 30. — Cristaux d'oxalate de chaux trouvés dans l'urine après l'ingestion de l'oxalate de fer.

retrouvé dans leurs urines des cristaux nombreux d'oxalate de chaux (fig. 30). Il en fut de même après avoir fait prendre

(1) Rabuteau, *Contribution à l'étude du mode d'élimination et des effets toxiques de l'acide oxalique et des oxalates* (*Comptes rendus de la Société de biologie*, 1874, p. 59).

à une personne seulement 10 centigrammes d'oxalate de soude; en neutralisant les urines par l'ammoniaque, il s'est formé un précipité dans lequel j'ai trouvé des cristaux nombreux d'oxalate de chaux.

Ces cristaux se reconnaissent immédiatement au microscope, à leur forme octaédrique qui les fait ressembler à des enveloppes de lettres. Les cristaux octaédriques sont les plus nombreux; ils sont isolés ou réunis quelquefois deux à deux. On rencontre souvent des octaèdres allongés, parfois des cristaux prismatiques à base carrée, terminés par des pyramides. Enfin, l'oxalate de chaux se présente souvent en grains amorphes lorsqu'il s'est déposé rapidement. Ce sel est complétement insoluble dans l'eau et dans l'acide acétique; il est soluble dans l'acide chlorhydrique. C'est pourquoi il est très-facile de séparer dans un sédiment l'oxalate de chaux des phosphates terreux en traitant le sédiment par l'acide acétique qui dissout les phosphates. En versant de l'ammoniaque dans une solution chlorhydrique d'oxalate de chaux, on fait apparaître de nouveau les cristaux de cet oxalate.

Oxalurie et calculs d'oxalate de chaux. — On appelle *oxalurie* l'état morbide dans lequel les urines contiennent de l'oxalate de chaux.

Les causes de l'oxalurie sont : 1° l'ingestion de toute substance contenant de l'acide oxalique : sel d'oseille, rhubarbe, oxalates métalliques; 2° certains états pathologiques.

On savait depuis longtemps que l'oxalate de chaux se trouve dans les urines des personnes qui ont pris des végétaux contenant des oxalates. J'ai démontré ensuite qu'il en est de même après l'ingestion des oxalates métalliques, notamment de l'oxalate de cuivre et de l'oxalate de fer, ce qui doit faire rejeter l'administration de cette dernière substance qui est plutôt un poison qu'un médicament. L'ingestion du sucre en grande quantité est également une cause de l'oxalurie.

Parmi les états pathologiques où l'acide oxalique se forme de toute pièce dans l'organisme, on a cité les troubles de la respiration, la convalescence des maladies aiguës. L'oxalurie peut elle-même constituer une maladie essentielle qui a été décrite par Begbie (1), et dont les symptômes seraient les suivants : l'amaigrissement, une pâleur particulière, la dyspepsie, la flatulence, une sensation de pression dans la région épigastrique, des douleurs dans le dos et dans les lombes; des troubles nerveux marqués par l'irritabilité du caractère, par la mélancolie, par les craintes exagérées; enfin un état subfébrile indiqué par une certaine vivacité du pouls et par un certain degré de sécheresse de la peau.

Tels seraient les symptômes de l'oxalurie essentielle. J'ai insisté dans mes *Éléments de toxicologie* sur les effets pernicieux de l'acide oxalique et des oxalates, lesquels sont des poisons hématiques qui, de même que l'oxyde de carbone, rendent le sang rutilant, mais le rendent plus ou moins impropre à l'hématose, suivant qu'ils ont été ingérés à haute ou à faible dose.

Les *calculs d'oxalate de chaux* résultent de l'agglomération de grains et de cristaux de cet oxalate (fig. 30). Ils se distinguent au premier abord par leur aspect et par leur dureté. Ils sont très-rarement lisses, le plus souvent rugueux, hérissés d'aspérités, ce qui les a fait comparer à une mûre, d'où l'expression de *calculs muraux* par laquelle on les désigne fréquemment. A cause de ces aspérités qui sont dues aux pointes des cristaux octaédriques, ces calculs déchirent facilement la vessie; c'est pourquoi ils sont colorés en brun par l'hémoglobine altérée.

Les calculs muraux sont les plus durs à la scie et les plus rebelles à la dissolution. C'est en vain qu'on administre les alcalins, puisque ceux-ci ne peuvent les dissoudre. On a conseillé les boissons contenant de l'acide chlorhydrique; mais, s'il est vrai que la limonade chlorhydrique soit utile dans la diathèse oxalique et même dans la gravelle oxalique, elle est inefficace dans les cas de calculs. Il faut recourir à la lithotritie ou à la taille pour en débarrasser les patients.

(1) Begbie, *On stomach and nervous discorder as connected with the oxalic diathesis* (*Edimb. month. Journal of med. sc.*, 1849).

RECHERCHE ET DOSAGE DE L'OXALATE DE CHAUX CONTENU DANS LES URINES.

Le procédé suivant est applicable à la recherche et au dosage de l'acide oxalique existant d'une manière quelconque dans l'urine. C'est celui que j'ai adopté dans mes études sur les effets de l'acide oxalique et des oxalates.

Les urines sont additionnées d'ammoniaque et de chlorure de calcium : il se forme un précipité d'oxalate de chaux et de phosphate de chaux, ce dernier provenant des phosphates contenus dans les urines. Le précipité mixte est traité par l'acide acétique qui dissout les phosphates, mais laisse l'oxalate de chaux qui est recueilli sur un filtre. On purifie cet oxalate en le dissolvant dans l'acide chlorhydrique, le précipitant ensuite par l'ammoniaque, le recueillant de nouveau sur un filtre et le lavant à l'eau distillée.

Dosage de l'oxalate de chaux. — On pèse, après dessiccation dans une étuve à une température un peu supérieure à 100 degrés, l'oxalate de chaux obtenu comme il vient d'être dit. On peut opérer d'une autre manière en se fondant sur la propriété que possède ce sel d'être décomposé par la chaleur en carbonate de chaux, ou seulement en chaux caustique si la température a été très-élevée.

L'oxalate de chaux est calciné dans une capsule ou dans un creuset de platine jusqu'à ce que la masse qui s'était colorée pendant sa décomposition sous l'influence de la chaleur ai repris sa blancheur primitive. On laisse refroidir cette masse et l'on ajoute un peu d'eau. Si la liqueur présente une réaction alcaline, c'est que la chaleur a été trop forte et qu'il s'est formé de la chaux caustique par suite de la décomposition du carbonate de chaux formé en premier lieu. Pour régénérer ce carbonate, on ajoute quelques gouttes d'une solution de carbonate d'ammoniaque, on évapore à siccité au bain-marie, on chauffe ensuite à une température modérée qui ne doit pas dépasser 200 degrés, on laisse refroidir et l'on pèse. A 100 parties de carbonate de chaux correspondent 128 parties d'oxalate de chaux et 126 parties d'acide oxalique.

Analyse des calculs d'oxalate de chaux. — Ces calculs sont réduits en poudre, puis traités par l'acide chlorhydrique. L'oxalate de chaux se dissout ainsi que le phosphate ammoniaco-magnésien et les phosphates terreux qu'ils peuvent contenir. S'ils renferment des urates, l'acide urique se précipite peu à peu; on le recueille et le pèse après l'avoir desséché. On sature ensuite par l'ammoniaque la liqueur acide; l'oxalate de chaux et les phosphates sont précipités. Pour les séparer, on ajoute de l'acide acétique en excès qui dissout les phosphates et laisse l'oxalate de chaux qui est ensuite recueilli lavé et dosé comme précédemment.

IX. — ACIDE BENZOÏQUE ($C^7H^6O^2$).

Cet acide se présente, lorsqu'il est pur, sous la forme d'aiguilles hexagonales d'une grande blancheur, facilement solubles dans l'alcool et dans l'éther, solubles dans 25 parties d'eau bouillante et dans 200 parties d'eau froide.

L'acide benzoïque n'existe pas dans les urines fraîches de l'homme ni des animaux, à moins qu'il n'ait été ingéré à haute dose. En effet, lorsqu'il a été ingéré à faible dose, cet acide passe dans les urines transformé tout entier en acide hippurique (p. 113). Mais l'acide hippurique se transforme à son tour en acide benzoïque dans les urines altérées par la décomposition de l'urée, de sorte qu'il se produit alors un processus contraire à celui qui a lieu dans la profondeur de l'organisme vivant. C'est pourquoi les urines ammoniacales peuvent opposer de l'acide benzoïque provenant de l'acide hippurique qui existe en petite quantité dans les urines normales.

Il résulte de ces données que l'acide benzoïque ne peut se rencontrer dans les urines récemment émises que lorsqu'elles se sont déjà altérées dans la vessie, ainsi qu'il arrive chez les sujets atteints soit de *catarrhe de la vessie*, soit de *paraplégie*.

Recherche de l'acide benzoïque. — Les urines sont neutralisées avec un peu de soude, puis évaporées presque à siccité. Le résidu est épuisé par l'alcool fort qui dissout le benzoate de soude, l'urée, ainsi que quelques autres substances telles que la créatinine. On chasse l'alcool par évaporation, puis on ajoute de l'acide chlorhydrique. L'acide benzoïque est mis en liberté et se dépose en cristaux.

Si l'acide benzoïque se trouve en très-faible quantité, on peut néanmoins l'isoler en épuisant par l'éther le résidu du traitement par l'acide chlorhydrique. L'éther dissout cet acide et l'abandonne à l'état cristallin par l'évaporation spontanée.

X. — ÉLÉMENTS DE LA BILE.

La bile est jaune et fluide lorsqu'elle s'écoule du canal hépatique ; elle est plus ou moins brune et visqueuse suivant qu'elle a séjourné plus ou moins longtemps dans la vésicule biliaire.

Ce liquide est le plus dense, par conséquent le plus riche en matières solides, parmi tous ceux que produit l'économie. En effet, la densité en varie de 1,20 à 1,26, et les matières solides, que la bile contient, étant évaluées à l'état sec, représentent le dixième de son poids.

Principes constitutifs de la bile. — En ne tenant pas compte du mucus dont elle a pu se charger dans la vésicule biliaire et qui en rend la filtration difficile, on trouve que les substances solides tenues en dissolution dans la bile de l'homme sont représentées : 1° par des *sels biliaires* (*taurocholate* et *glycocholate de soude*) qui constituent près des neuf dixièmes du poids de ces mêmes substances ; 2° par des *matières colorantes* dont la plus importante est la *bilirubine* ; 3° par une faible quantité de *cholestérine* et de *matières grasses* ; 4° par des *sels minéraux* qu'on rencontre habituellement dans tous les liquides de l'organisme, tels que des chlorures, des phosphates alcalins et terreux, etc.

Je considérerai spécialement les sels biliaires et les matières colorantes de la bile.

Sels biliaires.

Caractères principaux et extraction des sels biliaires et de leurs acides. — Les sels biliaires sont les principes les plus importants de la bile. Mais il est un point important à noter. Tandis que la bile de l'homme et des carnivores ne contient, pour ainsi dire, que du taurocholate de soude, la bile des herbivores, celle du bœuf par exemple, contient presque exclusivement du glycocholate de soude (1).

Le *taurocholate de soude,* $C^{26}H^{44}AzSO^{7}Na$, cristallise en prismes incolores, solubles dans l'eau et dans l'alcool, insolubles dans l'éther. La saveur en est à la fois sucrée et amère. La solution aqueuse n'en est précipitée ni par les sels de chaux ou de magnésie, ni par l'azotate d'argent, ni par l'acétate neutre de plomb ; mais *elle précipite par le sous-acétate de plomb.* —Les autres taurocholates sont solubles dans l'eau (excepté le taurocholate de plomb) ; ils sont de même solubles dans l'alcool et insolubles dans l'éther.

Le *glycocholate de soude*, $C^{26}H^{42}AzO^{6}Na$, cristallise en aiguilles incolores groupées en étoiles. Les caractères organoleptiques et les caractères de solubilité en sont les mêmes que ceux du taurocholate de soude dont il se distingue spécialement en ce qu'*il précipite par l'acétate neutre de plomb* et qu'*il ne contient pas de soufre.*

Extraction des sels biliaires et de leurs acides. D'après ces données, rien n'est plus facile que de retirer de la bile soit le taurocholate, soit le glycocholate de soude.

On filtre la bile (2), on la décolore avec le noir animal, puis on l'évapore à siccité au bain-marie. Le résidu est traité par l'alcool concentré. On verse ensuite de l'éther dans la solution alcoolique. L'éther précipite les sels biliaires sous la forme

(1) La bile d'oie contient du chénocholate de soude (de χήν, oie); la bile de porc, de l'hyocholate de soude.

(2) Lorsqu'elle contient beaucoup de mucus, la bile filtre très-difficilement. On l'agite alors avec son volume d'alcool fort, avant de la jeter sur le filtre.

d'un dépôt poisseux qui devient peu à peu cristallin. Ce dépôt, qui est formé d'un mélange de taurocholate et de glycocholate de soude, constitue ce que l'on appellait autrefois la *bile cristallisée* de Plattner.

Pour en extraire les acides taurocholique et glycocholique, on les dissout dans l'eau et l'on verse une solution d'acétate neutre de plomb qui précipite le glycocholate à l'état de glycocholate de plomb. On filtre et l'on verse ensuite, dans la liqueur filtrée, une solution de sous-acétate de plomb qui précipite le taurocholate de plomb. Les deux précipités sont recueillis, mis séparément en suspension dans l'eau distillée où l'on fait passer un courant d'hydrogène sulfuré. Il se forme du sulfure de plomb tandis que les acides biliaires sont mis en liberté. En filtrant et évaporant ensuite, on obtient ces acides à l'état solide.

L'*acide taurocholique*, $C^{26}H^{45}AzSO^{7}$, n'a pu encore être obtenu à l'état cristallisé. Il se présente, lorsqu'il est sec et pur, sous l'aspect d'une substance blanche, très-hygroscopique, soluble dans l'eau et dans l'alcool, insoluble dans l'éther.

Traité par une solution bouillante de potasse ou de soude, l'acide taurocholique, fixe de l'eau et se dédouble en une substance azotée et sulfurée, la *taurine*, et en un acide ternaire, l'*acide cholalique*.

$$\underbrace{C^{26}H^{45}AzSO^{7}}_{\text{Acide taurocholique.}} + H^{2}O = \underbrace{C^{2}H^{7}AzSO^{3}}_{\text{Taurine.}} + \underbrace{C^{24}H^{40}O^{5}}_{\text{Acide cholalique.}}$$

La production de la taurine dans cette réaction explique la dénomination d'acide taurocholique.

La *taurine* cristallise en prismes à six pans terminés par des pyramides quadrangulaires ou hexagonales. Elle est soluble dans l'eau, peu soluble dans l'alcool. Elle n'est point un principe immédiat de la bile; c'est une substance provenant d'un dédoublement. On peut aujourd'hui la préparer de toute pièce, car on a reconnu qu'elle était une amide, l'amide de l'acide iséthionique, c'est-à-dire de l'iséthionate d'ammoniaque moins de l'eau.

Si, au lieu de traiter par la potasse l'acide taurocholique, on traite par l'acide chlorhydrique bouillant ce même acide ou un taurocholate, il se forme également de la taurine, mais l'acide cholalique se transforme partiellement en dyslysine.

L'acide cholalique cristallise en tétraèdres ou en octaèdres à base carrée. Il est soluble dans 48 parties d'éther; très-peu soluble dans l'eau, même lorsqu'elle est bouillante.

L'*acide glycocholique*, $C^{26}H^{43}AzO^{6}$, cristallise en aiguilles soyeuses, solubles dans l'eau et dans l'alcool, peu solubles dans l'éther. Traité par une solution bouillante de potasse, ou par l'acide chlorhydrique bouillant, il fixe de l'eau et éprouve un dédoublement remarquable d'où résulte la formation d'une substance azotée mais non sulfurée, le *glycocolle* ou *sucre de gélatine*, et d'acide cholalique seul ou mélangé avec la dyslysine.

$$\underbrace{C^{26}H^{43}AzO^{6}}_{\text{Acide glycocholique.}} + H^{2}O = \underbrace{C^{2}H^{5}AzO^{2}}_{\text{Glycocolle ou sucre de gélatine.}} + \underbrace{C^{24}H^{40}O^{5}}_{\text{Acide cholalique.}}$$

Réaction de Pettenkofer. — Si, dans une solution aqueuse d'un acide ou d'un sel biliaire, on met quelques gouttes d'eau sucrée ou un peu de sucre en poudre, puis si l'on verse peu à peu de l'acide sulfurique concentré, en agitant sans cesse avec une baguette de verre, on voit bientôt apparaître une couleur d'un *violet pourpre* magnifique. Telle est la réaction de Pettenkofer.

Pour que cette réaction se produise d'une manière nette, il faut que l'élévation de température qui se produit alors, et qui est nécessaire, ne dépasse point 70 degrés. — On doit se rappeler que l'albumine, l'acide oléique et l'alcool amylique donnent une coloration à peu près semblable.

Je rappellerai plus loin cette réaction au sujet de la recherche des sels biliaires dans l'urine.

Matières colorantes de la bile.

La bile récemment formée, ou qui n'a guère séjourné dans la vésicule biliaire, paraît ne contenir qu'une seule matière colorante, la *bilirubine*.

Les autres pigments qu'on a pu retirer soit de la bile, soit de calculs biliaires, sont la *biliverdine*, la *bilifuscine*, la *biliprasine*, la *bilihumine*.

Bilirubine. — Le bilirubine, $C^{16}H^{18}Az^{2}O^{3}$, est rouge quand elle est en poudre. Elle est presque insoluble dans l'eau, dans l'alcool et dans l'éther, mais soluble dans les alcalis, notamment dans l'ammoniaque, soluble également dans le chloroforme, la benzine et le sulfure de carbone qu'elle colore en un jaune d'or. Elle cristallise en tables rhomboédriques.

Pour extraire la bilirubine, on acidule la bile avec l'acide chlorhydrique, on l'agite avec le chloroforme, puis on laisse reposer. Le chloroforme tombe coloré en jaune par la bilirubine qu'il a dissoute. La solution chloroformique donne, par évaporation, de la bilirubine impure qu'on lave avec l'alcool et l'éther pour la séparer de la bilifuscine et de matières grasses. On la fait ensuite cristalliser dans le chloroforme.

La bilirubine existe avec d'autres matières colorantes dans les calculs biliaires. Elle passe dans les urines ictériques.

Biliverdine. — La biliverdine, $C^{16}H^{20}Az^{2}O^{5}$, est verte, amorphe, insoluble dans l'eau, dans l'éther et dans le chloroforme, mais soluble dans l'alcool. Elle se dissout également dans les alcalis en donnant des liqueurs vertes d'où les acides la précipitent en flocons de même couleur.

La biliverdine n'existe pas dans la bile fraîche, ni même dans les calculs biliaires, mais elle se forme lorsqu'on expose la bile à l'air, ou mieux lorsqu'on abandonne au contact de l'air, dans un vase large et profond, une solution alcaline de bilirubine.

Lorsqu'on juge que l'oxydation est achevée, on ajoute un peu d'acide chlorhydrique pour neutraliser l'alcali : la biliverdine se précipite aussitôt. On la recueille, la lave avec l'eau, puis on la traite par l'alcool bouillant qui la dissout et la sépare de la bilirubine avec laquelle elle peut se trouver mélangée. La solution alcoolique laisse déposer par évaporation la biliverdine.

La biliverdine se trouve parfois en quantité notable dans les urines ictériques.

Bilifuscine. — La bilifuscine, $C^{15}A^{20}Az^{2}O$, est brune lorsqu'elle est en poudre, noire lorsqu'elle est masse. Elle est insoluble dans l'eau et dans l'éther, soluble dans le chloroforme et dans l'alcool. Elle se dissout dans les alcalis en donnant une liqueur brune d'où les acides la précipitent.

La bilifuscine accompagne la bilirubine et se trouve enlevée avec elle lorsqu'on agite avec le chloroforme la bile préalablement acidulée par l'acide chlorhydrique. On la sépare de la bilirubine au moyen de l'alcool dans lequel cette dernière est insoluble.

Biliprasine. — La biliprasine, $C^{32}H^{44}Az^{2}O$, se présente sous l'aspect d'une poudre verte, insoluble dans l'eau, dans le chloroforme et dans l'éther, mais soluble dans l'alcool et dans les alcalis. Les solutions alcalines en sont *brunes* (caractère distinctif de la biliverdine dont les solutions alcalines restent vertes). Les acides la précipitent en vert de ses solutions alcalines.

La biliprasine existe assez souvent dans les calculs biliaires et dans les canaux biliaires lorsqu'il y a eu un obstacle prolongé à l'écoulement de la bile. Mais nous devons spécialement nous rappeler qu'elle existe fréquemment dans les urines ictériques.

Bilihumine. — On a donné ce nom à une matière colorante mal définie, de couleur brune comme le terreau (*humus*), insoluble dans l'eau, l'alcool, l'éther, le chloroforme et les acides, soluble au contraire dans les alcalis. — On a rencontré cette substance seulement dans les calculs biliaires.

Réaction de Gmelin. — Cette réaction est commune aux diverses matières colorantes de la bile. Voici en quoi elle consiste :

Lorsque, dans la bile même étendue d'une assez grande quantité d'eau, ou dans une solution aqueuse et alcaline de matières colorantes biliaires, on verse avec précaution de l'acide nitrique renfermant des vapeurs nitreuses, de manière que l'acide aille occuper le fond du verre où l'on opère, on observe à la surface de séparation de la liqueur acide et de la liqueur biliaire, une zone *verte* et, au-dessous de cette zone, des anneaux colorés en bleu violet, violet rouge et rouge. On réussit très-bien en versant la liqueur biliaire dans un verre conique ou dans un tube un peu large et effilé à sa partie inférieure, puis en faisant couler l'acide nitrique contre la paroi intérieure de ce verre ou de ce tube. On se procure facilement de l'acide nitrique contenant des vapeurs nitreuses, en exposant au soleil un flacon d'acide nitrique blanc ou incolore : on le voit bientôt rougir peu à peu. Un mélange d'acide nitrique et d'acide sulfurique produit un effet semblable et même meilleur, car l'acide sulfurique favorise le développement des vapeurs nitreuses.

RECHERCHE DES ÉLÉMENTS DE LA BILE DANS L'URINE.

Les urines bilieuses présentent une coloration plus ou moins foncée (verte, rouge, brune). Elles moussent fortement par l'agitation. La réaction en est généralement neutre ou alcaline.

Recherches des sels biliaires. — Les notions que nous venons d'acquérir sur les propriétés physico-chimiques des principes constitutifs de la bile indiquent la marche à suivre pour isoler ces mêmes principes.

On évapore à siccité au bain-marie une assez grande quantité d'urine ictérique, 500 grammes par exemple ou davantage, puis on traite le résidu par l'alcool ordinaire. La solution alcoolique obtenue est évaporée de même à siccité et le résidu est épuisé par l'alcool absolu. En évaporant de nouveau à siccité, on obtient un nouveau résidu qui est formé presque exclusivement de taurocholate de soude et d'un peu de glycocholate de soude.

On dissout dans l'eau, puis on traite par le sous-acétate de plomb qui précipite le taurocholate de soude à l'état de taurocholate de plomb. Le sel plombiqne est recueilli et purifié par dissolution dans l'alcool. On le décompose au moyen d'une solution de carbonate de soude, on évapore de nouveau et l'on traite le résidu par l'alcool qui laisse déposer du taurocholate de soude.

On peut extraire le glycocholate de soude en précipitant ce sel par l'acétate neutre de plomb et continuant l'opération comme il vient d'être dit pour le taurocholate de soude.

Les sels biliaires cristallisent assez difficilement. Pour en favoriser le dépôt et la cristallisation, il est bon d'ajouter de l'éther à leur solution alcoolique. L'éther, dans lequel ils sont insolubles, les précipite.

Recherche des matières colorantes. — La réaction de Gmelin rend cette recherche facile.

On verse un peu d'urine dans un verre à pied, ou mieux dans un tube un peu large effilé à sa partie inférieure, puis on fait couler lentement, contre la paroi interne de ce verre ou de ce tube, de l'acide azotique contenant des vapeurs nitreuses, ou un mélange d'acide azotique et d'acide sulfurique. L'acide, plus lourd que l'urine, gagne la partie inférieure de celle-ci. On observe alors, à la surface de séparation des deux liquides, la zone verte déjà signalée, puis, au-dessous, des anneaux superposés et colorés en bleu, en violet rouge, en rouge et en jaune. On doit se rappeler que l'apparition de la zone verte est nécessaire. Cette zone est seule caractéristique, car les anneaux rouges et violets apparaissent également, sous l'influence de l'acide nitrique, dans les urines qui contiennent de l'indican ou uroxanthine en quantité un peu notable. D'ailleurs, les urines ordinaires se colorent plus ou moins en rouge dans leur masse sous l'influence de l'acide azotique et d'autres acides.

Lorsque les urines contiennent seulement des traces de matières colorantes de la bile, on réussit à en déceler la présence en opérant de la manière suivante :

Les urines, préalablement additionnées d'un peu d'acide chlorhydrique, sont agitées à plusieurs reprises avec le chloroforme qui s'empare de la bilirubine ainsi que de la biliverdine et de la bilifuscine, s'il en existe dans ces urines. On décante l'urine qui surnage le chloroforme, puis on recouvre celui-ci d'une couche d'acide azotique. On observe alors la zone verte et les anneaux colorés en violet, en rouge, en jaune. Au lieu de recouvrir d'acide azotique le chloroforme, on peut le séparer et l'abandonner à l'évaporation. Ce liquide laisse alors déposer des cristaux de bilirubine.

L'extraction de chacune des matières colorantes biliaires peut s'effectuer facilement d'après ce qui a été dit dans l'étude de ces substances.

XI. — MATIÈRES GRASSES.

La présence de matières grasses dans les urines a été rarement observée dans les climats tempérés. Elle constitue un accident assez fréquent dans les pays chauds.

Caractères des urines graisseuses. — On reconnaît ces urines en ce qu'elles produisent sur le papier des taches qui ne disparaissent point par la chaleur, et en ce que, agitées avec l'éther, ce liquide leur enlève une matière grasse facile à déterminer d'après ses caractères physico-chimiques.

Il y a lieu de distinguer : 1° les *urines grasses* proprement dites, 2° les *urines chyleuses* ou *laiteuses* qui caractérisent l'état que l'on a désigné par l'expression de *galacturie*.

Les urines *grasses* sont caractérisées par la présence soit d'une couche huileuse plus ou moins divisée qu'on aperçoit à leur surface, soit de gouttes graisseuses qu'on aperçoit également à leur surface ou dans leur masse.

Ces gouttes graisseuses peuvent être reconnues au microscope. Elles réfractent fortement la lumière et se dissolvent dans une goutte d'éther que l'on fait pénétrer entre le porte-objet et lame mince dont on le recouvre. Il arrive parfois que la graisse se trouve dans un état de division extrême. Dans ce cas, l'agitation avec l'éther est nécessaire pour l'isoler et la caractériser.

Les urines dites *chyleuses* ou *laiteuses* sont appelées ainsi à cause de leur aspect qui est semblable à celui du chyle ou du lait. Ces urines contiennent des matières grasses émulsionnées, c'est-à-dire réduites en globules très-petits dont le diamètre est variable, mais le plus souvent de deux millièmes de millimètre. Elles contiennent en même temps des globules blancs et de l'albumine, et souvent de la fibrine. On peut y rencontrer des globules rouges du sang qui en font varier l'aspect.

Causes de la présence de la graisse dans les urines. — Les conditions qui déterminent la présence de la graisse dans les urines ont été jusqu'ici mal définies.

Cl. Bernard a reconnu que les urines des chiens nourris avec une grande quantité de graisse contenaient parfois une certaine quantité de cette substance. Ce point doit être noté, puisqu'il permet d'expliquer le passage de la graisse dans les urines sans qu'il soit toujours nécessaire d'invoquer une dégénérescence graisseuse des reins.

Mais en général, d'après les faits actuellement connus, les urines grasses sont en relation intime avec une dégénérescence graisseuse d'une partie des organes génito-urinaires : parenchyme et cellules épithéliales des reins, cellules épithéliales des uretères, de la vessie.

Les urines chyleuses sont dues, suivant toute présomption, à la rupture de lymphatiques, sans quoi il serait difficile d'expliquer la présence simultanée dans ces urines de matières grasses émulsionnées, d'albumine et même de fibrine.

L'aspect lactescent des urines peut être dû à des leucocytes. C'est pourquoi on ne doit point se fier uniquement à cet aspect pour dire que des urines sont chyleuses. On doit recourir à l'examen microscopique et à l'analyse chimique.

RECHERCHE ET DOSAGE DES MATIÈRES GRASSES DANS LES URINES.

On évapore à siccité, au bain-marie, 40 à 50 grammes d'urine, puis on traite à plusieurs reprises le résidu par l'éther. Les liqueurs éthérées sont réunies et abandonnées à l'évaporation spontanée dans une capsule, puis le nouveau résidu est chauffé dans une étuve à 105 degrés. On le pèse après refroidissement.

Avant de chauffer dans une étuve le contenu de la capsule, il est bon de le laver avec un peu d'eau distillée, pour le débarrasser soit de l'acide butyrique soit de l'acide lactique qu'il pourrait contenir.

La présence de ces acides ne peut être que fortuite, ainsi qu'il arrive parfois dans les urines diabétiques qui ont subi la fermentation acétique, puis les fermentations lactique et butyrique.

Si les urines étaient alcalines, on devrait d'abord en traiter le résidu sec par l'alcool additionné de deux ou trois gouttes d'acide acétique, puis évaporer de nouveau et traiter ensuite par l'éther. L'acide acétique aurait pour effet de régénérer la graisse qui aurait pu se saponifier, ou du moins d'en faire passer les éléments dans l'extrait éthéré.

XII. — MATIÈRES EXTRACTIVES.

On désigne par cette expression diverses matières organiques qu'on n'a pu encore isoler ni caractériser. Elles constituent le résidu des analyses après l'extraction de toutes les substances inorganiques et organiques faisant partie soit des urines normales, soit des urines pathologiques.

Avant les progrès de l'urologie, on assignait toujours aux matières extractives une valeur numérique assez considérable. Dans cette valeur figuraient diverses substances : l'acide hippurique, la créatinine, la xanthine, l'urochrome, l'indican et les produits résultant de ces substances, etc. Plus tard, la quantité de ces matières s'est réduite de manière à être ramenée presque à zéro, du moins dans les urines normales.

En effet, les urines normales ont pour attribut essentiel de ne renfermer que des substances *cristalloïdes* ayant des formes bien déterminées et des caractères physico-chimiques précis ; de ne point contenir de matières protéiques, ni de substances organisées.

On comprend aujourd'hui sous la dénomination de matières extractives diverses matières organiques qui sont azotées (du moins pour la plupart), et qui appartiennent sans doute au groupe des peptones. Elles font partie de ces matières que Beale appelle le *pabulum nutritif*, qui sont utilisées, brûlées dans l'organisme sain de manière à être ramenées à des principes cristalloïdes beaucoup plus simples qu'elles-mêmes, tels que l'urée et l'acide urique, mais qui, dans un organisme malade, s'éliminent en pure perte. L'élimination doit en être considérée comme déterminée par diverses causes agissant isolément ou simultanément, savoir : une altération des reins, depuis une simple desquamation partielle des tubuli jusqu'à leur dégénérescence graisseuse, une altération du plasma sanguin, liée elle-même à un trouble de la nutrition.

Un exemple fera comprendre ma pensée : Si l'on ne savait reconnaître l'albumine dans les urines, cette substance que l'on trouverait comme résidu dans les analyses serait considérée comme une matière extractive.

L'étude des matières extractives des urines est à peine ébauchée. On sait toutefois, d'après les recherches de O. Rees (1), que ces matières sont éliminées en plus ou moins grande quantité : 1° dans la chloro-anémie; 2° dans l'anasarque avec affection du cœur sans albuminurie; 3° dans l'albuminurie où elles accompagnent l'albumine et la remplacent quand elle vient à manquer, ainsi qu'il arrive parfois à la dernière période de cette maladie. — En somme, les matières extractives sont l'indice d'un état d'affaiblissement de l'organisme, d'une nutrition languissante. De fait, à mesure que la chloro-anémie disparaît sous l'influence d'une bonne médication ferrugineuse, les matières extractives diminuent.

Les matières extractives paraissent impropres à éprouver une combustion ultérieure dans l'organisme. L'élimination en est par conséquent nécessaire. L'accumulation de ces matières dans le sang a été considérée par divers chimistes et médecins,

(1) *Medical Gazette*, 1861.

notamment par Chalvet (1), comme une cause des accidents ataxiques et adynamiques qu'on observe dans diverses maladies fébriles, des accidents cérébraux qu'on observe dans l'urémie.

Recherche des matières extractives. — Dosage de l'azote total contenu dans les urines. — Les urines tout à fait normales ne donnent presque pas de précipité avec une solution aqueuse de tannin; elles se troublent à peine. Les urines qui contiennent des matières extractives donnent au contraire un précipité avec cette solution ou avec la teinture de noix de galle. Par conséquent, si une urine ne précipite point par l'acide nitrique et si elle précipite par le tannin, on peut dire qu'elle ne contient point d'albumine, mais qu'elle renferme des matières extractives. Si une urine précipite par l'acide nitrique et par la chaleur, et si, après l'avoir fait bouillir et filtrée, elle donne encore un précipité par le tannin, on peut dire qu'elle contient à la fois de l'albumine et des matières extractives.

Dosage de l'azote total. — On appelle *azote total* tout l'azote contenu dans les principes soit normaux, soit accidentels d'une urine (urée, acide urique, créatinine, albumine, matières extractives, etc.). Il est d'un intérêt souvent capital, notamment dans l'azoturie, de déterminer cet azote total éliminé en un jour. C'est d'ailleurs le meilleur moyen d'évaluer les matières extractives. En effet, si l'on retranche du poids de l'azote total le poids de l'azote contenu dans l'urée, l'acide urique, etc., qu'on aura dosés préalablement et analysés au besoin, on aura le poids de l'azote contenu dans les matières extractives.

Pour effectuer le dosage de l'azote total, on opère comme d'ordinaire, en détruisant les matières au moyen de la chaux sodée. On verse un poids donné d'urine sur de la chaux sodée contenue dans un petit ballon de verre peu fusible, muni d'un tube abducteur qui vient se rendre dans une liqueur sulfurique titrée. On chauffe au bain de sable : l'azote se dégage à l'état d'ammoniaque qui vient se condenser dans la liqueur titrée. On détermine le poids de l'ammoniaque comme il a été dit à la page 147, par conséquent celui de l'azote.

(1) Chalvet, *Sur les matières dites extractives dans les maladies* (*Gazette des hôpitaux*, 1867 et 1868).

SUBSTANCES ORGANISÉES EXISTANT ANORMALEMENT DANS LES URINES

I. — SANG

(GLOBULES ROUGES ET HÉMOGLOBINE.)

Les urines sont parfois colorées en rouge soit par les globules sanguins ou *hématies*, soit par la matière colorante de ces globules, c'est-à-dire par l'*hémoglobine*.

Elles contiennent des globules rouges dans les cas d'hémorrhagies des voies urinaires, par exemple lorsqu'il y a rupture de vaisseaux variqueux de la vessie, déchirure des parois de cet organe par des calculs tels que ceux de phosphate ammoniaco-magnésien ou d'oxalate de chaux. Elles renferment seulement la matière colorante des globules rouges lorsque ceux-ci se sont détruits dans l'urine, ou bien lorsqu'il y a eu dissolution de ces globules dans le torrent circulatoire.

Lorsque les urines sont acides, les globules rouges s'y conservent assez bien. On en retrouve la forme presque intacte même au bout de deux ou trois jours. Ils ne se conservent pas dans une urine ammoniacale. Il résulte de ces données que si une urine acide ou même neutre est colorée en rouge non par les globules sanguins, mais par l'hémoglobine qui s'est dissoute, il devait y avoir une altération primitive du sang. J'ai déjà signalé, d'après Vogel et Ollivier et d'après mes recherches personnelles, la profonde altération qu'éprouve le sang sous l'influence de l'hydrogène arsenié. Je rappellerai que j'ai observé parfois des urines complétement rouges, avec ou sans traces de globules sanguins, dans le cours de mes recherches sur les métamorphoses et le mode d'élimination de diverses substances introduites dans l'organisme, notamment sous l'influence de l'iodate de magnésie et de l'iodate d'ammoniaque injectés dans le sang (1).

(1) Rabuteau, *Recherches sur les métamorphoses et le mode d'élimination des iodates* (*Compt. rend. de la Soc. de biol.*, 1869, p. 11).

Les urines sanguinolentes sont en même temps albumineuses, ou du moins, elles donnent un précipité par l'acide nitrique, lors même qu'on les a filtrées préalablement pour les débarrasser des globules sanguins. Le précipité est constitué soit par l'albumine du sang, soit par la globuline qui existe avec l'hémoglobine dans les globules rouges.

Dans les cas d'hémorrhagies des voies urinaires, on retrouve des leucocytes. Mais la présence de ceux-ci n'implique nullement qu'il y a eu hémorrhagie, puisqu'ils peuvent exister dans l'urine sans globules sanguins ni matière colorante du sang.

RECHERCHE DU SANG DANS LES URINES.

Lorsque les urines sont colorées par les globules rouges, elles se clarifient plus ou moins par le repos : les globules se précipitent peu à peu en formant un dépôt. Les urines colorées par l'hémoglobine dissoute ne se clarifient pas. Entre ces deux termes extrêmes se trouvent des intermédiaires qui dépendent des rapports quantitatifs entre les hématies non détruites et l'hémoglobine qui se trouve en dissolution.

Analyse spectrale. — Spectres de l'hémoglobine oxygénée et de l'hémoglobine réduite. — Lorsqu'on fait passer un faisceau de lumière blanche à travers un prisme, ce faisceau donne, sur un écran, une image allongée formée de sept couleurs qui sont, en allant des rayons les moins réfrangibles aux plus réfrangibles, disposés dans l'ordre suivant : rouge, orangé, jaune, vert, bleu, indigo, violet.

Le spectre résultant de la dispersion de la lumière n'est pas continu ; il présente des bandes étroites et obscures appelées raies du spectre, qui ont été étudiées d'abord par Frauenhofer. Ces raies sont très-nombreuses. On en distingue huit principales qui sont désignées par les premières lettres de l'alphabet. Ces raies ont une grande importance ; car, à cause de leur position constante, elles servent de points de repère dans les analyses spectrales.

Si au lieu de faire tomber directement sur un prisme un

faisceau de lumière blanche, on le fait d'abord traverser une auge ou un tube de verre contenant de l'eau colorée par du sang, le spectre obtenu présente alors une modification remarquable (2, fig. 32). Entre les raies D et E situées, l'une dans le jaune, l'autre dans le vert, on observe deux bandes obscures, dites *bandes d'absorption de l'hémoglobine*, lesquelles ont été découvertes par Hoppe-Seyler, en 1862. L'une de ces bandes est rapprochée de la raie D; l'autre, plus large, est rapprochée de la raie E. On observe alors ce qu'on appelle le *spectre de l'hémoglobine*. Il suffit que l'eau contienne des traces de sang ou d'hémoglobine chargée d'oxygène par l'agitation à l'air, pour qu'on observe ce spectre. En effet, Hoppe-Seyler a reconnu que les bandes d'absorption sont encore parfaitement nettes lorsqu'on fait passer de la lumière blanche à travers une solution aqueuse d'hémoglobine contenant seulement un dix-millième de cette substance.

Pour observer facilement le spectre de l'hémoglobine, on se sert d'appareils appelés *spectroscopes*.

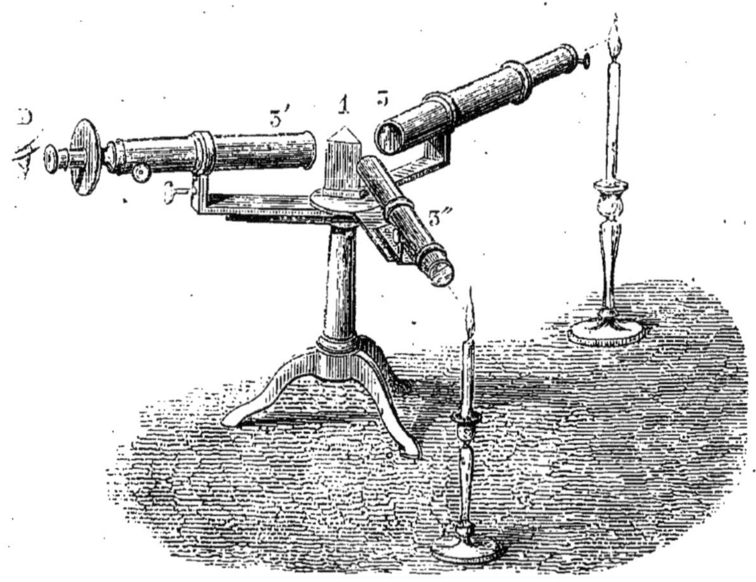

Fig. 31. — Spectroscope à trois branches.

La figure 31 représente un spectroscope à trois branches,

lequel se compose essentiellement du prisme 1, d'un collimateur 3, d'une lunette 3′, et d'un appareil micrométrique placé dans le tube 3″.

Si l'on place à l'extrémité du collimateur 3 une bougie ou mieux une lampe, la lumière provenant de cette bougie ou de cette lampe se décompose en traversant le prisme 1, de sorte que l'œil placé en D voit le spectre de cette lumière, lequel est semblable au spectre de la lumière solaire, et l'on peut distinguer, à l'aide d'un bon appareil, les raies de Frauenhofer. La position de ces raies peut être déterminée à l'aide de l'appareil micrométrique placé dans le tube 3″. Cet appareil, non représenté dans le dessin, est constitué par une lame de verre sur laquelle est tracée une échelle dont les divisions sont très-rapprochées. Lorsqu'on éclaire cette échelle à l'aide d'une bougie ou d'une lampe placée à l'extrémité du tube 3″, l'image des divisions se réfléchit sur la face du prisme située entre ce tube et la lunette 3′ et est perçue par l'œil qui l'observe en D en même temps que le spectre de la lumière transmise entre le collimateur 3 et le prisme. On voit alors à quelle division de l'échelle correspond telle raie du spectre

Spectre de l'hémoglobine oxygénée. — Cela posé, lorsqu'on veut examiner le spectre du sang à l'aide de cet instrument, on opère de la manière suivante : On dirige le collimateur 3 du côté de la flamme d'une lampe ou d'une bougie ; puis, lorsque la lunette 3′ est disposé de façon que l'œil observe très-bien le spectre ordinaire (1, fig. 32), *on place entre la flamme et l'extrémité du collimateur* 3, un tube de verre dans lequel on a mis de l'eau colorée par un peu de sang. On distingue alors très-nettement les deux bandes d'absorption qui sont situées entre les raies D et E (2, fig. 32), et qui caractérisent l'hémoglobine oxygénée. On réussit complétement lorsqu'on se sert d'un tube de verre mince de 1 centimètre de diamètre, dans lequel on a versé du sang défibriné étendu de vingt à trente fois son volume d'eau.

Spectre de l'hémoglobine réduite. — Si l'on fait passer un courant d'hydrogène sulfuré dans le liquide additionné de sang, ou si l'on y verse une solution de sulfhydrate d'ammoniaque, l'hémoglobine perd aussitôt son oxygène; elle est réduite. On observe alors le spectre 3 (fig. 32), lequel montre une large bande d'absorption, découverte par Stokes, laquelle occupe l'espace des deux premières et leur intervalle. C'est la

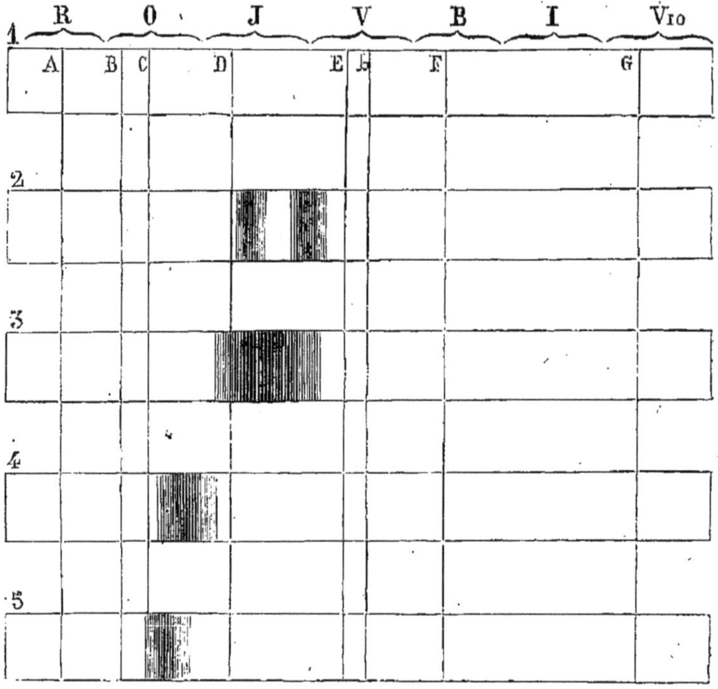

FIG. 32. — 1, disposition des couleurs et des raies principales du spectre solaire ; — 2, spectre de l'hémoglobine oxygénée ; — 3, spectre de l'hémoglobine réduite ; — 4, spectre de l'hématine en solution alcaline ; — 5, spectre de l'hématine en solution acide.

bande d'absorption de l'hémoglobine réduite. Si l'on agite alors avec de l'oxygène l'hémoglobine réduite, elle fixe peu à peu ce

(1) J'ai insisté sur cette donnée, dans mes *Éléments de toxicologie*, au sujet de l'empoisonnement par l'hydrogène sulfuré, par le sulfhydrate d'ammoniaque et par le méphitisme des fosses d'aisances. Les inhalations d'oxygène dans cet empoisonnement constituent le moyen thérapeutique le plus efficace; la science pure indique d'ailleurs que ce moyen est le plus rationnel.

gaz, de sorte que la bande large se divise pour faire place aux deux bandes primitives de l'hémoglobine oxygénée.

Spectres de l'hématine. — Chauffée à la température de 80 degrés, l'hémoglobine en solution aqueuse change de nature. Elle donne naissance à une autre substance, l'*hématine*, et à une matière albuminoïde qui se coagule. Les acides et les alcalis, même en solutions étendues, produisent le même effet à la température ordinaire.

L'hématine est une substance douée d'un éclat métallique bleuâtre qui devient rouge-brun par la porphyrisation. Elle est incristallisable, insoluble dans l'eau, dans l'alcool, dans l'éther et dans le chloroforme, *mais soluble dans les acides et dans les alcalis*. (L'hémoglobine est cristallisable et soluble dans l'eau.)

La transformation de l'hémoglobine en hématine sous l'influence des acides est pour nous d'un grand intérêt. Les vomissements *noirs*, ou couleur de *café*, qu'on observe dans l'empoisonnement par les acides, ainsi que chez les malades affectés de carcinome stomacal, doivent leur aspect à la transformation de l'hémoglobine en hématine sous l'influence des acides ingérés ou sous l'influence de l'acide chlorhydrique du suc gastrique. Il en est de même de l'aspect rouge-brun foncé que présentent les urines acides renfermant la matière colorante des globules qui se sont détruits. L'aspect de ces urines est même presque noir, tandis qu'il est d'un rouge plus ou moins clair lorsque les urines sont colorées seulement par les globules rouges.

L'hématine a deux spectres différents, suivant qu'elle est en solution acide ou en solution alcaline.

Le spectre de l'hématine en solution *alcaline* présente une bande d'absorption qui est située entre les raies C et D, et se trouve à peu près à égale distance de C et de D (4, fig. 32).

Le spectre de l'hématine en solution *acide* présente de même une bande d'absorption située entre les raies C et D; mais cette bande est plus rapprochée de C que de D (5, fig. 32); elle est, en outre, moins large que celle de l'hématine alcaline.

Applications de l'analyse spectrale à la recherche du sang dans l'urine. — Lorsqu'une urine contient des globules rouges non détruits, c'est-à-dire de l'hémoglobine non encore altérée, on introduit quelques centimètres cubes de cette urine dans un tube de verre, avec ou sans eau distillée suivant qu'elle est plus ou moins colorée, puis on place le tube entre la flamme d'une lampe et la fente du spectroscope. Si l'on a soin d'opérer dans une pièce obscure ou peu éclairée, on observe, avec une netteté remarquable les deux bandes d'absorption de l'hémoglobine oxygénée (2, fig. 32).

En versant dans le tube de verre un peu de sulfhydrate d'ammoniaque, on observe le spectre de l'hémoglobine réduite (3, fig. 32).

Une urine qui contient de l'hématine en solution acide est colorée en rouge brun plus ou moins foncé. Si l'on opère avec cette urine comme précédemment, on observe le spectre de l'hématine acide (5, fig. 32).

On a indiqué récemment une réaction qui permettrait, dit-on, de reconnaître des traces de sang dans l'urine (1).

On mêle, dans un tube à essai, quelques centimètres cubes de teinture de gayac avec un égal volume d'essence de térébenthine, puis on agite pour former une sorte d'émulsion. On verse ensuite de l'urine, de manière à lui faire gagner le fond de ce tube. Une décomposition spéciale ne tarde pas à se manifester : la teinture de gayac produit rapidement un précipité blanc, puis jaune sale ou vert. Mais si l'on ajoute une trace de sang à l'urine, on voit la teinture se colorer en bleu plus ou moins intense et souvent même en indigo. Cette teinte ne se développe pas avec l'urine normale, ni avec celle qui renferme du pus ou de l'albumine ; elle n'a lieu qu'en présence du sang.

II. — LEUCOCYTES. — MUCUS.

Les urines, lorsqu'elles sont purulentes, renferment toujours une certaine quantité de mucus, et réciproquement. Il arrive souvent que le mucus soit assez abondant pour englober avec lui les leucocytes et donner au fond du vase où l'on a

(1) *Revue des sciences médicales*, 1875, t. V, p. 71.

abandonné quelque temps les urines, un dépôt glaireux blanchâtre, libre ou plus ou moins adhérent aux parois du vase. Ce dépôt est dit mucoso-purulent ou formé de muco-pus. On y trouve également des cellules épithéliales.

Nous avons vu précédemment (p. 140) que le muco-pus favorise considérablement la décomposition de l'urée qui se transforme en carbonate d'ammoniaque. Les urines deviennent rapidement ammoniacales après leur émission si elles ne l'étaient déjà auparavant. C'est pourquoi les dépôts muqueux et purulents formés dans les urines contiennent presque toujours des cristaux de phosphate ammoniaco-magnésien tels que ceux qui ont été figurés (p. 141 et 145).

Leucocytes. — Les globules blancs qu'on retrouve dans les urines des sujets atteints de catarrhe vésical appartiennent à la variété dite pyoïde. Ils se reconnaissent facilement à leurs dimensions qui sont un peu plus volumineuses que celles des globules rouges du sang (en moyenne 8 à 10 millièmes de millimètre de diamètre au lieu de 6 à 7 millièmes qu'ont les globules rouges); ils se reconnaissent également à leur aspect qui est d'un blanc légèrement grisâtre par la lumière transmise, à leurs granulations très-fines, grisâtres, qui paraissent un peu plus abondantes vers le centre des globules à cause de la sphéricité de ces derniers. On trouve rarement dans les urines des leucocytes à un ou deux noyaux. Traités par l'acide acétique, les globules pyoïdes pâlissent comme les globules blancs du sang, mais les granulations ne se réunissent guère en amas sous l'influence de cet acide. Il arrive parfois que les globules pyoïdes des urines contiennent des granulations graisseuses.

La présence du pus dans l'urine est le signe d'une inflammation soit aiguë, soit chronique d'une partie quelconque des organes génito-urinaires qui peuvent être baignées par l'urine, ou d'un foyer purulent qui s'est ouvert dans les voies urinaires (inflammation des bassinets, des uretères, de la vessie, du canal de l'urèthre; abcès du parenchyme rénal). La cause la plus fréquente de l'apparition du pus dans l'urine est le catarrhe vésical. Dans cette affection, l'urine est émise parfois tout à fait trouble; les dernières portions de ce liquide contiennent plus de leucocytes que les premières, ce qui est le contraire dans la blennorrhagie.

On rencontre souvent quelques leucocytes dans les urines de sujets dont la santé semble parfaite. La présence d'un petit nombre de ces globules dans les urines ne présente donc rien d'inquiétant, mais on doit néanmoins se rappeler qu'il s'agit d'un fait qui ne peut être considéré comme normal.

Mucus. — On appelle ainsi le produit de sécrétion des muqueuses.

Le mucus est transparent, incolore lorsqu'il est en suspension dans l'eau. Il forme un enduit transparent et brillant lorsqu'il est desséché. L'élément principal en est représenté par la *mucine*, substance qui est azotée comme les matières albuminoïdes, qui est coagulée par l'alcool et par les alcalis minéraux, mais qui se distingue de l'albumine proprement dite en ce que l'acide acétique et l'acide tartrique la précipitent, et en ce qu'elle se dissout très-facilement dans un excès des acides minéraux. Elle se distingue de la pyine en ce qu'elle n'est pas précipitée par le bichlorure de mercure ni par l'acétate neutre de plomb. Le sous-acétate de ce métal la précipite.

Les urines normales contiennent toujours une faible quantité de mucus. Cette substance n'apparaît pas dans les urines récemment émises. Mais, par le repos, et sous l'influence de la fermentation acide que les urines éprouvent avant la fermentation ammoniacale, le mucus apparaît en formant des rubans, des nuages déjà cités précédemment (p. 12), dont l'un, qui est supérieur, constitue le nuage proprement dit, et dont l'autre, qui est inférieur, constitue l'énéorème.

Le mucus augmente dans les urines sous l'influence de plusieurs affections. Une production plus ou moins considérable de cette substance a lieu dans le catarrhe de la vessie qu'elle caractérise et dans la cystite. On a remarqué, d'autre part, que le mucus était plus abondant dans les catarrhes pulmonaires et intestinaux, dans la pneumonie, la pleurésie, la fièvre typhoïde, etc.

RECHERCHE DU PUS ET DU MUCUS DANS L'URINE.

Cette recherche se fait surtout à l'aide du microscope.

Lorsqu'une urine contient un dépôt que l'on présume être mucoso-purulent, on décante avec précaution, ou bien on filtre cette urine. La décantation est facile lorsque le mucus et le pus forment un dépôt aggloméré, filant, visqueux, peu miscible à l'urine.

On place sous le microscope une petite quantité de la matière qui a été isolée de l'urine soit par filtration, soit par décantation. Ou bien, si l'on ne juge pas nécessaire de filtrer ni de décanter, on plonge dans l'urine, jusqu'au fond du vase qui la contient (un vase conique par exemple), un tube de verre qu'on a effilé à l'une de ses extrémités et dont on a brisé la pointe. En aspirant légèrement par l'autre extrémité, on fait pénétrer par la pointe effilée une certaine quantité du dépôt qu'on se propose d'examiner.

Lorsque les urines ne sont pas ammoniacales et qu'elles renferment des leucocytes et du mucus, on reconnaît facilement ces produits à leurs caractères déjà décrits. Mais, lorsque les urines sont ammoniacales, les globules purulents se transforment plus ou moins rapidement en une masse mucoso-gélatineuse, suivant que le liquide urinaire contient plus ou moins de carbonate d'ammoniaque.

Les urines purulentes renferment toujours une certaine quantité d'albumine. En effet, le sérum du pus est albumineux. Il est facile de reconnaître la présence de l'albumine au moyen de l'acide nitrique ou de la chaleur. L'albumine n'étant pas coagulée par la chaleur dans un liquide alcalin, il faut, avant de faire bouillir, s'assurer que l'urine n'est pas alcaline. D'ailleurs, il est toujours bon d'ajouter un peu d'acide acétique et de sulfate de soude.

Le mucus se reconnaît aux nuages et aux flocons plus ou moins abondants qui restent en suspension dans les urines, ou qui se précipitent en formant une couche plus ou moins abondante, pâle et très-peu dense. L'acide acétique, ajouté à des urines contenant du mucus, produit un trouble ou augmente celui qui existait déjà. L'acide chlorhydrique ferait disparaître ce trouble s'il n'y avait pas d'albumine.

Les urines simplement muqueuses, étant filtrées, donnent un liquide limpide dans lequel les réactifs ne décèlent pas la présence de l'albumine. Les urines non-seulement muqueuses, mais purulentes, donnent un dépôt plus ou moins visqueux; lorsqu'on les a filtrées, on constate qu'elles renferment de l'albumine et de la pyine.

En même temps que les leucocytes et le mucus, on trouve souvent des cristaux de phosphate ammoniaco-magnésien et constamment des cellules épithéliales. Les caractères de ces cellules, qui ne sont pas les mêmes dans toutes les parties des voies génito-urinaires, pourront faire diagnostiquer le lieu où les leucocytes se sont formés.

III. — CELLULES ÉPITHÉLIALES.

Les urines normales contiennent très-peu de cellules épithéliales provenant soit des reins, soit de la vessie, soit de l'urèthre. Mais, dans certains états pathologiques (intoxications diverses, albuminurie, scarlatine, etc.) on trouve un plus ou moins grand nombre de ces cellules qui sont parfois devenues graisseuses.

Il importe d'abord de se rappeler quelle est la nature des épithéliums dans les diverses parties de l'appareil génito-urinaire.

Cellules épithéliales des canalicules urinifères. — Les capsules de Bowmann, les canaux contournés de la substance corticale, les tubes droits dans les rayons médullaires sont tapissés par un épithélium qui est pavimenteux, ou polyédrique, rarement sphérique. Les cellules pavimenteuses contiennent un noyau assez volumineux (1, fig. 33). Le diamètre de ces cellules varie de $0^{mm},04$ à $0^{mm},0029$. Les tubes droits ont un épithélium cylindrique dans les pyramides. Les canalicules ou tubes de Henle sont tapissés par des cellules aplaties, granuleuses dans les tubes larges, claires dans les tubes étroits.

Cellules épithéliales de l'infundibulum, des bassinets, des uretères et de la vessie. — Ces diverses parties des voies urinaires présentent un épithélium mixte, c'est-à-dire formé de cellules pavimenteuses, prismatiques, sphériques, et de noyaux libres. Les cellules pavimenteuses prédominent. Les noyaux libres sont rares. De même que ceux qui se trouvent dans les cellules pavimenteuses, ils sont généralement ovoïdes, parfois sphériques. Ces noyaux ont un nucléole très-petit ou n'en ont pas du tout.

Cellules épithéliales de l'urèthre. — La muqueuse de l'urèthre est recouverte d'un épithélium pavimenteux. Il est bon de se rappeler que l'épithélium du vagin est de même nature. Les cellules pavimenteuses, qui sont très-répandues puisqu'elles se trouvent à la surface de la peau, se reconnaissent facilement à leur forme aplatie et polygonale quand elles sont tout à fait superficielles, à leur forme moins aplatie et polyédrique, lorsqu'elles sont moins superficielles ou profondes. Elles ont presque toujours un noyau qui est le plus souvent ovale, parfois sphérique.

DES CELLULES ÉPITHÉLIALES DANS LES URINES.

Ces éléments anatomiques étant sans cesse en voie de rénovation, les urines en contiennent presque toujours un certain nombre. Mais la quantité en est très-faible ; il est même souvent difficile d'en trouver. Ce sont d'ailleurs des produits nécessairement accidentels.

Ce qui nous intéresse, c'est d'abord la quantité de ces éléments anatomiques dans les urines, puis les altérations que ces éléments peuvent présenter.

Altération et desquamation des tubuli ou canalicules urinifères. — J'ai déjà mentionné, au sujet de l'albuminurie, les modifications que peuvent éprouver les cellules des tubuli dans cette affection. Ces modifications consistent en une desquamation plus ou moins partielle des canalicules, en une transformation graisseuse des cellules pavimenteuses, notamment de celles qui tapissent les tubes contournés dans la portion corticale. — Ce sont ces cellules qui, distendues par des granulations graisseuses, constituent les *grains de semoule* ou les *plaques blanches* ou *jaunâtres* des reins dans la maladie de Bright (Ch. Robin).

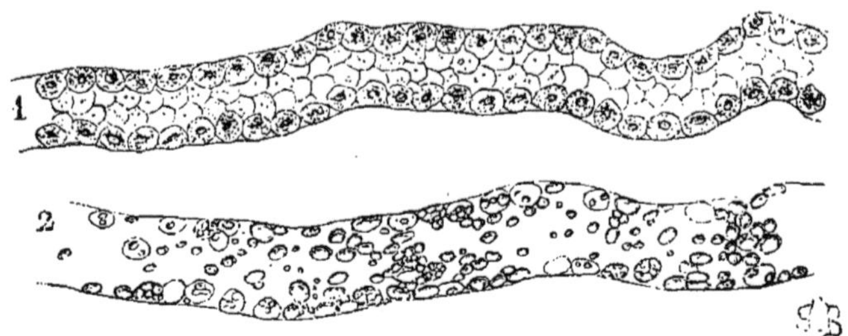

Fig. 33. — 1, tube urinifère normal ; — 2. tube desquamé et graisseux.

Les tubuli se desquament souvent sur toute leur longueur dans la complication de la scarlatine qu'on appelle *albuminurie* scarlatineuse. L'albuminurie est d'autant plus intense que la desquamation épithéliale est elle-même plus considérable.

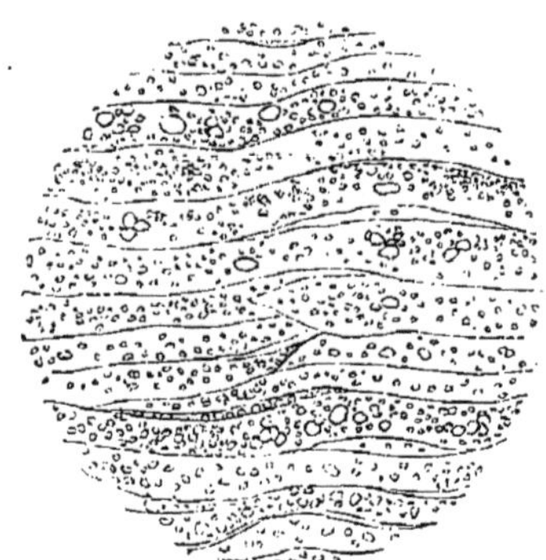

Fig. 34. — Plusieurs tubes urinifères desquamés et graisseux.

J'ai cité également les empoisonnements comme cause de l'altération et de la desquamation des tubuli. Les agents toxiques qui produisent le plus facilement et même presque fatalement cet effet, à moins que la mort n'arrive trop rapidement, sont surtout les poisons hématiques et ceux qui altèrent la nutrition. Il convient de citer, parmi ces poisons, le phosphore, l'arsenic, la plupart des composés métalliques.

On voit, dans la figure 33, en regard d'un tube normal de la substance corticale, un autre tube qui est profondément altéré. Les cellules épithéliales se sont détachées pour la plupart, et celles qui restent contiennent des globules graisseux, ou se sont même totalement transformées en graisse. Il s'agit, dans ce cas particulier, d'une stéatose produite par le phosphore.

La figure 34 représente des altérations de même nature observées dans l'empoisonnement par l'arsenic.

Dans ces circonstances, les urines contiennent des cellules épithéliales, et il existe une albuminurie en rapport soit avec l'altération des tubuli, soit avec l'altération du plasma sanguin.

IV. — SPERMATOZOÏDES

ET AUTRES ÉLÉMENTS DU SPERME.

La présence de spermatozoïdes dans l'urine de l'homme indique qu'il y a eu coït, pollution nocturne ou diurne, ou spermatorrhée. La présence de ces mêmes éléments dans l'urine de la femme, immédiatement après le rapprochement sexuel, est assez ordinaire.

Les spermatozoïdes se conservent au moins pendant un ou deux jours dans l'urine normale. Ils s'altèrent et se détruisent dans les urines alcalines.

On les reconnaît facilement à leur forme caractéristique. Ils se composent d'une tête et d'une queue. La tête est ovoïde ou plutôt triangulaire, à angles mousses, légèrement aplatie; la longueur en est de 5 millièmes de millimètre; la largeur, de 3 millièmes de millimètre; l'épaisseur, de 2 millièmes de millimètre (la longueur de la tête est par conséquent un peu moindre que le diamètre des globules rouges sanguins, qui est de 5 à 6 millièmes de millimètre). La queue, plus étroite que la tête à son origine, va en s'amincissant régulièrement, et se termine par une pointe très-fine. Elle est neuf à dix fois plus longue que la tête. Lorsqu'on examine les spermatozoïdes à un fort grossissement, dans le sperme frais, on les voit exécuter des mouvements assez rapides et énergiques. En effet, ils progressent par minute de 4 à 5 millimètres environ, c'est-à-dire d'un chemin qui égale presque cent fois leur longueur totale.

On peut retrouver dans l'urine, avec les spermatozoïdes, les autres éléments du sperme : mucus des vésicules séminales et du canal de l'urèthre; cellules épithéliales prismatiques des follicules et de la prostate ; cellules épithéliales pavimenteuses du canal de l'urèthre; leucocytes des vésicules séminales; granulations graisseuses jaunâtres ou brunâtres du liquide des vésicules séminales; granulations d'aspect graisseux et granulations moléculaires grisâtres du liquide prostatique. On peut y retrouver également des cellules sphériques ayant un diamètre de 10 à 15 millièmes de millimètre, sans noyau, peu granuleuses, signalées par Clemens en 1846, et considérées par Ch. Robin comme des cellules de segmentations de l'ovule mâle, restées stériles par accident au lieu d'avoir donné naissance à des spermatozoïdes. Enfin, les urines qui contiennent du sperme renferment souvent des sympexions dont l'étude présente un certain intérêt.

Sympexions. — Ch. Robin a désigné ainsi des corps solides, incolores, qui sont remarquables par leur transparence et leur faible pouvoir réfringent, et qui se trouvent dans les vésicules closes de la glande thyroïde, dans les petits kystes des glandes du corps et du col de l'utérus, mais surtout dans la prostate et dans le liquide des vésicules séminales. Ils sont arrondis, tantôt réguliers ou irréguliers, tantôt à contours ou à facettes. « C'est dans les vésicules séminales que les formes en sont le plus variées. Quelquefois ils y sont si nombreux qu'ils se touchent et se soudent aux points de contact, de manière à former des masses comme perforées et aréolaires; là ils englobent quelques spermatozoïdes. Ils sont solides, mais friables, se brisant en éclats par la pression, après s'être un peu aplatis; leurs bords sont très-pâles, leur masse est homogène ou quelquefois parsemée de granulations moléculaires grisâtres. Leur composition est azotée, peu connue, et probablement différente d'une région du corps à l'autre. Ils se distinguent facilement, par leur homogénéité, de ceux de la prostate, qui offrent des lignes concentriques régulières et élégantes. » (Ch. Robin.)

Les sympexions développés dans les vésicules séminales peuvent, lorsqu'ils sont volumineux, déterminer l'oblitération des canaux éjaculateurs. Cette possibilité, dont on n'avait point encore la preuve avant ces dernières années, a été démontrée par Reliquet dans une observation qu'il a publiée récemment (1).

Il s'agit, dans cette observation, d'un homme de trente-cinq ans qui avait éprouvé brusquement, au moment de l'éjaculation, une vive douleur s'étendant de l'anus au périnée. Depuis ce moment, la douleur était réveillée par toute érection, et même par tout désir vénérien, d'où l'abstention complète de rapprochements sexuels; elle était provoquée également par le passage des urines et des garderobes. Deux mois après l'accident primitif, le malade n'avait plus de repos; les douleurs se prolongeaient après la miction dont le besoin était fréquent; les urines contenaient du sang et des mucosités, comme il arrive fréquemment dans une foule d'affections des voies urinaires, lorsqu'il existe une irritation violente de la vessie et du canal de l'urèthre. A cette époque eut lieu l'exploration des organes génito-urinaires de ce malade. Au toucher anal, la vésicule séminale du côté gauche fut trouvée gonflée et dure, mais d'une manière uniforme, *sans nodosités* à sa surface; le doigt ne provoquait de douleur qu'en comprimant cette vésicule séminale. La vessie fut alors examinée à l'aide du lithotribe explorateur, suivant la méthode indiquée par Reliquet, dans son *Traité des opérations des voies urinaires*. Mais aussitôt que l'instrument fut retiré, il se produisit un violent spasme de l'urèthre. Après deux ou trois minutes de ce spasme salutaire, et de cuisson extrêmement vive dans la verge et dans l'anus, le malade, urinant le liquide introduit antérieurement dans la vessie, expulsa une grande quantité, quarante environ, de petits corps d'un blanc mat, gros comme une petite lentille ou comme une tête d'épingle, présentant des faces planes et des angles mousses, et ayant une consistance molle. Ces corps

(1) Reliquet, *Oblitération du canal éjaculateur gauche par des sympexions de la vésicule séminale (colique spermatique)* (*Gazette des hôpitaux*, 1874).

étrangers, ayant été examinés par Ch. Robin, furent trouvés semblables aux sympexions qu'il avait déjà observés et décrits. Ils apparaissaient, sous le microscope, marqués de stries rectilignes très-fines et très-rapprochées. L'acide acétique faisait disparaître l'état strié et rendait la substance tout à fait translucide et homogène. Ce réactif mettait en évidence de nombreux spermatozoïdes englobés dans la masse. C'étaient des sympexions comparables à ceux qui existent normalement dans la vésicule séminale, *surtout chez les hommes continents;* mais ils étaient extrêmement développés et avaient acquis une consistance un peu plus grande que d'ordinaire. L'oblitération du canal éjaculateur gauche qu'ils avaient produite était la cause de la distension considérable que présentait la vésicule séminale du même côté. Après l'expulsion de ces corps étrangers, le malade se rétablit rapidement et ses fonctions génito-urinaires devinrent bientôt normales.

RECHERCHE DES SPERMATOZOÏDES DANS LES URINES.

Cette recherche doit toujours être effectuée le plus tôt possible. En effet, si les spermatozoïdes se conservent bien dans une urine acide, ils se dissolvent dans une urine ammoniacale. Or, la présence de ces éléments anatomiques favorise la décomposition de l'urée, c'est-à-dire la transformation de cette substance en carbonate d'ammoniaque.

On décante les urines après les avoir abandonnées au repos, ou bien on les filtre aussitôt. En examinant au microscope une goutte du liquide resté au fond du vase, ou une partie du dépôt recueilli sur le filtre, on reconnaît facilement les spermatozoïdes à leur forme caractéristique.

En même temps que les spermatozoïdes, on pourra observer au moins quelques-uns des autres éléments du sperme qui ont été cités précédemment. Certains de ces éléments sont caractéristiques; tels sont les épithéliums prismatiques à cils vibratiles qui existent dans les liquides des follicules et de la prostate, mais qui ne se rencontrent dans aucune autre partie des organes génito-urinaires de l'homme.

V. — CHAMPIGNONS ET INFUSOIRES.

Les urines normales, abandonnées à elles-mêmes, éprouvent deux fermentations successives : 1° la *fermentation acide*, appelée ainsi parce qu'elle a pour effet d'augmenter légèrement l'acidité des urines ; 2° la *fermentation ammoniacale*, ainsi appelée parce qu'elle a pour effet de rendre les urines ammoniacales. — Les urines diabétiques éprouvent facilement la *fermentation alcoolique*.

A chacune de ces fermentations correspondent des ferments particuliers qui appartiennent à la classe des Champignons.

Champignon de la fermentation acide. — Cette fermentation passe souvent inaperçue ; d'ailleurs, elle ne paraît être constante que dans les urines tout à fait normales ; c'est pourquoi on ne réussit pas toujours à observer au microscope le champignon qui la détermine ou l'accompagne. Ce végétal est réduit à des cellules rondes ou ovales, ayant un noyau à leur

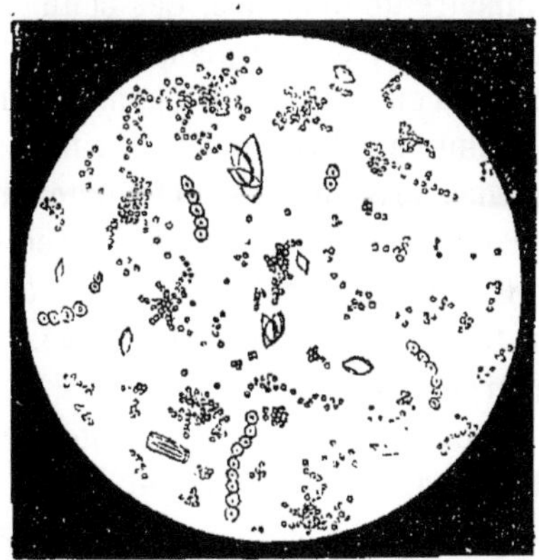

Fig. 35. — Dépôts granuleux d'urate de soude avec quelques cristaux d'acide urique. — Les cellules réunies en séries linéaires sont des champignons de la fermentation acide, lesquels n'existent pas dans les urines normales, mais apparaissent plus tard dans les urines abandonnées à elles-mêmes.

centre. Les cellules sont parfois isolées ou groupées irrégulièrement ; mais, le plus souvent, elles sont disposées en séries linéaires. La figure 35 représente quelques-unes de ces cellules telles que je les ai vues et représentées en examinant au microscope les sédiments formés dans des urines fortement acides et riches en urate de soude qui s'était déposé par le refroidissement. Il se dépose souvent, pendant la fermentation acide, des cristaux d'acide urique formés aux dépens de l'urate acide de soude.

Champignon de la fermentation ammoniacale. — La fermentation ammoniacale de l'urine consiste en une transformation de l'urée en carbonate d'ammoniaque. Cette question a été déjà traitée (p. 139 et 140). Je rappellerai seulement que, d'après Van Tieghem (1), le ferment qui provoque facilement l'hydratation de l'urée, c'est-à-dire sa transformation en carbonate d'ammoniaque, est un champignon du groupe des Torulacées, c'est-à-dire un végétal cellulaire analogue au *Torula* ou *Cryptococcus cerevisiæ*. Mais la torulacée de la fermentation ammoniacale est beaucoup plus petite que cette dernière. Elle est constituée par des cellules globuleuses ayant seulement 0,0015 de millimètre de diamètre. Ces cellules se reproduisent par gemmmation ou par bourgeonnement. Elles ne se développent jamais à la surface de l'urine, mais dans la masse de ce liquide au fond duquel elles finissent par former un dépôt blanc mélangé avec des cristaux de phosphate ammoniaco-magnésien et avec d'autres sels. La rapidité avec laquelle ce champignon produit la transformation de l'urée en carbonate d'ammoniaque est très-considérable. Si l'on décante une urine qui est en pleine fermentation ammoniacale, si l'on filtre ensuite le résidu, puis si l'on introduit dans une solution aqueuse d'urée un fragment de papier du filtre sur lequel les cellules de la fermentation ont été recueillies, on peut constater, déjà au bout d'un quart d'heure, que la solution aqueuse d'urée présente une réaction alcaline due à la formation de carbonate d'ammoniaque.

Cette question me semble avoir besoin d'être étudiée de nouveau. J'ai souvent cherché en vain la torulacée de Van

(1) Van Tieghem, *Recherches sur la fermentation de l'urée et de l'acide hippurique* (thèse de la Faculté des sciences de Paris, 1864).

Tieghem dans des urines qui étaient en voie d'éprouver la fermentation ammoniacale.

La présence dans les urines de diverses substances organiques ou organisées : albumine, mucus, pus, spermatozoïdes, etc., en favorise la fermentation ammoniacale. Ces substances agissent peut-être en favorisant elles-mêmes le développement du champignon qui produit cette fermentation. Elles me paraissent agir en vertu d'une propriété *sui generis*. J'ai déjà insisté antérieurement, dans l'étude des *Composés ammoniacaux*, sur les conditions qui déterminent cette fermentation même dans la vessie.

Champignon de la fermentation alcoolique. — Ce champignon, qui est celui de la levûre de bière (*Cryptococcus cerevisiæ*), se présente sous l'aspect de cellules rondes, ou plus souvent légèrement ovales, ayant un diamètre de 4 à 7 millièmes de millimètre. Ces cellules se reproduisent par bourgeonnement, d'où résulte une disposition en forme de chapelet. On les rencontre dans les urines diabétiques où elles déterminent la fermentation alcoolique de la glycose. Les urines n'en contiennent pas au moment de leur émission ; ce n'est que plus tard que le ferment alcoolique s'y développe. La présence de ce champignon dans une urine ne peut être considérée comme un signe certain de la glycosurie, car on en aurait trouvé, dit-on, dans des urines non diabétiques.

Vibrioniens. — Quand on examine à un fort grossissement les dépôts que donnent toutes les urines abandonnées à elles-mêmes pendant un temps suffisant, ou simplement quand on porte sous le microscope une goutte d'urines datant de deux ou trois jours, et parfois d'un jour seulement lorsqu'elles sont anormales, spécialement lorsqu'elles contiennent de l'albumine, du mucus, du pus, etc., on observe deux sortes de corps animés de mouvements plus ou moins rapides, savoir : 1° des granules très-fins (*microzymas*), de 1 millième de millimètre de diamètre, doués du mouvement dit brownien ; 2° des filaments ou bâtonnets (*bactéries*) d'une minceur à peu près égale au diamètre des granules précités, d'une longueur moyenne de 4 à 5 millièmes de millimètre, à extrémités non effilées, et doués d'un mouvement oscillatoire.

On peut observer, en outre, mais moins fréquemment, des filaments semblables, mais un peu plus larges et généralement beaucoup plus longs et non doués de mouvement spontané. Ce sont des *bactéridies* que Ch. Robin considère comme des *leptothrix*.

On admettait jadis que les bactéries étaient des Infusoires, c'est-à-dire des animalcules de la classe des Protozoaires. Mais suivant une opinion qui prévaut aujourd'hui, et qui est soutenue par Ch. Robin, les bactéries sont des productions végétales. En effet, la dessiccation n'en modifie point la forme, les solutions alcalines ne les dissolvent pas ; les acides, à moins qu'ils ne soient concentrés, ne les dissolvent pas non plus. Or les Infusoires se détruisent rapidement dans les solutions alcalines. C'est à cause de leur résistance aux liqueurs alcalines que les bactéries se développent très-bien dans les urines ammoniacales. Il en est de même des microzymas et des leptothrix. Un certain lien paraît exister d'ailleurs entre la genèse de ces divers organismes végétaux. Les microzymas prendraient d'abord naissance, puis la réunion de quelques microzymas donnerait lieu à la production d'une bactérie, et les bactéridies (leptothrix) seraient des bactéries plus développées et devenues immobiles.

D'après ce qui précède, les Infusoires ne paraissent guère exister dans les urines, puisque les Vibrioniens, que l'on considérait autrefois comme étant des Infusoires, ne sont que des végétaux. Quant à la nature de ces végétaux, les uns la rapprochent des Algues, les autres des Champignons.

Le seul Infusoire qui eût été trouvé dans les urines serait le *Bodo urinarius* (Hassal). Les animalcules de cette espèce ressemblent à des cellules granuleuses. Ils ont un diamètre de 10 à 14 millièmes de millimètre. Ils sont pourvus, en certains points, de filaments ou cils, au nombre de deux ou trois en général.

RECHERCHE DE DIVERSES SUBSTANCES MÉDICAMENTEUSES OU TOXIQUES

Parmi ces substances, les unes s'éliminent en nature, c'est-à-dire telles qu'elles ont pénétré dans l'organisme ; les autres subissent des métamorphoses plus ou moins complexes dont on retrouve les produits dans les urines.

Ainsi le chlorate de potasse, le nitrate de potasse, s'éliminent en nature ; le sulfite, l'hyposulfite de soude, se transforment au contraire en sulfate de soude ; l'acide tannique, en acide gallique ; l'acide benzoïque et l'acide cinnannique, en acide hippurique.

D'un autre côté, la durée de l'élimination des agents médicamenteux et toxiques est variable, et les effets de ces agents présentent une liaison intime avec cette durée.

Je traiterai de l'élimination et de la recherche : 1° de diverses substances *minérales* ou *inorganiques* ; 2° de diverses substances *organiques*, toutes choisies parmi celles qui intéressent le plus la pratique médicale.

SUBSTANCES MINÉRALES.

Chlorures. — Voyez page 47.

Chlorates. — Les chlorates sont tous solubles, c'est pourquoi ils sont facilement absorbables.

Les chlorates de potasse et de soude introduits dans l'organisme ne se réduisent en aucune façon. On les retrouve intégralement dans les urines. La seule partie qui puisse se réduire est celle qui s'éliminerait par le tube digestif, par exemple dans les cas de diarrhée. Cette partie serait alors ramenée plus ou moins complétement à l'état de chlorure de potassium ou de sodium sous l'influence de l'acide sulfhydrique et du sulfhydrate d'ammoniaque qui se forment dans le tube intestinal.

Les chlorates de chaux et de strontiane paraissent s'éliminer comme les chlorates de potasse et de soude.

Le chlorate de cuivre et, sans doute, la plupart des chlorates des métaux proprement dits, éprouvent dans l'organisme une modification analogue à celle que je rappellerai au sujet des iodures de divers métaux ; c'est-à-dire qu'ils changent d'espèce, mais non de genre. En effet, après l'ingestion du chlorate de cuivre que je choisis comme exemple, on trouve dans l'urine un sel du genre chlorate, probablement le chlorate de soude, tandis que le cuivre passe en minime quantité dans l'urine (1).

Recherche et dosage des chlorates. — Le procédé le plus commode pour reconnaître les sels de ce genre est dû à Fresenius. On colore légèrement avec quelques gouttes d'une dissolution sulfurique d'indigo le liquide contenant l'un de ces sels, puis on y verse une dissolution d'acide sulfureux. Cet acide met en liberté une certaine quantité de chlore qui décolore instantanément la liqueur soumise à l'essai.

Supposons qu'il s'agisse de déterminer la quantité de chlorate de potasse contenue dans une urine. Le dosage s'effectue de la manière suivante : On verse dans cette urine une solution de nitrate d'argent qui précipite tous les chlorures à l'état de chlorure d'argent. Les phosphates, les carbonates, sont également précipités, et l'urée forme avec le nitrate d'argent une combinaison insoluble. On filtre. La liqueur limpide obtenue contient le chlorate de potasse renfermé dans l'urine primitive, ainsi que le nitrate d'argent employé en excès. On décompose ce nitrate en ajoutant de la soude, puis on fait bouillir et l'on filtre une seconde fois. Le liquide clair obtenu en dernier lieu est évaporé à siccité, et le résidu est chauffé au rouge pour transformer le chlorate en chlorure que l'on dose comme il a été indiqué (page 47). Il ne reste plus qu'à évaluer le poids de

(1) Au sujet de l'élimination des chlorates, consultez les *Mémoires et Comptes rendus de la Société de biologie* pour les années 1868 et 1874, ou la *Gaz. méd. de Paris*, pour ces mêmes années.

la potasse contenue dans les urines et qu'à s'assurer si l'excès obtenu sur la quantité existant habituellement dans les urines normales correspond à celle qui serait nécessaire pour saturer le poids d'acide chlorique déduit du poids du chlorure d'argent.

Perchlorates. — L'acide perchlorique et les perchlorates sont les composés oxygénés du chlore les plus stables. Ils ne sont détruits ni par les réducteurs, tels que l'acide sulfureux, l'hydrogène sulfuré, l'hydrogène naissant; ni par les acides énergiques, tels que l'acide sulfurique, l'acide azotique, à moins que ces acides ne soient concentrés; mais l'acide chlorhydrique, même concentré et bouillant, ne produit rien sur les perchlorates.

Les perchlorates ne sont pas réduits dans l'organisme. Le mode d'élimination en est tout à fait semblable à celui des chlorates (1).

La fixité des perchlorates, leur résistance aux divers réactifs, en rend la recherche difficile. Je me suis efforcé en vain de trouver un moyen simple et rapide pour les découvrir dans l'urine. J'ai dû, par conséquent, adopter le procédé suivant qui est à la fois un procédé d'analyse qualitative et quantitative, et qui est le même que celui que je viens d'indiquer pour le dosage des chlorates.

On précipite d'abord les chlorures naturels au moyen de l'azotate d'argent, puis on fait bouillir et l'on passe la liqueur au filtre. On enlève, à l'aide de la soude, l'azotate d'argent employé en excès, puis on fait bouillir de nouveau et l'on filtre une seconde fois. Le liquide clair obtenu en dernier lieu est évaporé à siccité. Le résidu est ensuite chauffé au rouge, afin de transformer le perchlorate en chlorure que l'on dose par les procédés ordinaires.

Bromures. — Voyez page 52.

(1) Rabuteau, *Recherches sur les propriétés et le mode d'élimination du perchlorate de potasse* (*Gazette hebdomad. de méd. et de chir.*, 1868).

Bromates et acide bromique. — Dans mes recherches sur les sels de ce genre, j'ai employé, pour les reconnaître dans les urines, un moyen qui est fondé sur la propriété que possède l'acide sulfureux d'isoler le brome des bromates, et sur la propriété que possède le brome de décolorer instantanément la dissolution sulfurique d'indigo. Ce moyen est tout à fait analogue à celui que l'on suit pour reconnaître les chlorates. Je l'ai étudié et mis, le premier, en usage. J'ajouterai qu'il est soixante fois plus sensible que le procédé de recherches des chlorates.

Supposons qu'il s'agisse de reconnaître un bromate en solution aqueuse :

On colore faiblement la solution avec quelques gouttes d'une dissolution sulfurique d'indigo, puis on y verse une quantité suffisante d'une solution d'acide sulfureux. Ce dernier acide, agissant comme un réducteur puissant, met en liberté le brome qui décolore aussitôt la liqueur soumise à l'essai. Ce procédé est d'une délicatesse extrême et peut être rangé parmi les plus sensibles que possède la chimie. *Il permet de découvrir* 1/600 000 *de bromate de soude dans l'eau ordinaire, et, par conséquent,* 1/100 000 *de brome.* Toutefois, on sera moins étonné de ce fait, si l'on se rappelle qu'il suffit d'une quantité infiniment petite d'indigo pour communiquer à l'eau une coloration appréciable, et que, par suite, il faut une quantité infiniment petite de brome pour produire la décoloration. On ne peut compter sur une aussi grande précision lorsque le bromate est dissous dans l'urine, mais on peut en déceler certainement 1/300 000 (1).

En me fondant sur ces réactions, j'ai reconnu que les bromates sont moins stables que les chlorates dans l'organisme, c'est-à-dire qu'ils s'y transforment partiellement en bromures.

La recherche des bromates présente un certain intérêt. Il peut arriver qu'un bromure, tel que le bromure de potassium, contienne un peu de bromate de potasse, surtout si l'on a pré-

(1) Rabuteau, *Recherches sur les métamorphoses et le mode d'élimination de l'acide bromique et des bromates* (*Comptes rendus de la Soc. de biol.*, 1869, p. 19).

paré ce sel directement au moyen du brome et de la potasse. Un bromure semblable étant ingéré, provoquerait des vomissements.

La solution aqueuse d'un bromure exempt de bromate ne décolore pas l'indigo lorsqu'on y verse une solution d'acide sulfureux.

Iodures. — Je traiterai avec quelques détails de l'élimination et de la recherche des iodures dans les urines, à cause de l'intérêt pratique qui s'attache à ces questions.

Mode d'élimination de l'iode et des iodures. — L'iode, introduit d'une manière quelconque dans l'organisme, ne s'élimine pas en nature. Que ce métalloïde ait été absorbé par la peau ou par les voies respiratoires ; qu'il ait été ingéré dans l'estomac ou porté dans la cavité d'une séreuse, telle que la tunique vaginale, sous forme de teinture additionnée ou non d'un iodure alcalin, jamais on ne peut en déceler la présence à l'état libre dans l'urine. En effet, ce liquide ne bleuit pas lorsqu'on l'additionne simplement d'eau d'amidon. Mais l'iode s'y trouve à l'état d'un iodure qui est probablement l'iodure de sodium (1).

L'iodure de potassium et l'iodure de sodium s'éliminent en nature, suivant toute probabilité. En effet, on retrouve après l'ingestion de ces sels un excès de métal alcalin correspondant à la quantité d'iode déterminée par le dosage. L'iodure d'ammonium est partiellement décomposé au contact du sang qui est alcalin; de l'ammoniaque devient libre et il se forme un iodure (de sodium ?). Les iodures de fer, de cuivre, et sans doute, ceux des autres métaux proprement dits, sont décomposés en ce sens qu'ils changent de genre comme les chlorates, c'est-à-dire qu'on retrouve très-facilement dans les urines un iodure, tandis que le fer et le cuivre passent en très-faible quantité dans ce liquide.

Durée de l'élimination de l'iode et des iodures. — Cette durée varie selon la dose qui a été ingérée. Il importe de préciser cette question.

(1) Wöhler admettait que l'iode passait dans les urines à l'état d'acide iodhydrique, ce qui est inadmissible vu l'alcalinité du sang.

Suivant Cl. Bernard (1), lorsqu'on a pris de l'iodure de potassium, on ne retrouverait plus ce sel dans l'urine au bout de vingt-quatre heures, mais on pourrait en déceler pendant trois semaines dans la salive.

Il résulte de recherches très-nombreuses que j'ai faites à ce sujet (2), que les données de Cl. Bernard sont inexactes. Après l'ingestion de 1 à 2 grammes d'iodure de potassium ou d'iodure de sodium, on peut retrouver de l'iode dans les urines pendant trois jours; après l'ingestion de ces mêmes doses plusieurs jours de suite, on les retrouve plus longtemps, pendant quatre à cinq jours à dater du moment où l'on a cessé d'en faire usage; après l'ingestion de 10 grammes d'iodure de potassium en une seule fois, on peut en retrouver pendant dix jours environ. Ayant fait prendre à un chien 8 grammes d'iodure de potassium, j'ai pu provoquer dans les urines de cet animal les réactions de l'iode pendant une douzaine de jours, et même, les huit premiers jours, il suffisait d'ajouter aux urines de l'eau d'amidon et de l'acide nitrique contenant des vapeurs nitreuses. J'ai constaté ensuite, en suivant une méthode d'analyse très-précise, que *l'iode disparaît simultanément dans l'urine et dans la salive.* La majeure partie de l'iode, ou plutôt des iodures, est éliminée pendant les premières vingt-quatre heures qui suivent le moment de l'ingestion de ces substances. Le deuxième et le troisième jour, après l'ingestion de doses moyennes, les réactions sont faibles, et l'on est même souvent obligé d'évaporer préalablement les urines suivant la méthode que j'ai déjà indiquée pour la recherche du brome normal et que je vais rappeler dans un instant.

Lorsqu'on analyse les fèces des personnes qui ont suivi un traitement iodique, on retrouve de l'iode, ou plutôt un iodure dans ces matières tout le temps qu'on en retrouve dans l'urine et dans la salive, mais la quantité en est toujours très-faible, à moins qu'il n'y ait diarrhée; alors la quantité en devient notable. C'est pourquoi il faut cesser l'administration de l'iodure

(1) Cl. Bernard, *Leçons de physiologie expérimentale*, 1855, p. 303.

(2) *Société de biologie*, 1868 et 1869.

de potassium dès qu'il survient une diarrhée un peu persistante.

Recherches des iodures. — Rien n'est plus facile de reconnaître dans l'urine un sel de ce genre en opérant de la manière suivante :

On introduit dans un tube quelques centimètres cubes d'urine, puis quelques gouttes d'eau d'amidon (1). On y verse ensuite de l'acide azotique ou quelques gouttes d'eau de chlore ; l'iode devenu libre colore aussitôt l'amidon en bleu violet plus ou moins intense. On peut reconnaître ainsi la présence de 1/100 000 d'iode provenant de l'iodure décomposé.

Au lieu de l'eau d'amidon, on peut verser dans l'urine une petite quantité de sulfure de carbone ou de chloroforme, puis ajouter l'acide nitrique. On agite ensuite fortement le tube et on laisse reposer. Le sulfure de carbone, ou le chloroforme, se dépose alors coloré en violet magnifique.

Toutefois ces moyens exigent diverses précautions. Il faut éviter de verser, dans l'urine à essayer, un excès de chlore qui ferait disparaître instantanément la coloration violette et empêcherait même totalement de l'apercevoir si l'on se servait du sulfure de carbone. Wöhler avait déjà remarqué que le chlore en excès fait disparaître la coloration bleue de l'amidon. L'acide azotique pur donne de mauvais résultats ; il faut employer un acide renfermant des vapeurs nitreuses, ou bien ajouter d'abord à la liqueur un cristal d'azotite de potasse, puis verser l'acide azotique ou même de l'acide chlorhydrique ou sulfurique. Les vapeurs nitreuses qui se dégagent sous l'influence de ces acides, détruisent l'iodure et mettent l'iode en liberté. On doit éviter d'opérer à chaud ; plus la température est basse, plus il est facile de déceler des traces d'iode.

Malgré toutes ces précautions, il est impossible de reconnaître la présence d'un iodure dans l'urine ou dans un autre liquide de l'organisme tel que la salive, lorsqu'il s'y trouve en faible quantité. J'opère alors de la manière suivante. J'évapore une certaine quantité de ces liquides avec un peu de potasse ou

(1) Ce réactif s'obtient en faisant bouillir, pendant quelques secondes, de l'eau dans laquelle on a mis un peu d'amidon.

de soude pure, puis je chauffe au rouge le résidu dans une capsule de porcelaine. Ce résidu est ensuite dissous dans une petite quantité d'eau distillée et l'eau de lavage est jetée sur un filtre. J'obtiens ainsi une liqueur claire dans laquelle il est facile de reconnaître moins de 1/100 000 d'iode. Si les eaux de lavage du résidu de 100 grammes d'urine n'occupent que 10 centimètres cubes, on peut déceler au moins 1/1 000 000 de ce métalloïde.

Iodates. — Les iodates correspondent aux chlorates et aux bromates. Mais, à l'inverse des chlorates qui ne se réduisent pas dans la profondeur de l'organisme, et à l'inverse des bromates qui se réduisent difficilement, les iodates s'y transforment facilement en iodures. Ainsi les iodates de potasse et de soude, ingérés aux doses de 1 à 2 grammes, passent dans les urines à l'état d'iodure de potassium et de sodium. Les iodates d'ammoniaque, de rubidium, de magnésie, de strontiane, de quinine, éprouvent une métamorphose semblable (1).

Les iodures peuvent renfermer des iodates suivant la manière dont ils ont été préparés. Un iodure de sodium commercial que j'ai eu à ma disposition en contenait une forte proportion. C'est pourquoi il importe de savoir reconnaître les iodates, car le mélange d'un iodate et d'un iodure, étant introduit dans le tube digestif, provoque bientôt un malaise considérable et des vomissements. Le mélange se détruit sous l'influence de l'acide chlorhydrique du suc gastrique ; une certaine quantité d'iode devient libre et irrite l'estomac.

Recherche des iodates. — Pour reconnaître la présence d'un iodate dans un liquide aqueux, dans l'urine par exemple, on ajoute à ce liquide de l'eau d'amidon, puis on y verse goutte à goutte une solution d'acide sulfureux. Aussitôt l'amidon est coloré en bleu violet d'autant plus intense que l'iodate est en plus grande quantité. Il faut éviter d'ajouter un excès d'acide

(1) Rabuteau, *Recherches sur les métamorphoses et le mode d'élimination des iodates et de l'acide iodique* (*Comptes rendus de la Société de biologie*, 1869, p. 3).

sulfureux, car la coloration bleue disparaît alors instantanément.

Ce procédé est beaucoup moins sensible que celui qui a été indiqué pour la recherche des chlorates et des bromates. Néanmoins il permet facilement de reconnaître dans les urines la présence de 1/2000 et même de 1/3000 d'iodate de potasse, si l'on opère avec précaution, en n'employant que très-peu d'acide sulfureux.

Phosphates. — Voyez page 56.

Sulfates. — Voyez page 62.

Sulfites. — Rien n'est plus facile que la recherche des sulfites en solution dans l'eau pure. En effet, sous l'influence des acides tels que l'acide chlorhydrique, l'acide sulfurique, etc., ils laissent dégager de l'acide sulfureux qu'on reconnaît à son odeur s'il est dégagé en quantité suffisante, et à la propriété qu'il possède de décolorer le permanganate de potasse. La solution aqueuse d'un sulfite, qu'on a colorée en violet à l'aide de quelques gouttes d'une solution de permanganate de potasse, se décolore aussitôt qu'on y ajoute quelques gouttes d'un acide minéral concentré.

Si les sulfites se trouvent en très-petite quantité dans un liquide, on ne peut percevoir l'odeur de l'acide sulfureux dégagé; d'autre part, si le liquide contient des matières organiques, on ne peut employer le permanganate de potasse qui est réduit à l'état de manganate par ces matières.

J'ai alors imaginé un procédé d'une sensibilité extrême qui permet de reconnaître des traces d'un sulfite dans l'eau ordinaire, et mieux encore dans l'eau distillée. Malheureusement, ce procédé doit être modifié lorsqu'on l'applique à la recherche des sulfites dans l'urine, et il perd dans ce cas la majeure partie de sa précision. Voici les principes sur lesquels ce mode d'investigation est fondé.

On sait que les acides oxygénés au maximum, tels que l'acide sulfurique, n'exercent pas d'action sur les iodates; on sait, d'un autre côté, que les hydracides et les acides oxygénés au minimum, tels que l'acide sulfureux, réduisent les iodates en s'oxydant eux-mêmes et mettant l'iode en liberté. Cela étant posé, si l'on verse la solution d'un iodate pur dans la solution d'un sulfite, puis si l'on ajoute de l'acide sulfurique, l'acide sulfureux est mis en liberté et sépare de l'iode qu'on reconnaît à la propriété qu'il possède de colorer l'amidon en bleu violet et le sulfure de carbone en violet magnifique. On opère de la manière suivante : On ajoute à la solution du sulfite un peu d'eau d'amidon ou quelques gouttes de sulfure de carbone, puis de l'iodate de potasse en léger excès. On verse, en dernier lieu, quelques gouttes d'acide sulfurique étendu ; l'iode est aussitôt mis en liberté et colore l'amidon. Si l'on emploie le sulfure de carbone au lieu de l'amidon, il faut agiter le tube dans lequel on fait l'essai.

Ce procédé est extrêmement sensible. Avec le sulfure de carbone, j'ai reconnu qu'il permet de déceler, dans l'eau ordinaire, 1/150 000 de sulfite de soude cristallisé, par conséquent 1/700 000 d'anhydride sulfureux, SO^2. Mais il doit être modifié pour la recherche d'un sulfite dans l'urine, car l'iodate est réduit dans ce liquide sous l'influence de l'acide sulfurique, sans qu'il soit nécessaire d'y ajouter un sulfite J'ai essayé l'acide acétique concentré, et j'ai vu qu'on ne pouvait déceler dans l'urine que 1/20 000 de sulfite de soude à l'aide de cet acide. On peut donc employer l'acide acétique toutes les fois qu'un sulfite se trouve dans l'urine en quantité supérieure à cette limite (1).

L'acide phosphorique se comporte comme l'acide sulfurique. Il permet également de reconnaître dans l'eau des traces infinitésimales de sulfite de soude ; mais on ne peut l'employer à la recherche de ce même sel dans l'urine.

En me fondant sur ces données, j'ai pu constater 1° que les sulfites ne se retrouvent ni dans l'urine ni dans la salive *lorsqu'ils ont été pris à faible dose*, mais qu'ils se transforment dans l'organisme en *sulfates* dont on retrouve un excès dans les urines ; 2° qu'ils s'éliminent partiellement à l'état de sulfites et de sulfates lorsqu'ils ont été introduits dans l'organisme

(1) *Comptes rendus de la Société de biologie*, 28 novembre 1868.

à haute dose. Ainsi, 2 grammes de sulfite de soude ingérés par l'homme, en une fois, s'éliminent totalement à l'état de sulfate de soude; 4^{gr},78 de ce même sel, ayant été injectés dans une veine d'une patte postérieure chez un chien, ont été retrouvés dans les urines de cet animal, partiellement à l'état de sulfite non oxydé, partiellement à l'état de sulfate.

Ces résultats sont plus précis que ceux de Polli qui avait dit que, le premier jour de leur ingestion, les sulfites se retrouvaient dans les urines tels qu'ils avaient été ingérés et, le lendemain seulement, à l'état de sulfates. Ce que j'ai reconnu c'est que, dès le moment qu'ils ont pénétré dans l'organisme vivant, l'oxydation de ces sels commence.

Hyposulfites. — On reconnaît les hyposulfites en ce que, traités par les acides, ils donnent naissance à un dégagement d'acide sulfureux et à un dépôt de soufre. On ne doit pas employer l'acide azotique pour provoquer cette réaction, à cause des propriétés oxydantes de cet acide, mais il faut recourir à l'acide sulfurique ou à l'acide chlorhydrique.

On ne sera certain de la présence d'un hyposulfite dans un liquide que lorsqu'on aura constaté les réactions indiquées : dégagement d'acide sulfureux et dépôt de soufre. On reconnaîtra des traces d'acide sulfureux par les réactions qui ont été indiquées au sujet des sulfites; on reconnaîtra la présence de traces de soufre à l'aide du procédé de Schlossberger. Ce dernier procédé consiste dans l'emploi d'une dissolution de molybdate d'ammoniaque dans l'acide chlorhydrique étendu d'eau : la moindre quantite de soufre fait bleuir cette dissolution. On peut reconnaître de cette manière la présence du soufre même dans un cheveu.

L'élimination des hyposulfites est analogue à celle des sulfites (1).

Sulfures. — Voyez page 154.

Azotates et azotites. — Voyez page 71.

Sels ammoniacaux. — Voyez page 146.

(1) *Société de biologie.* 1868 (*loc. cit.*).

Ferrocyanures. — Les ferrocyanures de potassium et de sodium (prussiates jaunes) s'éliminent en nature par les reins. Ce fait est connu depuis longtemps.

Pour reconnaître les ferrocyanures dans l'urine, il suffit de verser dans ce liquide une solution de perchlorure de fer. Il se forme un précipité de bleu de Prusse. La réaction est plus manifeste lorsqu'on ajoute de l'acide chlorhydrique. On peut déceler dans l'urine, en opérant de cette manière, la présence de 1/100 000 de ferrocyanure de potassium ou de sodium.

Dans des recherches que j'ai faites avec le docteur Massul (1), nous avons vu 4 grammes de ferrocyanure de potassium, pris en une fois, s'éliminer totalement en un jour et demi environ, et 4 grammes de ferrocyanure de sodium, pris également en une fois, s'éliminer en quatre-vingts heures.

Ferricyanures. — Les ferricyanures (prussiates rouges) se transforment dans l'organisme en ferrocyanures. Ils subissent donc un phénomène de réduction.

Ce fait a été signalé par Wohler, en 1824. J'ai reconnu que la réduction des ferrocyanures s'opérait dans l'urine elle-même, sans qu'il fût nécessaire que les sels de ce genre eussent traversé l'organisme. C'est pourquoi, après l'ingestion du ferricyanure de potassium ou du ferricyanure de sodium, on obtient un précipité de bleu de Prusse en ajoutant du perchlorure de fer dans les urines, tandis que les urines devraient se colorer en rouge, si les ferricyanures passaient en nature (2).

Carbonates alcalins. — Ingérés à faibles doses, les carbonates de potasse et de soude et le sesquicarbonate de soude sont transformés en chlorures dans l'estomac sous l'influence

(1) Massul, *Recherches sur les propriétés physiologiques de quelques composés du cyanogène* (thèse de Paris, 1872).

(2) Le perchlorure de fer se transforme facilement en protochlorure dans les urines. Mais cette réduction met au moins quelques minutes à s'effectuer. Par conséquent, lorsqu'on observe *immédiatement* un précipité bleu après l'addition du perchlorure de fer aux urines, on peut affirmer qu'elles contiennent un ferrocyanure.

de l'acide chlorhydrique du suc gastrique, spécialement lorsque l'ingestion de ces médicaments a lieu pendant les repas. A doses moyennes, par exemple à celle de 3 grammes au déjeuner et au dîner, c'est-à-dire à celle de 6 grammes par jour chez l'adulte, les urines commencent à devenir alcalines. Dans ce cas, une grande partie de ces composés est absorbée en nature; elle passe dans le sang, d'où elle s'élimine ensuite en rendant plus alcalines les sécrétions et les excrétions. — Le sesquicarbonate d'ammoniaque, dont j'ai déjà parlé (p. 137), doit être pris, en un jour, aux doses de 8 à 10 grammes au moins, pour rendre alcaline la réaction générale des urines émises pendant vingt-quatre heures.

Le dosage de l'acide carbonique libre ou combiné a été indiqué (p. 122).

En retranchant du poids de l'acide carbonique total le poids de l'acide carbonique libre donné par la première opération, c'est-à-dire par l'extraction au moyen de la pompe à mercure, on obtient le poids de l'acide carbonique qui se trouve dans les urines à l'état de carbonate. Il est facile ensuite de calculer les quantités de bicarbonate de potasse ou de soude qui correspondent à ce poids d'acide carbonique.

SUBSTANCES ORGANIQUES.

1° — *Acides organiques divers et leurs sels.*

Les acides organiques, après leur introduction dans l'organisme soit en nature soit à l'état salin, sont brûlés pour la plupart, c'est-à-dire transformés en eau et en acide carbonique ou en carbonates. Ainsi l'acide acétique, pris à faible dose, ne se retrouve point dans les urines; il se transforme dans l'organisme en eau et en acide carbonique. De même l'acétate de potasse et l'acétate de soude donnent naissance, dans la profondeur de l'économie, à de l'eau et à du bicarbonate de potasse ou de soude, de sorte que si l'ingestion de ces acétates a été suffisante, si, par exemple, ils ont été pris à la dose d'une dizaine de grammes dans la journée, les urines deviennent alcalines.

Parmi les acides et les sels qui se comportent comme les

acétates, je citerai : 1° ceux de la série des *acides gras* (acides formique, butyrique, valérianique, margarique, stéarique, etc.); 2° ceux de la *série succinique* (acides succinique, malique, tartrique); 3° des acides correspondant à des glycols, tel que l'acide lactique; 4° divers acides tels que les acides citrique, maléique, fumarique, aconitique, quinique, méconique, etc. C'est pourquoi, après l'ingestion des raisins qui contiennent du bitartrate de potasse, les urines deviennent neutres ou alcalines. Les cures au raisin, au suc d'herbes sont des cures alcalines.

Lorsque les sels à acides organiques sont pris à haute dose, par exemple le citrate de soude à dose purgative, la majeure partie de ces sels s'élimine par le tube digestif en produisant des évacuations. L'autre partie est absorbée et éprouve dans l'organisme les phénomènes de combustion déjà signalés. Les urines deviennent plus ou moins neutres ou alcalines.

Acide oxalique et oxalates. — Ces composés ne subissent pas de phénomènes d'oxydation dans l'organisme, de sorte qu'après l'ingestion et l'absorption de l'acide oxalique ou d'un oxalate quelconque, on peut toujours retirer des urines l'acide qui a été absorbé soit en nature soit à l'état salin. Pour la recherche de ces mêmes composés, voyez p. 191.

Acide benzoïque et benzoates. — Se transforment en acide hippurique et en hippurates. Voyez pages 113 et 193.

Acide nitrobenzoïque. — Se transforme dans l'organisme en acide nitrohippurique.

Acide gallique. — Cet acide, qui ne coagule pas l'albumine, est facilement absorbable. On le retrouve dans les urines.

On sait qu'une solution d'acide gallique, étant traitée par l'ammoniaque, devient d'abord rouge, puis noire. C'est sur cette réaction que je me suis fondé pour rechercher la présence de cet acide dans l'urine (1). On verse de l'ammoniaque dans ce

(1) *Gaz. hebd. de méd. et de chir.*, 1872, p 131.

liquide : si l'urine contient une quantité appréciable d'acide gallique, elle prend immédiatement une coloration brune; si elle n'en contient que des traces, on observe bientôt l'apparition de stries brunes dans sa masse.

Acide tannique ou tannin. — Après l'ingestion de cette substance, on trouve de l'acide gallique dans les urines.

2° — *Glycosides.*

On appelle *glycosides* des substances qui, sous l'influence de divers agents, lesquels sont ordinairement ou des ferments ou des acides, se fixent de l'eau et se dédoublent en glycose et en autre chose.

Ainsi l'*amygdaline* qui existe dans les amandes amères, étant mise en contact avec l'eau et un ferment appelé émulsine ou synaptase, fixe deux molécules d'eau et se dédouble en glycose, en essence d'amandes amères ou aldéhyde benzylique, et en acide cyanhydrique.

$$\underbrace{C^{20}H^{27}AzO^{11}}_{\text{Amygdaline.}} + 2H^2O = \underbrace{2C^6H^{12}O^6}_{\text{Glycose.}} + \underbrace{C^7H^6O}_{\text{Essence d'amandes amères ou aldéhyde benzylique.}} + \underbrace{CHAz}_{\text{acide cyanhydrique.}}$$

De même le *tannin*, étant dissous dans l'eau et abandonné à l'air au contact d'un ferment, ou étant traité par l'acide chlorhydrique étendu et bouillant, fixe de l'eau et se transforme en glycose et en acide gallique.

$$\underbrace{C^{27}H^{22}O^{17}}_{\text{Tannin.}} + 4H^2O = \underbrace{C^6H^{12}O^6}_{\text{Glycose.}} + \underbrace{3C^7H^6O^5}_{\text{Acide gallique.}}$$

Le même processus s'effectue dans l'organisme. On provoque facilement les réactions de l'acide gallique dans les urines après l'ingestion du tannin. On y retrouverait, en outre, dit-on, une petite quantité de pyrogollol. Quant à la glycose qui a pris naissance, elle est brûlée dans l'économie.

Salicine. — La salicine est une substance blanche amère ressemblant beaucoup au sulfate de quinine avec lequel on la mélange parfois dans un but de falsification. On la retire de l'écorce de saule.

Traitée par les acides ou par les ferments, la salicine fixe une molécule d'eau et se transforme en glycose et en saligénine.

$$\underbrace{C^{13}H^{18}O^{7}}_{\text{Salicine.}} + H^{2}O = \underbrace{C^{6}H^{12}O^{6}}_{\text{Glycose.}} + \underbrace{C^{7}H^{8}O^{2}}_{\text{Saligénine.}}$$

Un processus analogue paraît se passer dans l'organisme En effet, après l'ingestion de la salicine, on peut retrouver de la saligénine dans les urines. Mais on peut également y trouver de l'hydrure de salicyle et de l'acide salicyque.

La saligénine est susceptible d'éprouver une modification ultérieure, car lorsqu'elle est prise à la dose de 5 à 7 grammes par jour, on peut retrouver dans les urines non-seulement de l'acide salicylique $C^7H^6O^3$, mais de l'acide salicylurique, $C^9A^9AzO^4$.

L'*acide salicylurique* cristallise en aiguilles brillantes, solubles dans l'eau, dans l'alcool et dans l'éther. La solution en est amère et très-acide.

Il existe entre l'acide salicylurique et l'acide salicylique le même rapport qu'entre l'acide hippurique et l'acide benzoïque ; c'est-à-dire que l'acide salicylique se transforme dans l'organisme en acide salicylurique, de la même manière que l'acide benzoïque se transforme dans l'organisme en acide hippurique.

Réciproquement, l'acide salicylurique, traité par l'acide chlorhydrique bouillant, fixe une molécule d'eau et se dédouble en acide salicylique et en glycocolle, c'est-à-dire qu'il se comporte comme l'acide hippurique (p. 111).

$$\underbrace{C^{9}H^{9}AzO^{4}}_{\text{Acide salicylurique.}} + H^{2}O = \underbrace{C^{7}H^{6}O^{3}}_{\text{Acide salicylique.}} + \underbrace{C^{2}H^{5}AzO^{2}}_{\text{Glycocolle.}}$$

C'est pourquoi l'acide salicylique me semblerait devoir être apte à jouer le même rôle que l'acide benzoïque dans les cas de catarrhes de la vessie pour rendre les urines alcalines, et peut-être dans la diathèse urique.

L'urine des castors doit renfermer ces diverses substances. Ces animaux trouvent un aliment azoté dans la matière cellulaire de l'écorce du saule, et un aliment non azoté dans la glycose qui n'y existait pas primitivement, mais qui s'est formé aux dépens de la salicine.

3° — *Bases organiques.*

Urée. — L'urée, qui a été ingérée, s'élimine en nature (p. 80).

Créatine. — Se transforme dans l'organisme en créatinine (p. 117).

Alcaloïdes retirés des végétaux. — Les alcaloïdes de l'opium, des Strychnos, des Solanées vireuses, etc., s'éliminent en nature. Il en est de même de leurs sels. Du moins, après l'ingestion de ces composés salins, on peut provoquer dans les urines les mêmes réactions que celles qu'on obtient après l'ingestion des alcaloïdes pris soit en nature, soit après avoir été dissous dans l'alcool.

La quinine se transforme dans l'organisme plus ou moins complétement en quinidine. Il est probable que la cinchonine s'y transforme en cinchonidine.

Rien n'est plus facile que de reconnaître dans les urines la présence des alcaloïdes précités, si toutefois l'ingestion en a été de quelques centigrammes, comme lorsqu'il s'agit d'alcaloïdes relativement peu toxiques pour l'homme, tels que la narcéine, la thébaïne, la codéine, la quinine ou les sels de ces alcaloïdes. Il suffit de verser dans les urines une solution d'*iodure de potassium ioduré*, c'est-à-dire de l'eau contenant de l'iode dissous à la faveur de l'iodure de potassium (on peut remplacer l'iodure de potassium par l'iodure de sodium). On obtient alors des précipités brun marron, brun kermès, parfois jaunâtres, qui sont d'autant plus abondants que l'alcaloïde se trouve en plus grande quantité dans les urines.

La couleur des précipités ne peut servir à caractériser l'alcaloïde, car des colorations semblables sont produites par des alcaloïdes différents. Néanmoins l'iodure de potassium ioduré constitue un réactif précieux qui permet de reconnaître dans les urines le passage des alcaloïdes. Le médecin peut s'assurer de cette manière si des médicaments qu'il a prescrits ont été administrés. Dans l'empoisonnement par l'opium, on doit examiner les urines à l'aide de l'iodure de potassium ioduré. Lorsque les urines cessent de donner un précipité par le réactif, on a acquis la certitude que la majeure partie, sinon la presque totalité des alcaloïdes de l'opium se sont éliminés.

L'iodure de potassium ioduré précipite presque toutes les bases organiques d'origine végétale. Il n'y a guère, parmi les alcaloïdes vulgaires, que la caféine qui ne soit point précipitée par ce réactif.

Il en est de même de l'*acide phospho-molybdique*. Ce réactif donne des précipités jaunes avec les alcaloïdes. On peut ainsi reconnaître jusqu'à 1/80 000 de caféine dissoute dans l'eau. Mais ce même réactif ne peut être employé pour rechercher les alcaloïdes dans l'urine. Il donne en effet, dans toutes les urines, des précipités qui n'ont pas encore été étudiés.

FIN

ADDENDA

De la précipitation des phosphates terreux par la potasse. — Quand on fait bouillir les urines avec la potasse pour y rechercher la présence de la glycose (p. 162), on observe presque toujours l'apparition de flocons plus ou moins abondants, qui nagent dans la masse du liquide et qui se déposent lorsqu'on cesse l'ébullition. Il en est de même lorsqu'on fait bouillir les urines avec une liqueur cupro-potassique telle que la solution de Fehling.

Ces flocons sont formés de phosphate de chaux mélangé à du phosphate de magnésie et à une petite quantité de carbonate neutre de chaux. Rien n'est plus facile que d'en reconnaître le genre en opérant de la manière suivante :

On laisse reposer l'urine qu'on a fait bouillir avec la potasse; on décante, puis on lave avec un peu d'eau distillée les flocons qui se sont déposés. On les introduit dans un tube, puis on verse de l'acide azotique dans ce tube. Le dégagement de quelques bulles gazeuses indique la présence de carbonates. On ajoute ensuite un peu de molybdate d'ammoniaque et l'on porte à l'ébullition. Il se produit bientôt un précipité jaune de phosphate ammoniaco-molybdique qui indique la présence de phosphates.

Les flocons précédents, étant examinés au microscope, se présentent sous l'aspect de fins granules réunis sous forme d'une membrane. Lorsqu'ils sont incolores et purs, on les distingue et on les délimite parfois avec difficulté à cause de leur transparence.

Kyestéine, — On a désigné par cette expression (de κύησις, grossesse) une couche que l'on avait vu se former à la surface des urines des femmes enceintes, deux ou trois jours après leur émission. Cette couche est constituée par des phosphates terreux, notamment par du phosphate de chaux et du phosphate ammoniaco-magnésien, mélangés avec un peu de carbonate de chaux. On y trouve également des vibrions (p. 225) et de la mucosine qui n'en constituent que des éléments accessoires. On peut l'observer à la surface de toutes les urines datant de deux ou trois jours, d'où il résulte qu'elle ne constitue nullement un signe de la grossesse. Elle apparaît lorsque les urines commencent à devenir ammoniacales, ce qui arrive après un temps qui varie de un à cinq jours, suivant les circonstances qui ont été indiquées précédemment. Les phosphates terreux deviennent alors insolubles; une faible quantité demeure à la surface des urines, le reste se précipite. La dénomination de *kyestéine* doit donc être rejetée. Il serait sans doute préférable de la remplacer par l'expression de *couche phosphatique*. Plus tard, cette couche forme le sol sur lequel se développent, à la surface des urines longtemps abandonnées à elles-mêmes, des champignons nombreux semblables à des moisissures, qui appartiennent à l'ordre des Hyphomycètes.

TABLE DES MATIÈRES

CARACTÈRES PHYSICO-CHIMIQUES DES URINES.

ÉTUDE DES PRINCIPES NORMAUX DES URINES

SUBSTANCES MINÉRALES EXISTANT NORMALEMENT DANS LES URINES.

SUBSTANCES ORGANIQUES EXISTANT NORMALEMENT DANS LES URINES.

ÉTUDE DES PRINCIPES ANORMAUX DES URINES.

SUBSTANCES INORGANIQUES EXISTANT ANORMALEMENT DANS LES URINES.

SUBSTANCES ORGANIQUES EXISTANT ANORMALEMENT DANS LES URINES.

SUBSTANCES ORGANISÉES EXISTANT ANORMALEMENT DANS LES URINES.

RECHERCHE DE DIVERSES SUBSTANCES MÉDICAMENTEUSES OU TOXIQUES.

FIN DE LA TABLE DES MATIÈRES.

ERRATA

Page 21, ligne 3, *lisez :* l'asparagine qui existe non-seulement dans les asperges mais dans plusieurs végétaux.

Page 25, dans les calculs, remplacez 1250 grammes par 1250 centimètres cubes, et P par V le volume de l'urine.

Page 140, ligne 14, *lisez:* champignon *au lieu du mot* algue.

Page 157, ligne 8, *lisez :* féculentes.

Page 173, ligne 14, *ajoutez :* que l'albumine n'est pas coagulée par l'acide acétique.

TABLE ALPHABÉTIQUE

C

D

E

F

G

H

I

K

L

M

N

O

P

Q

R

FIN DE LA TABLE ALPHABÉTIQUE

PARIS. — IMPRIMERIE DE E. MARTINET, RUE MIGNON, 2

A LA MÊME LIBRAIRIE

Traité théorique et pratique de l'art des accouchements, par P. CAZEAUX. Ouvrage adopté par le Conseil de l'instruction publique, et placé par décision ministérielle au rang des livres classiques destinés aux élèves sages-femmes de la Maternité de Paris. Neuvième édition, revue, corrigée, avec notes et additions, par M. TARNIER, membre de l'Académie de médecine, chirurgien en chef, professeur à la Maternité, professeur agrégé à la Faculté de médecine de Paris, etc. 1 vol. gr. in-8, orné de 5 planches sur acier et de 160 planches intercalées dans le texte, dessinées par LEVEILLÉ, gravées sur bois par BADOUREAU.
Broché . . . . . 16 fr.

Traité pratique d'anatomie médico-chirurgicale, par M. RICHET, professeur de clinique chirurgicale à l'Hôtel-Dieu de Paris, membre de l'Académie de médecine. Quatrième édition, revue et augmentée. 1 vol. gr. in-8, orné de 4 planches sur acier et de 80 figures intercalées dans le texte. Broché . . . . . 18 fr.

Traité de pathologie interne et de thérapeutique, par F. de NIEMEYER, professeur de pathologie et de clinique médicale à l'Université de Tubingue. Traduction exécutée sous la direction de l'auteur sur la huitième et dernière édition de l'ouvrage allemand, considérablement modifié et augmenté. Seule traduction de la dernière édition allemande. 2 vol. gr. in-8 . . . . . 20 fr.
Carton-toile . . . . . 23 fr.
Demi-reliure . . . . . 25 fr.

Traité pratique des maladies des yeux, par le docteur E. MEYER, chevalier de la Légion d'honneur. 1 vol. in-18 de 736 p., avec 257 figures intercalées dans le texte . . . . . 10 fr.

Éléments de chirurgie opératoire, par Alphonse GUÉRIN, membre de l'Académie de médecine, chirurgien de l'Hôtel-Dieu, membre titulaire de la Société de chirurgie, ancien aide d'anatomie à la Faculté, et prosecteur de l'amphithéâtre des hôpitaux, officier de la Légion d'honneur. Cinquième édition. 1 vol. in-18 jésus, avec 306 figures intercalées dans le texte, dessinées par LEVEILLÉ, gravées sur bois par BADOUREAU. Broché . . . . . 7 fr. 50

Manuel de chirurgie anatomique, par W. ROSER, professeur de chirurgie à l'école de Marbourg. Seconde édition. Ouvrage traduit de l'allemand sur la cinquième édition, par les docteurs CULMANN et SENGEL, de Forbach. 1 vol. in-18 jésus de 900 pages, avec 91 figures dans le texte, dessinées par LEVEILLÉ et gravées par BADOUREAU . . . . . 12 fr.

PARIS. — IMPRIMERIE DE E. MARTINET, RUE MIGNON, 2

www.ingramcontent.com/pod-product-compliance
Ingram Content Group UK Ltd.
Pitfield, Milton Keynes, MK11 3LW, UK
UKHW012203240726
13966UKWH00002B/553